AF319576

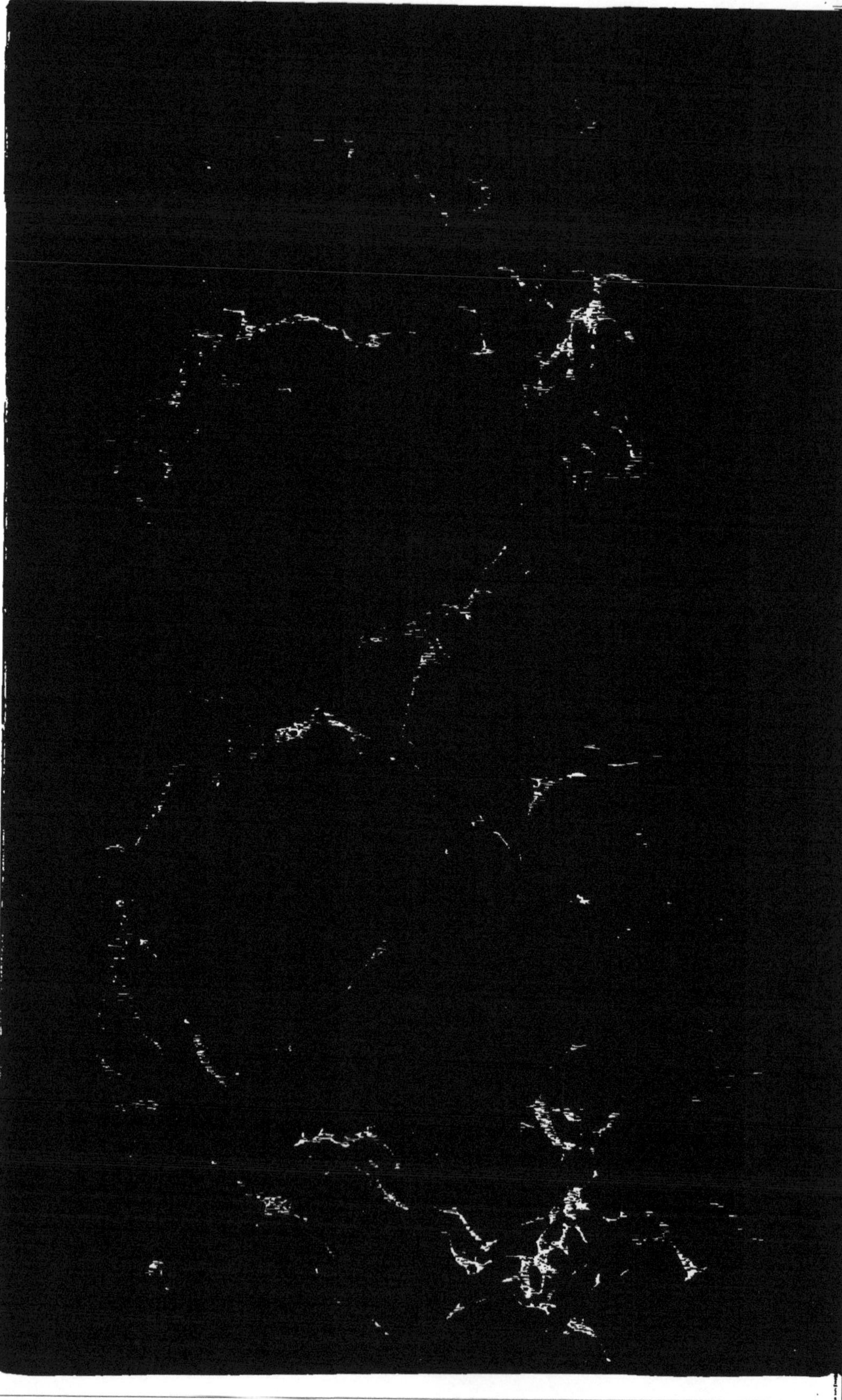

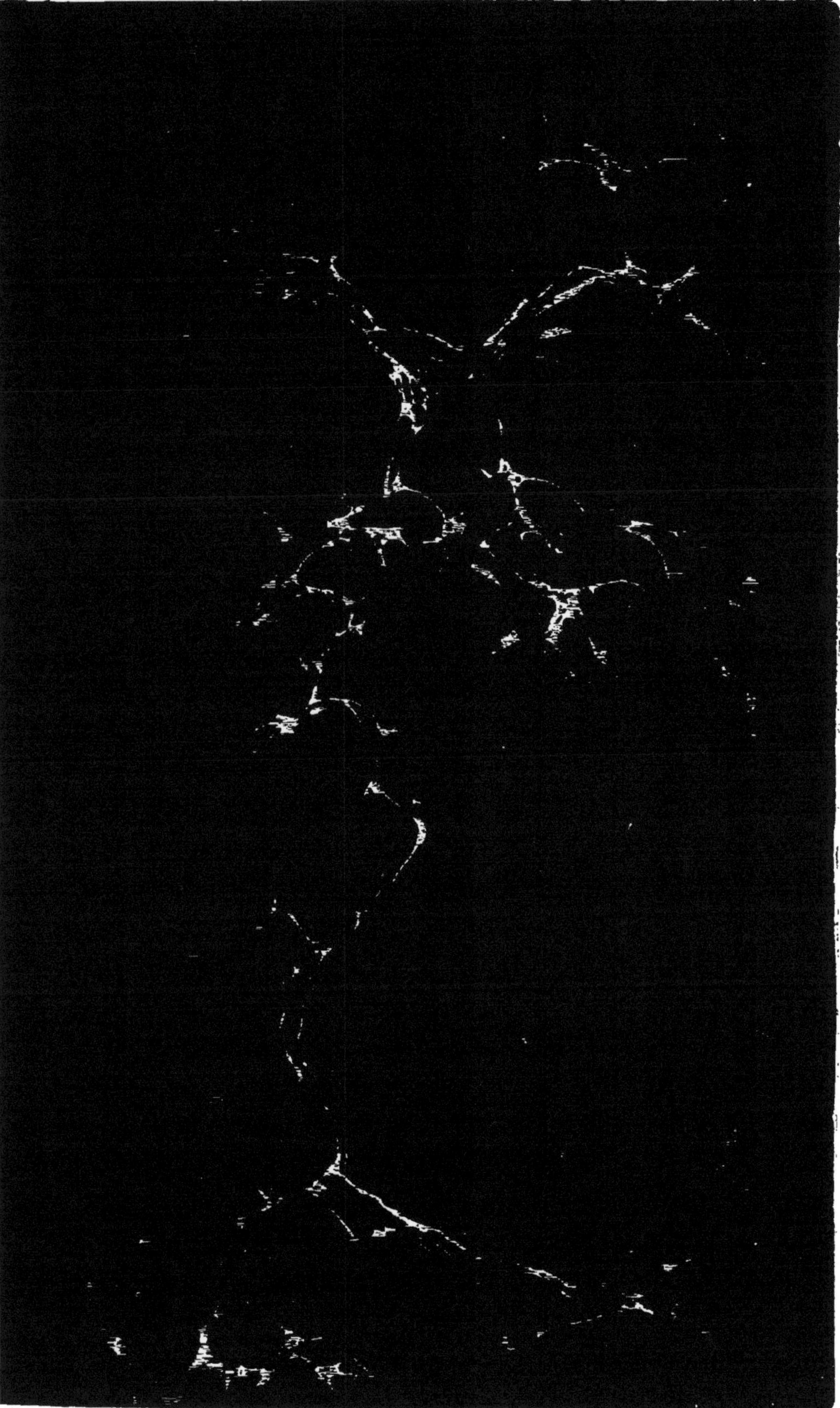

DE LA SANTÉ

DES

GENS MARIÉS

PARIS. — IMP. SIMON RACON ET COMP., RUE D'ERFURTH, 1.

DE LA SANTÉ

DES

GENS MARIÉS

OU

PHYSIOLOGIE DE LA GÉNÉRATION DE L'HOMME

ET

HYGIÈNE PHILOSOPHIQUE DU MARIAGE

PAR

LE DR LOUIS SERAINE

Auteur des Préceptes du Mariage et de la Santé des petits Enfants

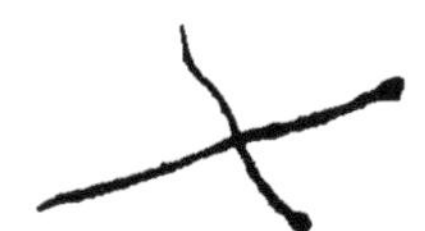

PARIS

F. SAVY, LIBRAIRE-ÉDITEUR

24, RUE HAUTEFEUILLE, 24

1865

AU LECTEUR

Natura veneranda est, non erubescenda.
(TERTULLIEN.)

Le sujet que je vais traiter est, je le sais, plein
de dangers. Les parents, le plus souvent, agissent,
en ce qui le concerne, comme cet artiste de l'antiquité qui, ayant à peindre le sacrifice d'Iphi-
génie, voila la face d'Agamemnon, désespérant de
l'habileté de son pinceau. Les mères se taisent, de
peur de répandre par maladresse ce suave parfum
de l'innocence que les jeunes filles portent dans un
vase si fragile; avec un sentiment moins délicat.
les pères se persuadent aisément qu'un jeune

homme n'a pas besoin de leurs conseils pour compléter son éducation sur ce point ; retenu par mille liens de prudence, le confesseur ose à peine, à l'occasion, en toucher quelques mots ; le médecin est tenu à l'écart, et les choses s'arrangent de façon que quand l'initiation ne vient pas d'un camarade gangrené par le vice, ou d'une amie souillée par de précoces débordements, c'est aux peintures lascives des écrivains érotiques ou aux pages clandestines de quelques romans orduriers que l'adolescent, que la jeune fille, avides de savoir, vont demander le secret des sensations nouvelles et des phénomènes inconnus que la puberté développe dans leur organisation.

On ne peut nier cependant l'importance de ces matières. La fonction de reproduction a été examinée et étudiée par les plus vertueux théologiens, philosophes, moralistes, naturalistes, physiologistes et législateurs, comme la plus grave et la plus influente des fonctions de l'économie. Chacun convient qu'il n'en est pas de plus féconde, sous le rapport de la morale, de l'hygiène et de la population, et qu'aucune autre ne joue un plus grand rôle dans l'élévation ou l'abaissement des races.

D'autre part, il suffit de jeter un coup d'œil sur l'organisation de notre société et les idées générales qui y ont cours pour se convaincre de la profonde ignorance dans laquelle les hommes vivent sur tout ce qui tient à la génération de l'homme, aux limites de la puissance prolifique, au choix des couples, à la transmissibilité héréditaire des qualités et des vices. L'homme se produit au hasard aveugle des intérêts et des convenances, et le mariage est presque toujours un marché ! Aussi, comme le fait observer Charron dans son *Traité de la sagesse*, « n'est-ce point merveille, si tant rarement parmi les hommes il s'en trouve de beaux, bons, sains, sages et bien faits. »

Cependant la vie coule au sein de la création, à travers chacun de nous, non pas comme un don qui nous est propre, mais comme un bienfait que nous avons charge de transmettre : *Crescite*, dit l'É-

criture, *et multiplicamini*. Croissez, conservez l'individu, multipliez, soyez soigneux de l'espèce. Comme
autrefois les coureurs des Panathénées, chacun de
nous vient prendre à son tour, des mains de ses
devanciers, le flambeau de la vie pour le porter
plus loin. Notre souvenir peut s'effacer de la surface de la terre, notre trace n'y périra point. Par
l'hérédité, nous gravons d'abord en nos enfants
l'empreinte de tout notre être, et plus tard, par
l'exemple et l'éducation de la famille, nous com-
plétons cette image de nous-mêmes. Nos fils pour-
ront modifier cette effigie à laquelle ils sont frappés,
mais jamais en eux la trace de leurs pères ne dispa-
raîtra complétement. Nos qualités, nos défauts,
notre vie tout entière laisse ainsi un long sillage
dans le monde où nous avons vécu. De là notre jus-
tification ou notre condamnation, car, dans le bonheur ou la souffrance de nos descendants, dans le
bien ou dans le mal qui est leur œuvre, notre responsabilité subsiste et remonte vers nous, comme
ces titres d'une noblesse rétrospective que les Chi-

nois décernent aux parents morts des grands hom
mes qui ont illustré la patrie.

Depuis longtemps il nous semblait regrettable
qu'il n'existât pas sur ces questions un livre sérieux
et honnête, écrit au nom de la science, dans un
style simple et chaste, où les personnes mariées pussent étudier sans rougir ce sujet qui les intéressse
si fort dans leur personne et dans leur postérité.
Nous nous sommes efforcé de combler cette lacune.

DE LA SANTÉ

DES

GENS MARIÉS

PREMIÈRE PARTIE

LA PROCRÉATION

—

> Je ne rougirai pas de parler, pour l'utilité des lecteurs, des organes qui donnent naissance à l'homme, puisque Dieu n'a pas rougi de les créer.
>
> (Saint Clément d'Alex., *Pédagogue.*)

La multiplication de l'espèce humaine est à la fois le vœu de la nature et de la religion qui a fait de la fécondité un signe de la bénédiction céleste et de la prospérité[1]. De concert avec elles la loi civile a entouré de respect et de prérogatives le mariage, parce que cette association faite entre l'homme et la femme a non-seulement pour

---

[1] *Deutéronome, c. ii, v. 18*

but d'adoucir les peines et les épreuves de la vie en les partageant, et de moraliser l'individu par les hautes aspirations de l'amour chaste, mais encore et surtout d'assurer la reproduction et l'avenir des enfants. Les statisticiens établissent par des chiffres[1] qu'il naît plus d'enfants dans un ménage de gens mariés que chez les couples qui vivent en concubinage, et que la durée moyenne de la vie des parents est remarquablement prolongée par cette sainte institution. Toutefois, comme le mariage est généralement accompli à un âge où les passions sont ardentes, la raison faible, l'expérience nulle, et que l'ivresse de l'amour plus encore que celle du vin ouvre la porte à un cortége nombreux de folies et de malheurs quelquefois irréparables, j'ai cru devoir réunir dans cette première partie, comme en un *code de la génération*, tout ce que l'expérience a appris aux plus sages philosophes et aux médecins les plus experts sur cette importante et délicate fonction.

Nous étudierons successivement : 1° *le sens génésique ;* 2° *les organes générateurs et leurs fonctions ;* 3° *les limites de la puissance sexuelle ;* 4° *le mariage et ses devoirs ;* 5° *le célibat et ses inconvénients.*

---

[1] MICHEL LÉVY, *Hygiène privée et publique.*

CHAPITRE PREMIER

DU SENS GÉNÉSIQUE

nstinct sexuel dans l'espèce humaine. — Phénomènes de la puberté dans les deux sexes. — Établissement du flux menstruel. — Pertes séminales involontaires. — Nécessité de la continence durant le jeune âge. — Devoirs des parents à cet égard.

I. L'instinct sexuel est cette impulsion naturelle qui porte les deux sexes à se rechercher et à s'unir en vue de la conservation de l'espèce.

Cet instinct, qui joue un si grand rôle dans la vie physiologique et morale de l'homme, la marque tout entière de son empreinte. Suivant sa force ou sa faiblesse, suivant que, dans les limites de la nature, il reçoit une légitime satisfaction, suivant qu'il est méconnu ou abandonné à lui-même sans gouvernail et sans frein, il a une influence bienfaisante ou pernicieuse.

Dans l'homme toutes les fonctions organiques, qui ont besoin pour s'exercer du concours de la volonté et du contrôle de la raison, sont guidées par un sens spécial qui a son origine dans la profondeur des organes

1.

dont il révèle les besoins. La fonction génitale est soumise à cette loi. De même que la faim ou la soif préviennent l'homme d'un besoin à satisfaire pour la conservation du corps, le sens génital l'invite à concourir à la conservation de son espèce.

Mais tandis que chez les animaux la nature a pris soin de soumettre à une règle invariable et très-étroite cette puissance qu'elle ne pouvait leur confier sans s'exposer à les voir s'épuiser et leurs races s'éteindre rapidement, elle en a remis à l'homme le libre usage, voulant honorer en lui l'être raisonnable. Aussi, tandis que chez les animaux à l'état de nature le temps du rut ne survient en général qu'une fois l'an, l'homme est-il toujours apte à faire usage de la puissance sexuelle : il est chargé par l'auteur de toutes choses de toute la responsabilité de l'emploi de cette grande fonction, le plus salutaire ou le plus funeste des dons qui lui ont été faits suivant qu'il en use bien ou mal.

Quoique chez l'homme la révélation de la sexualité ne soit complète qu'au temps de la puberté, il en existe cependant des vestiges dès l'âge le plus tendre. Les goûts, les occupations et les jeux des petits garçons et des petites filles trahissent de bonne heure l'influence sexuelle. La curiosité qui vient aux enfants élevés loin de leur mère, ou trop peu surveillés, relativement à la fonction génératrice, et leur désir de pénétrer ses mystères sont une preuve encore plus directe de l'influence hâtive du sexe. Il importe que les parents connaissent les dangers de cette curiosité et se tiennent en garde contre elle par une surveillance active.

En même temps que s'éveille la vie sexuelle se montre le sentiment de la pudeur, qui est propre à notre espèce, nous caractérise et nous distingue des animaux en nous élevant au-dessus d'eux.

A mesure que l'enfant grandit, quel que soit son sexe, il est agité par de secrètes inquiétudes, impressionné par des pensées qui tiennent à des sensations vagues; le système nerveux est d'une impressionnabilité excessive, d'une mobilité extrême; l'âme est portée aux sentiments tendres, à la rêverie, et passe en un instant des espérances chimériques aux désespoirs insensés et sans cause. La jeune fille, plus encore que le jeune garçon, devient facilement la proie de ces affections de l'âme qui la portent à prendre en dégoût ses occupations ordinaires, à fuir la société, à rechercher la solitude.

Chacun de nous n'a qu'à puiser dans ses souvenirs pour se faire le doux et terrible tableau de cette période de la vie humaine.

II. C'est ordinairement vers l'âge de quinze ans chez l'homme et celui de quatorze ans chez la femme que s'éveillent vivement ces sensations nouvelles et qu'apparaissent les premiers signes de la puberté.

Chez l'homme, les organes génitaux deviennent plus volumineux et la sécrétion spermatique s'établit; les règles apparaissent chez la femme et ses seins se gontlent; dans les deux sexes les parties génitales se couvrent de poils.

Bientôt les différences extérieures se manifestent par des phénomènes de plus en plus tranchés.

Chez les jeunes garçons, les membres et le corps revêtent les traits caractéristiques de l'homme. La peau perd sa blancheur et sa délicatesse; les cheveux deviennent plus rudes, plus abondants et plus foncés; les muscles se développent; la physionomie se caractérise; la figure prend une expression sérieuse et virile; les yeux deviennent vifs et ardents; la première barbe remplace le duvet de l'enfance. Le cerveau prend beaucoup de développement, et il en est de même du cervelet; la boite crânienne augmente sa capacité à mesure que les études développent l'énergie de la pensée. Le système osseux achève son accroissement en hauteur; le larynx change de calibre, la glotte devient plus large, la voix plus grave. Les organes génitaux acquièrent le volume et l'efficacité qui leur est nécessaire pour accomplir leur fonction; les testicules grossissent du double et sécrètent les spermatozoaires; le pénis prend un volume plus fort et devient susceptible d'érection; le scrotum acquiert une coloration brune.

Chez la jeune fille, la puberté porte aussi le corps à son entier développement; mais la peau reste blanche, ou plutôt acquiert une blancheur et un éclat nouveaux; le tissu cellulaire graisseux se développe, et rayonne en quelque sorte autour de deux foyers dont l'un est l'instrument immédiat de l'œuvre de la génération, et dont l'autre, constitué par les organes destinés à nourrir le nouvel être, est en même temps l'attribut le plus élevé de la beauté physique des femmes. La masse cellulaire s'arrange autour de ces deux parties, qu'elle rend plus saillantes, comme autour de deux centres, d'où elle envoie ses productions aux différents organes qui sont sous leur dépendance. Les productions cellulo-graisseuses qui partent du centre supérieur, après avoir arrondi le col et lié les traits du visage, vont se perdre agréablement vers les épaules et se prolonger vers les bras, pour leur donner ces contours fins, déliés et moelleux qui se continuent jusqu'aux extrémités des mains. Les productions qui partent de l'autre centre vont modifier à peu près de la même manière toutes les parties inférieures. Le principe actif qui opère ce développement imprime en même temps aux humeurs un mouvement qui donne à toutes les parties de la consistance, de la chaleur et du coloris. Tout s'anime alors chez la femme : ses yeux, auparavant muets, acquièrent de l'éclat et de l'expression ; tout ce que les grâces légères et naïves ont de piquant, tout ce que la jeunesse a de fraîcheur, brille dans sa personne.

Un grand nombre de circonstances influent sur l'âge auquel surviennent les phénomènes de la puberté. Le développement individuel varie :

1° Selon le sexe : la puberté est plus précoce et peut-être plus énergique chez la femme que chez l'homme, ce qui tient, suivant Buffon, à ce que, l'homme étant naturellement plus fort et plus robuste que la femme, la nature doit nécessairement employer plus de temps pour le conduire à son entier développement. — Tout le monde sait que, par compensation, la faculté de reproduction s'éteint beaucoup plus tôt chez la femme que chez l'homme.

2° Selon le tempérament : il est prompt chez les sujets sanguins, nerveux et bilieux ; il l'est moins chez les lymphatiques.

3° Selon les aliments : il est beaucoup plus précoce chez les peuples qui se nourrissent de la chair des animaux et de celle des poissons que chez ceux qui se nourrissent exclusivement de végétaux.

4° Selon la saison : il est plus rapide pendant le printemps et l'été, et moins pendant l'hiver. Buffon a démontré que la chaleur de l'été contribue à la fécondité.

5° Selon le climat : il est plus fort dans les régions torrides, moins dans les régions tempérées, moins encore dans les climats septentrionaux. — La vieillesse est en rapport avec la puberté : plus celle-ci est précoce, plus hâtive est la vieillesse.

6° Selon la race d'hommes : il est à son plus haut degré chez les Éthiopiens ; il est moins développé dans la race mongolique, et il l'est moins encore dans la race caucasique.

7° Selon le genre de vie : il est plus fort chez l'oisif et paresseux habitant des villes, qui vit au milieu de tous les excitants sensuels, que chez l'agriculteur laborieux.

L'établissement des règles chez la jeune fille se fait généralement d'une façon qui ne manque pas de l'effrayer. « J'ai vu, dit de Lignac, une jeune personne aux portes de la mort, faute d'avoir été prévenue sur ce qui devait lui arriver. Les religieuses qui l'environnaient m'avouèrent que des femmes imprudentes s'étaient amusées de son étonnement. L'infortunée vécut encore quatre ans, jouissant à peine d'une santé chancelante, et mourut des suites cruelles d'une nouvelle suppression causée par la peur. Il n'est pas de médecin qui ne puisse donner plusieurs observations semblables, et ces catastrophes affligeantes ne doivent-elles pas dicter à une mère ce qu'il faut faire pour les prévenir? On dit tant de choses aux enfants ! que ne leur apprend-on ce qui doit se passer en eux? que ne les prévient-on contre la surprise, la tristesse, la frayeur et le danger auxquels les exposent la pudeur et l'ignorance? »

Chez beaucoup de personnes, la périodicité régulière de cette fonction ne s'établit qu'avec peine. Normalement, c'est tous les mois ou tous les vingt-huit jours que le retour des règles doit avoir lieu; mais il arrive souvent des intermittences, surtout au commencement. C'est le cas de consulter un médecin et de voir si cet état ne tient pas à un principe maladif. Je ne saurais trop recommander aux mères de ne point écouter sur ce sujet les conseils des matrones, et de ne pas employer inconsidérément les remèdes qui passent pour jouir de vertus emménagogues. Souvent l'emploi de ces préparations est plus nuisible que profitable. Il n'est pas rare de rencontrer des filles, d'ailleurs bien portantes, chez lesquelles la menstruation s'établit tardivement, sans qu'on en puisse expliquer la cause. On cite même des femmes qui n'ont jamais été réglées et que cette particularité singulière n'a pas empêchées de devenir enceintes. Fabrice de Hilden parle d'une femme de quarante ans qui n'avait jamais été réglée, ni avant, ni après son mariage, et qui cependant était mère de sept enfants bien portants. Rœster donne l'observation d'une autre, mariée à un meunier, qui ne voyait jamais ses mois que pendant ses grossesses.

L'approche des règles s'annonce, en général, par un changement d'humeur, des coliques, de l'assoupissement, un poids et une chaleur insolites aux parties sexuelles, le gonflement et la sensibilité des seins.

La durée normale du flux est de trois à six jours. Le premier liquide qui s'écoule par la vulve est un mucus vaginal plus ou moins coloré de sang, le deuxième jour, c'est du sang à peu près pur. Vers la terminaison de la période, le sang s'éclaircit peu à peu.

La quantité de sang écoulé est fort variable. Les femmes sédentaires, oisives, ou celles qui ont un tempérament très-prononcé, en perdent beaucoup. Les femmes grasses, indifférentes, ou très-occupées, ont un écoulement moins abondant ; on évalue à 250 grammes ce que perd ordinairement chaque mois une femme bien réglée.

Il n'existe aucune différence entre le sang des règles et celui qui coule dans les vaisseaux. C'est à tort que Paracelse et d'autres savants anciens le regardent comme un poison, et ceux qui ont écrit qu'une femme dans cet état faisait mourir une vigne en la touchant, ou rendait un arbre stérile et un chien enragé, étaient de minces observateurs.

Pendant qu'une femme a ses règles, elle ne peut, sans le plus grand danger, s'éloigner des lois de la plus stricte hygiène. C'est surtout en ces moments que la moindre imprudence peut avoir des suites irréparables, et les mères ne sauraient trop en prévenir leurs filles. Il ne faut pendant ce temps ni s'exposer à la pluie, ni se mouiller les pieds, ni laver le linge, ni se baigner, ni toucher l'eau froide, ni descendre à la cave, ni, en un mot, s'exposer au changement brusque de température. Les grandes émotions, la peur en particulier, amèneraient les mêmes inconvénients qui sont en général, avec la suppression du flux, des contractures de membres, l'hypertrophie de tissus, les gastralgies, le défaut de nutrition, les maladies nerveuses, et tous les symptômes de a chlorose et de l'anémie. J'ai eu occasion de voir deux jeunes filles de bonne famille, l'une dans le nord de la France, l'autre dans le midi, qui avaient été atteintes de suppression pour être descendues à la cave pendant qu'elles avaient leurs règles. Chez l'une comme chez l'autre cet accident avait amené une contracture de presque toutes les articulations et l'impossibilité de se donner le moindre mouvement. La première guérit par l'usage des eaux thermales, la seconde n'a jamais pu se rétablir et traîne encore une vie languissante. Une autre jeune fille de la campagne, pour avoir passé un ruisseau nu-pieds, étant dans le même état, fut prise de danse de Saint-Guy à la suite de la suppression que son imprudence occasionna. Nous l'avons longtemps traitée à l'hôpital, elle n'a jamais pu être guérie.

Pendant que la menstruation s'établit chez les jeunes filles, un phénomène analogue se présente chez le garçon : c'est l'évacuation involontaire de sperme. Cette évacuation ne se fait pas, comme celle de la femme, à des époques régulières et éloignées, mais elle se présente souvent avec une fréquence et une abondance qui jettent le trouble dans l'esprit des jeunes gens. Les auteurs ont beaucoup exagéré ce que ce phénomène peut présenter de dangereux. Je crois volontiers avec eux que les pertes séminales continues et insensibles peuvent devenir une cause d'affaiblissement général. Je suis convaincu que les pertes provoquées par les manœuvres honteuses de la masturbation ont les plus funestes effets sur le développement physique et intellectuel de celui qui s'y abandonne ; mais ma conviction est qu'on ne doit voir dans la pollution survenue pendant la nuit au milieu des incohérences des rêves, ou même pendant le jour quand on se présente à la selle, que le déversoir naturel de la pléthore spermatique si naturelle au jeune homme robuste, sanguin, plein de vie, dont les organes se forment en silence, tandis que son esprit suit les salutaires préceptes d'une austère continence. Presque toujours ces pollutions utiles sont copieuses, précédées de rêves agréables et ne diminuent en rien la force et l'énergie de celui qui les supporte, sans s'en apercevoir, autrement que par la maculation de sa chemise ou de sa couche.

Il faut donc prévenir les jeunes gens qu'ils n'aient pas à s'effrayer de ce phénomène ; mais il est utile de leur faire comprendre en même temps que la spermatorrhée, qui est une maladie, touche de très-près à cette fonction naturelle et les exhorter à éviter les causes qui pourraient stimuler ou augmenter cette disposition. Ainsi la chaleur du lit, l'usage du thé ou du café le soir, la plénitude de la vessie, le décubitus dorsal devront être évités avec autant de soin que les lectures trop tendres, les pensées lascives, les regards obscènes pendant le jour, qui peuvent servir de thème à la fabulation nocturne du cerveau.

III. L'époque de la puberté n'est pas seulement une révolution dans les organes ; elle en amène une aussi dans l'intelligence et jusque dans les profondeurs de l'âme humaine. Cette élévation subite de la vigueur organique à sa plus haute puissance augmente l'énergie des sensations, la force et la profondeur de l'esprit. Au moment de la puberté le cerveau se développe, les facultés intellectuelles s'accroissent, l'homme devient apte aux exercices les plus élevés de l'esprit et à l'accomplissement des plus nobles desseins.

Le système nerveux est alors doué d'une sensibilité et d'une amativité exquises que tous les sens tendent à exalter et à entraîner dans une voie qu'une raison faible encore évitera difficilement, si la science ne vient lui en faire connaître le danger.

Dès lors commence une lutte d'où dépend tout l'avenir du jeune homme, car celui-là seul acquerra toute sa valeur et toute la puissance virile du corps et de l'âme, qui en sortira vainqueur.

C'est à l'époque de la puberté que les qualités de l'homme prennent ce relief qui forme le caractère et qui révèle l'avenir. Comme un bienfaisant soleil, l'appareil génital dissipe les brouillards qui, dans l'enfant, voilaient l'homme, et fait éclore les germes jusque-là enfouis. Il apporte au corps et à l'esprit un surcroît de vie qui leur donne tout leur essor, en même temps qu'il transmet à l'âme toute sa puissance d'aimer et toute sa chaleur.

Une involontaire impulsion semble pousser l'adolescent vers les plaisirs de l'amour, mais ce n'est pas le désir des jouissances purement physiques ou animales qui domine, c'est surtout le cœur qui s'éveille et porte les jeunes gens à l'amour moral. Jusqu'alors ils n'avaient aimé que leurs parents, eux-mêmes ou leurs compagnons du même sexe, mais maintenant ces affections ne suffisent plus à leur bonheur, toute leur tendresse se porte vers une personne d'un autre sexe et du même âge. La vie leur semble impossible, à moins qu'ils ne soient unis corps et âme comme ils sont unis par les mêmes sentiments et les mêmes pensées.

Malheur à celui chez lequel cette époque de la vie ne développe point toutes les puissances de l'esprit et du cœur ! il est à jamais condamné à végéter dans les rangs inférieurs de la société.

La puberté a quelque chose de plus remarquable encore chez la jeune fille ; chez elle la métamorphose est plus complète et plus surprenante. La révolution qu'elle éprouve est telle, qu'elle diffère entièrement de ce qu'elle était. Pas un de ses mouvements, pas un de ses regards, pas une de ses paroles ne conserve le caractère de l'enfance. Il n'est personne qui n'ait été frappé de la chasteté de sensitive de la jeune adolescente, de sa timidité, de son embarras, de ses caprices; on voit que chez elle la pudeur et la coquetterie, ces deux puissants ressorts, agissent en sens contraire, jusqu'à ce que de leur combinaison naisse cet attrait puissant qui enchaîne l'homme à sa compagne.

Le temps des amours est le plus glorieux de la vie dans toute l'échelle des êtres. C'est alors que les plantes comme les animaux possèdent leur maximum de vie et de beauté.

Le corps des insectes, aux formes si variées et si merveilleuses, prend alors un nouvel éclat ; des couleurs nouvelles et plus brillantes s'ajoutent à celles dont il brillait déjà ; il peut même, comme le ver luisant, devenir réellement lumineux et mériter qu'on dise de lui avec Cabanis, « qu'il porte, à la lettre, le flambeau de l'amour ». Les écailles des poissons reflètent, avec une vivacité sans égale, toutes les couleurs nuancées du prisme ; les oiseaux revêtent les plus éclatantes parures et leurs chants mélodieux animent l'univers, en lui communiquant leur ivresse et leur joie.

IV. Chez l'homme, l'ardeur de l'âme sensible est si grande, qu'elle consume les éléments destinés à l'entretien de la nutrition. *Palleat omnis amans !* s'écrie Ovide.

Quoique les organes sexuels se développent rapidement vers l'âge de quatorze à quinze ans, cependant ils ne sont aptes à exercer leurs fonctions chez la femme que vers vingt à vingt-cinq ans et chez l'homme que de vingt-cinq à trente. Jusque-là leur puissante action, stimulante et fortifiante, doit tourner au profit non de l'espèce, mais de l'individu. — Leur usage prématuré a les funestes conséquences que nous étudierons plus tard ; il donne naissance à des enfants délicats et maladifs qui arrivent rarement à maturité, et il retarde le développement des parents, nuit à leurs forces, altère leur constitution et abrége leur vie.

Il importe donc extrêmement pendant la jeunesse de ne pas dissiper cette force en pure perte au profit d'une basse jouissance sensuelle, et de ne pas soustraire trop complétement l'homme à son influence, pendant toute les époques de la vie, parceque alors il tombe au-dessous de lui-même et meurt de bonne heure.

Combattre ses passions et vaincre ses désirs, c'est là le triomphe et la marque de la véritable énergie morale. C'est en s'exerçant à pratiquer ce précepte que les jeunes gens apprendront à devenir des hommes.

Nous, voyons qu'autrefois tous ceux dont on attendait quelque chose d'extraordinaire étaient obligés de s'interdire les jouissances de l'amour, tant on était persuadé que ces plaisirs ôtent à l'homme son énergie et qu'on ne saurait rien faire de grand lorsqu'on s'y livre avec excès.

Hufeland établit, comme une règle de conduite des plus importantes, le précepte suivant : *Quiconque veut conserver sa santé et vivre longtemps doit s'abstenir de tout commerce avec les femmes jusqu'au mariage.*

Les Germains, qui ne pensaient au commerce des femmes qu'à l'âge de vingt-quatre ou vingt-cinq ans, ne connaissaient aucun des inconvénients et des maux qu'on attribue de nos jours à la continence. Bien loin d'en souffrir, ils acquéraient une vigueur extraordinaire qui frappait les Romains eux-mêmes d'étonnement.

Maintenant on ne croit pas pouvoir se débarrasser assez tôt du fardeau de la chasteté. Longtemps même avant d'avoir pris tout leur accroissement, les jeunes gens dissipent déjà les forces que la nature destinait en eux à produire de nouveaux êtres. Il en résulte qu'ils ne deviennent point véritablement hommes, et qu'à l'âge où nos pères commençaient à faire usage des facultés reproductrices, ils sont pour la plupart épuisés; de sorte que les plaisirs de l'amour n'excitent plus en eux qu'ennui et dégoût, et qu'ils sont devenus incapables de sentir l'aiguillon d'un des stimulants les plus propres à répandre du charme sur l'existence.

Ce qui donnait aux chevaliers ce courage, cette vigueur, cette énergie de caractère, ce qui remplissait leur âme d'une noble ardeur et d'une fidélité à toute épreuve; en un mot, ce qui faisait d'eux de véritables hommes, c'était surtout leur chasteté exemplaire et le soin qu'ils avaient de ménager leurs facultés viriles. Leur jeunesse était consacrée aux grandes entreprises, aux exploits périlleux, et non aux plaisirs des sens. L'amour, au lieu de n'exciter en eux que des passions brutales, était un puissant mobile qui les poussait à des actions grandes et hardies. Chaque chevalier portait dans son sein l'image de sa bien-aimée; le serment de fidélité qui le liait à la souveraine réelle ou imaginaire de son cœur servait comme d'égide à sa vertu, et, en lui montrant de loin la douce récompense qu'il était tenu d'acheter au prix des plus rudes travaux, lui faisait une loi de la continence; ce qui non-seulement doublait ses forces physiques, mais encore donnait une nouvelle trempe à son âme. Quelque romanesques que ces idées puissent paraître, je trouve qu'il y avait beaucoup de sagesse à savoir tirer aussi habilement parti de l'instinct générateur, l'un des plus puissants mobiles de la nature humaine. Mais que les temps sont changés! Cet instinct qui, bien dirigé, faisait éclore le germe des vertus et de l'héroïsme, a dégénéré en dépravation morale. On ne cherche plus que des jouissances brutales; on s'y abandonne avant le temps prescrit par la nature, et on boit jusqu'à satiété dans la coupe du plaisir. La continence, sans laquelle l'homme ne saurait avoir ni moralité, ni caractère, est tournée en ridicule, et honnie comme un pédantisme hors de mode. Que ne cherchons-nous donc à nous rapprocher des mœurs de nos ancêtres!

Nous voudrions que tous les parents pussent mettre entre les mains de leurs enfants le traité que le savant Tissot a consacré au plus redoutable des fléaux de cet âge, l'onanisme. Assurément, si l'enfant ignore le danger de l'usage prématuré des organes sexuels, il ne saura pas gouverner cette puissance impérieuse contre laquelle une initiation scientifique et chaste l'aurait prémuni.

C'est ordinairement dans les grandes villes, dans les pensionnats, colléges, couvents, que cette funeste habitude promène ses ravages. Ses victimes ne sont que trop nombreuses, et soit qu'elle les prenne parmi les jeunes gens, soit qu'elle sévisse sur les jeunes filles, elle n'en est pas moins redoutable. L'onanisme, chez les garçons, s'appelle *masturbation*; il prend le nom de *clitorisme* dans l'autre sexe.

Les enfants adonnés à ce vice sont faciles à reconnaître. On les voit fuir la société de leurs camarades et les plaisirs de leur âge pour rechercher les lieux solitaires. Ils sont pâles, engourdis, craintifs, tristes, et marchent la tête base. Leur corps se courbe ; leur figure s'amaigrit et s'étiole, leurs traits s'amincissent, leur esprit devient lourd, la mémoire s'affaiblit. Chez les jeunes hommes, les pertes ne tardent pas à devenir spontanées, et l'érection, ce signe de formation et de force, disparaît. Chez les jeunes femmes , les seins se flétrissent, et un écoulement fétide épuise la constitution. L'imbécillité et la folie sont un terme fatal où ils courent à pas de géant.

« J'ai vu, dit Zimmerman, un homme de vingt-trois ans qui devint épileptique après s'être affaibli le corps par de fréquentes masturbations. Toutes les fois qu'il avait des pollutions, il tombait dans un état d'épilepsie complet. La même chose lui arrivait après les masturbations, dont il ne s'abstenait pas, malgré les accidents et tout ce qu'on pouvait lui dire. Il eut enfin des accès dans les rues mêmes, et on le trouva mort un matin dans sa chambre. »

« J'ai eu le malheur, écrivait un malade, dès ma tendre jeunesse, entre huit et dix ans, de contracter cette pernicieuse habitude qui, de bonne heure, a ruiné mon tempérament ; mais surtout depuis quelques années, je suis dans un accablement extraordinaire ; j'ai les nerfs extrêmement faibles ; mes mains sont sans force, toujours tremblantes, et dans une sueur continuelle ; j'ai de violents maux d'estomac, des douleurs dans les bras, dans les jambes, quelquefois aux reins et à la poitrine, souvent de la toux ; mes yeux sont toujours faibles et cassés, je maigris beaucoup et j'ai tous les jours plus mauvais visage. »

« Il n'y a pas longtemps, dit Tissot, qu'une fille, âgée de dix-huit ans, qui avait joui d'une très-bonne santé, tomba dans une faiblesse étonnante ; ses forces diminuaient ; elle était tout le jour accablée par l'assoupissement, et la nuit par l'insomnie. Elle n'avait plus d'appétit, et une enflure œdémateuse s'était répandue par tout le corps. Elle consulta un habile chirurgien qui, après s'être assuré qu'il n'y avait point de dérangement dans les règles, soupçonna la masturbation. L'effet que produisit sa première question lui confirma la justesse de son soupçon, et l'aveu de la malade le changea en certitude. Il lui fit sentir le danger de cette manœuvre, dont la cessation arrêta en quelques jours les progrès du mal. »

« Une autre demoiselle de douze à treize ans, dit le même auteur, par cette détestable manœuvre, s'est attiré une consomption avec le ventre gros et tendu, une perte blanche et une incontinence d'urine. Les remèdes l'ont soulagée, mais elle languit toujours, et je crains une suite funeste. »

Il serait facile de multiplier ces douloureuses confidences; j'aime mieux en appeler aux instincts généreux de la jeunesse pour éviter, dès qu'il leur sera signalé, un abus qui peut avoir de si funestes conséquences sur tout le cours de son existence.

Que de maux évite celui qui a pris de bonne heure la coutume de régler la passion de l'amour et de la soumettre à un sage contrôle! Chez lui les plus hauts sentiments croissent en force et les plus brillantes facultés acquièrent toute leur puissance et tout leur éclat. Il sait imposer silence à la voix des sens et surtout de celui de la génération, cette puissance créatrice dont la conservation est avant tout une source de vie pour l'individu, et dont l'usage déréglé est une source certaine de mort.

« Éprouve ton cœur, disait Pythagore, avant de permettre à l'amour d'y séjourner : le miel le plus doux s'aigrit dans un vase qui n'est pas net. »

Il importe d'autant plus de prévenir ce terrible vice, qu'il est plus difficile de le guérir, quand il s'est transformé en habitude. Les parents et les maîtres doivent donc mettre tous leurs soins à empêcher l'instinct générateur de se développer avant le temps fixé par la nature.

Le mal est si commun et se communique si rapidement, qu'il doit être l'objet des soucis continuels de tous ceux qui ont pour mission de veiller sur la jeunesse. On ne réussit à le prévenir que si, dans l'ordonnance de toutes les parties de l'éducation, on ne le perd jamais de vue.

Voici les conseils[1] dont il importe le plus de tenir compte :

1° Ne pas donner aux enfants des aliments trop substantiels ou excitants (viandes noires, vin, café, etc.), surtout au repas du soir, et peu de temps avant le coucher.

2° Avoir bien soin de ne jamais les faire coucher sur un lit trop mou et trop chaud ; éviter particulièrement les lits de plume et les édredons.

Ne les mettre au lit le soir qu'après qu'ils se sont fatigués à jouer.

Les lever le matin aussitôt qu'ils seront éveillés ; l'habitude contraire est une des causes les plus fréquentes de l'onanisme, et jamais les enfants ne doivent rester éveillés dans leur lit.

Exiger d'eux que, jusqu'à ce qu'ils soient endormis, ils placent leurs mains sur leurs couvertures ; leur faire prendre l'habitude de ne se coucher ni sur le ventre, ni sur le dos, mais sur le côté.

Ne jamais faire coucher plusieurs enfants dans le même lit.

3° Les lotions quotidiennes à l'eau froide, les bains tièdes en toute saison, les bains de rivière quand ils sont possibles, les jeux qui nécessitent du mouvement,

---

[1] SERAINE (L.), *De la santé des petits enfants ou avis aux mères* 1 vol. in-18 de 192 pages, 1 franc. Paris, F. Savy.

la gymnastique, toutes choses dont il a été parlé ci-
dessus, doivent simultanément aider à atteindre le but
qui nous occupe. En effet, tous ces moyens amoindris-
sent l'excitabilité, régularisent la distribution des forces, et, les appelant sur les organes du mouvement
qu'il importe de fortifier, les détournent de ceux dont
il faut empêcher le développement prématuré. Aussi la
vie sédentaire est-elle une des causes de ce mal.

4° Que les vêtements ne soient pas serrés autour de
la taille des enfants, parce que la gêne de la circulation
abdominale et l'engorgement qui en résulte sont dangereux.

Que la chemise et le gilet de laine qu'on fait porter
l'hiver aux petits garçons n'aient pas trop de longueur.

Enfin que les pantalons ne soient ni trop étroits, ni
portés trop tôt.

5° Les parents seront attentifs à ne pas éveiller eux-
mêmes ce dangereux penchant par des discours ou des
actes qui ne seraient pas de la plus rigoureuse décence ;
et jamais ils ne souffriront que des enfants, surtout de
sexe différent, soient, en présence l'un de l'autre, entièrement dépouillés de leurs vêtements. Il est encore
bien des parents qui n'attachent aucune importance à
suivre ces conseils, et qui croient que l'innocence du
jeune âge rend toutes précautions inutiles. Eh bien !
qu'ils n'oublient jamais qu'on ne saurait impunément
laisser s'affaiblir chez les enfants le sentiment de la pudeur, ce gardien naturel de la chasteté, et exciter leur

curiosité sur des choses qu'ils ne doivent pas savoir.

On doit surveiller attentivement les lectures des enfants. Les sujets de leurs études ne sont pas toujours sans danger, et il vaut certainement mieux les occuper d'histoire naturelle que de la mythologie.

Il faut redouter la corruption par les nourrices, les servantes, les condisciples, etc., et exercer toujours sur eux une grande surveillance, car leur dépravation a perdu bien des enfants.

6° L'oisiveté est une des causes les plus ordinaires du mal qui nous occupe. Les enfants auxquels le jeu ne plaît pas, qui n'ont de goût à rien, qui passent d'une chose à une autre, changent à chaque instant de position, touchent leurs oreilles, leurs cheveux, balancent leur chaise, ou ont d'autres habitudes qui annoncent à la fois le désœuvrement de l'esprit et celui du corps, réclament de la part des maîtres une attention particulière. Car, dans l'engourdissement de l'esprit et le repos des fonctions organiques, il arrive souvent qu'on voit l'instinct sexuel s'éveiller.

7° Enfin, si, malgré toutes les précautions, ce malheureux défaut survient, il y a lieu d'examiner si ce n'est pas plutôt une maladie qu'un vice. Les vers intestinaux, le carreau, certaines affections de la peau, accompagnées de prurit, etc., peuvent en être cause. C'est alors une maladie qu'il faut combattre. Heureux les enfants, quand elle n'a pas duré assez de temps pour laisser après elle une mauvaise habitude enracinée et invincible!

CHAPITRE II

DES ORGANES DE LA GÉNÉRATION

Mode de génération dans la série animale. — *Omne vivum ab ovo*. — Organes génitaux de l'homme. — Testicules. — Canaux excréteurs. Vésicules séminales. — Canaux éjaculateurs. — Verge. — Organes génitaux de la femme. — Vulve. — Hymen. — Vagin. — Matrice. — Trompes de Fallope. — Ovaires. — Physiologie des organes génitaux. Le sperme. — Les spermatozoïdes. — L'œuf. — La copulation. — La fécondation. — Embryologie.

I. Par des routes plus ou moins détournées, l'amour de l'homme et de la femme aboutit à l'union sexuelle. L'un et l'autre sont également poussés par la nature vers ce rapprochement qui de deux êtres n'en fait qu'un. Même en dehors d'indiscrètes leçons, dans l'absence de la volonté et de la pensée, pendant le sommeil, de nouveaux besoins, de nouveaux pouvoirs, ont été révélés. La mission providentielle de la perpétuation de l'espèce, que le Créateur a voulu entourer du prestige du plaisir, arrive bientôt à nous envahir et nous dominer presque fatalement.

Dans la série animale, en remontant du polype à l'homme, les modes de génération sont fort variés.

Au bas de l'échelle, dans cette classe d'êtres où il est

souvent difficile de distinguer l'animal du végétal; chez
les zoophytes, par exemple, la multiplication se fait par
un mode de génération analogue à celui des végétaux
cryptogames. L'individu n'offre point d'organes spéciaux à cette fonction, « il se reproduit à l'aide de parties qui se détachent de lui, et qui possèdent la propriété de croître et de se développer. Tantôt le germe
se détache de l'individu sous forme d'une vésicule qui
parcourra ensuite toutes les phases de son développement (*génération par spores*); tantôt on voit croître sur
une partie du corps de l'animal, en dehors ou en dedans, une sorte de bourgeon qui, après avoir acquis sur
place un développement plus ou moins complet, se sépare de l'individu et continue à s'accroître après sa
séparation (*génération gemmipare*); tantôt enfin l'animal nouveau procède d'une partie de l'animal ancien,
partie qui se détache par une sorte de scission. Après
la séparation, la partie détachée s'accroît et forme un
animal nouveau, tandis que l'animal ancien répare la
partie qu'il a perdue (*génération scissipare*)[1]. »

A un degré au-dessus se rencontrent les animaux
hermaphrodites, chez lesquels l'organe mâle et l'organe
femelle se trouvent réunis sur le même individu. Ici le
mode de reproduction se rapproche de celui des végétaux dicotylédones, dans lesquels, sous une même enveloppe florale, se trouvent les organes des deux sexes.
Beaucoup d'annélides, d'helminthes, de mollusques

[1] BÉCLARD, *Physiologie.*

sont dans ce cas. Parmi les animaux hermaphrodites, quelques-uns ont besoin du contact direct de deux individus pour se féconder réciproquement. Les vers de terre sont dans ce cas. D'autres portent dans des organes séparés les germes mâle et femelle, qui au moment de l'expulsion se rencontrent dans le canal terminal, et n'en sortent que quand la fécondation est accomplie; enfin, quelquefois l'organe mâle et l'organe femelle s'ouvrent séparément au dehors, et leurs divers produits ne deviennent féconds que lorsque la simultanéité d'expulsion leur permet de se rencontrer au dehors.

Dans les degrés supérieurs de la série, les sexes sont séparés et concourent chacun à leur manière au résultat. Il peut arriver alors, comme cela a lieu dans les poissons, que le germe du mâle (sperme) ne se mette en rapport avec le germe de la femelle (œuf) que quand cet œuf a été pondu au dehors par celle-ci. D'autres fois, le liquide mâle féconde l'œuf avant sa sortie, et celui-ci parcourt ultérieurement les diverses périodes de son développement; c'est ce qui a lieu chez les oiseaux. D'autres fois enfin l'œuf fécondé par le germe mâle dans l'intérieur de la femelle se fixe, après sa fécondation, dans une cavité ou matrice dans laquelle il subit les premières phases de son développement, et ne se détache du corps de la femelle qu'après une gestation plus ou moins longue. C'est le mode de génération des animaux à mamelles, parmi lesquels les naturalistes ont rangé l'homme.

Nous naissons donc d'un œuf fécondé par un germe ;
et, pour avoir une idée à peu près exacte de ce grand
mystère de l'amour, nous devons dès à présent étudier :
1° les organes préparateurs du sperme et de l'œuf, testicules et ovaires ; 2° les organes conducteurs de ces deux
produits, canal déférent et oviducte ; 3° les organes copulateurs ou expulseurs destinés à les mettre en contact, la verge et le vagin ; 4° la nature intime des germes
des deux sexes ; 5° leur combinaison ; et 6° enfin le développement du produit C'est le but que j'espère atteindre dans les quatre paragraphes suivants.

II. L'appareil sexuel du mâle, dont nous n'osons
parler sans rougir, était autrefois considéré comme un
dieu. Un petit livre, intitulé *Hexaméron rustique*, et
attribué à La Mothe Le Vayer, est consacré tout entier à
décrire les différents cultes rendus à ces parties par les
païens.

Testicules. — La portion essentielle de cet appareil
porte le nom de *testicules*. Ce sont deux organes glan-
duleux destinés à la sécrétion de la semence. Leur
grosseur normale est celle d'un œuf de pigeon ; souvent
il arrive que l'un d'eux est plus petit que l'autre. Placés
à la partie inférieure de l'abdomen, dans un prolonge-
ment particulier de la peau (bourses ou scrotum), ils
sont séparés par une membrane qui forme entre eux
une cloison, de sorte que chaque testicule occupe une
cavité particulière.

Les testicules sont de forme ovoïde, libres et mobiles dans la cavité qui les renferme, et qui est sans cesse lubrifiée par un liquide séreux. Chacun d'eux est composé d'une pelote de tubes longs et déliés. Cette pelote déroulée donnerait un tube filiforme d'une longueur de plus de 1,000 pieds.

La substance propre de chacun de ces petits organes est segmentée et circonscrite par une coque fibreuse résistante, qui porte le nom de *tunique albuginée*. C'est après avoir traversé cette tunique que leurs différentes bouches viennent s'ouvrir dans les canaux excréteurs, et y verser le précieux liquide dont la distillation leur est confiée.

Canaux excréteurs. — Les *canaux excréteurs* suivent un très-long trajet. Ce n'est pas trop dire que d'avancer que le liquide qu'ils charrient doit parcourir un trajet de dix mètres au moins, avant d'arriver à l'organe d'expulsion qui est la verge. *L'épididyme*, corps oblong, vermiforme, de grosseur variable, accolé et aplati sur le bord supérieur du testicule, en est le commencement ; il est formé par un seul canal dont le calibre est celui d'un cheveu, replié un grand nombre de fois sur lui-même, et entouré de tissu cellulaire.

De chaque épididyme part le *canal déférent* qui lui est correspondant. « C'est un cordon rond, épais, résistant, gros comme une plume à écrire, mais percé d'un conduit capillaire. Sa longueur est de vingt-cinq centimètres. Sortant des bourses avec les nerfs et vaisseaux testiculaires pour former le cordon spermatique, il monte le long du pubis, pénètre dans l'abdomen, gagne les côtés de la vessie, puis sa partie postérieure en contournant cet organe, et vient rejoindre son congénère après s'être mis en rapport avec le conduit propre de la vésicule séminale correspondante. Les canaux déférents s'oblitèrent quelquefois, et alors la semence ne pouvant plus se faire jour hors des testicules, la reproduction devient impossible[1]. »

Un peu avant leur terminaison, chacun des deux canaux excréteurs se dilate tout à coup et forme des poches de la grosseur d'une aveline, remplissant à l'égard du sperme le même rôle que la vessie pour l'urine, c'est-à-dire destinées à lui servir de réservoir : ce sont les *vésicules séminales*. Situés profondément entre le rectum et la vessie, ces organes sont formés par une agglomération de cellules communiquant entre elles. Si on détruit le tissu fibreux qui lie leurs circonvolutions, on trouve une longueur extraordinaire au sac ; leur rôle est de recevoir la liqueur fécondante à mesure qu'elle s'échappe des testicules par les canaux spermatiques, et de se contracter à certains moments pour projeter au loin ce liquide.

La dernière partie du long conduit excréteur porte le nom de *canal éjaculateur*. En quittant les vésicules séminales les deux tuyaux se rapprochent, se touchent presque, et pénètrent en même temps dans une glande

---

[1] J. P. Des Vaulx, *Guide pour le traitement des maladies vénériennes.*

grosse comme un marron qui porte le nom de *prostate*, et sert comme de virole au col de la vessie au moment où il s'unit au conduit extérieur de l'urine. La prostate a une organisation à la fois fibreuse et glandulaire. Le premier élément y domine, le second est représenté par des granulations ayant chacune un petit conduit par où s'échappe, à certains moments, un liquide dit prostatique. Dans la prostate, les canaux éjaculateurs rencontrent l'urèthre, dont il sera parlé tout à l'heure, et se terminent en y pénétrant par un point nommé *verumontanum*. C'est également sur le côté du verumontanum que viennent aboutir les canaux infiniment petits qui versent dans l'urètre le liquide sécrété par la prostate.

Organe copulateur.—L'organe copulateur de l'homme est la verge. J'emprunte la description qu'en donne M. J. P. des Vaulx dans son excellent petit livre. « La verge est située en avant du pubis et au-dessus des bourses. Molle, cylindrique et pendante dans l'état habituel, elle durcit par l'érection, triple au moins son volume, se relève vers l'abdomen et prend la forme d'un prisme triangulaire. La verge est attachée au pubis par son extrémité postérieure au moyen de plusieurs muscles rendus très-sensibles par le réseau nerveux qui les pénètre. »

Cet organe est enveloppé d'une peau d'une finesse et d'une souplesse remarquables, dont l'adhérence avec les parties qu'elle recouvre est extrêmement lâche pour faciliter sa mobilité. A l'extrémité de la verge, la peau n'est plus adhérente au gland, mais, se repliant sur elle-même après l'avoir recouvert, elle lui forme une sorte de fourreau mobile qui porte le nom de *prépuce*. On nomme *filet* ou *frein du prépuce* un repli triangulaire qui le fixe à l'extrémité inférieure de l'urèthre. Le feuillet interne participe aux propriétés des muqueuses ; il contient des follicules sébacés qui sécrètent une humeur fort odorante. Le prépuce n'existe pas chez tous les individus. Les Orientaux et les Israélites le suppriment à leurs enfants par une opération qui porte le nom de *circoncision*.

Le membre viril est formé de trois parties : les corps caverneux, le canal de l'urèthre et le gland.—Les *corps caverneux*, ainsi nommés à cause des nombreuses cavités dont ils sont entièrement composés, forment la partie principale et la plus volumineuse du pénis. Ils sont constitués par un lacis très-épais de veines, d'artères, de nerfs et d'anastomoses, disposés de telle façon que toute trace d'organisation vasculaire semble avoir disparu pour ne plus laisser qu'un amas de spongioles érectiles. Une membrane fibreuse très-forte enveloppe tout l'organe et envoie des prolongements à l'intérieur. A certains moments, toutes ces parties se gorgent de sang, et alors il y a érection. L'urèthre est logé dans la gouttière que forme inférieurement l'adossement des corps caverneux.

Une description étendue est nécessaire pour l'*urèthre* ou *canal*, à cause de ses importantes fonctions. Ce conduit est à la fois excréteur de l'urine et de la liqueur

destinée à la reproduction, et a sous ce rapport quelque
analogie avec la vulve de la femme; mais il en diffère
essentiellement par tous les autres points. Né du col de
la vessie, il se dirige d'abord en avant et en bas, en
traversant la glande prostate dont il a été précédemment
question. Dans ce trajet, qui est de trois centimètres, il
reçoit, comme il a été dit, les deux canaux éjaculateurs
par des ouvertures oblongues, étroites, qui sont placées
côte à côte, et seulement séparées par l'*utricule de
Weber*. Les canaux proprement dits prostatiques viennent aussi y déverser leur liqueur et le lubrifier. De la
sortie de la prostate à sa jonction aux corps caverneux,
l'urèthre parcourt un trajet de deux centimètres et demi.
Il forme alors un coude pour passer sous l'arcade pubienne; à cet endroit, il est enveloppé de muscles dont
les contractions sont quelquefois funestes. Les anatomistes nomment cette partie du canal *portion membra-
neuse de l'urèthre*. Au sortir de la symphyse pubienne, il
reçoit les canaux de deux petites glandes en grappe de
la grosseur d'un noyau de cerise, qui portent le nom de
glandes de Cooper, et qui sont situées de chaque côté;
puis il s'engage dans la gouttière qui lui est formée par
les corps caverneux, où il est maintenu et fixé par une
membrane fibreuse qui convertit cette gouttière en un
canal. Cette partie porte le nom de *portion spongieuse
de l'urèthre*, parce qu'elle est protégée en effet par une
lame épaisse de tissu spongieux analogue à celui des
corps caverneux, qui, après avoir formé à son origine un

renflement connu sous le nom de *bulbe*, l'accompagne jusqu'au gland et lui sert de coussin. Le calibre du canal est difficile à fixer, à cause de sa dilatabilité extrême. Sa direction est la même que celle de la verge, et variable suivant l'érection ou la flaccidité. On pourrait en dire autant de sa longueur, qui varie avec celle des corps caverneux. On lui reconnaît ordinairement de vingt à vingt-sept centimètres depuis sa sortie de la vessie jusqu'à l'orifice du gland.

Gland.— Le gland occupe l'extrémité de la verge; il est formé par l'épanouissement de la portion spongieuse de l'urèthre, et s'unit intimement avec les corps caverneux dont il embrasse l'extrémité. Il est extrêmement érectile. Sa grosseur est celle d'une châtaigne, et sa forme est connue de tout le monde. Sa base offre un relief volumineux, circulaire, désigné sous le nom de *couronne du gland*, et un sillon dans lequel est reçu le *filet* dont il a déjà été question. Sa surface est couverte d'une lame muqueuse, rouge, humide ou sèche, suivant que les individus ont ou n'ont pas de prépuce. Enfin, son sommet est percé d'un orifice ou fente de six à sept millimètres, qui porte le nom de *méat urinaire*. C'est ce méat qui donne issue à l'urine, et aussi au sperme. Le gland est un organe éminemment nerveux, et c'est par l'exaltation de sa sensibilité que commence l'éveil du sens génital, qui est le point de départ de l'union sexuelle. Il en résulte un afflux plus considérable de sang artériel, dont l'effet est d'augmenter suffisamment la sensibilité générale pour qu'elle aille retentir dans les centres nerveux.

La longueur apparente du membre viril, dit Dionis[1], est ordinairement de huit ou neuf travers de doigt, et la grosseur de trois, lorsqu'il se présente dans l'état où les femmes le demandent. Cependant une verge moins volumineuse peut être parfaitement propre à ses fonctions. On dit même que les hommes dont la verge passe la mesure ordinaire sont souvent moins propres au *déduit* d'amour, et leur approche cause parfois à la femme des accidents qui nécessitent l'intervention de la médecine.

III. L'appareil sexuel de la femme n'a pas été plus négligé par le culte antique que les parties naturelles de l'homme. On trouvera le récit de ces extravagances dans l'*Hexaméron*, déjà cité, et au tome III de l'ouvrage de M. de Lignac, qui a pour titre : *De l'homme et de la femme considérés physiquement*. Les Romains, lorsque leurs mœurs furent dépravées, firent construire jusqu'à des vases dont ils se servaient dans leurs repas et auxquels ils donnaient la figure de la partie pour laquelle ils avaient tant de passion. Ces cratères étaient sans doute destinés à figurer à côté des amphores en forme de phallus dont les jeunes débauchés et les courtisanes ornaient leurs tables[2].

---

[1] Dionis, *Anat. de l'homme démonstr.*, V.
[2] Dans les fondations de l'évêché de Limoges, élevé sur l'emplacement

Ces organes sont renfermés dans la cavité du bassin (à la différence de ce qui a lieu chez l'homme, où le membre viril et les testicules sont placés dehors). Ils se composent de deux *ovaires*, organes dans lesquels l'œuf humain prend naissance, de deux *oviductes* ou trompes de Fallope, qui reçoivent l'œuf à sa sortie de l'ovaire et le conduisent dans l'utérus ; — de l'*utérus*, organe destiné au développement du nouvel être humain ; — du *vagin*, canal qui établit la communication de l'utérus avec l'extérieur, qui reçoit et dirige le pénis et la semence de l'homme pendant le coït ou acte générateur, et le fœtus pendant l'accouchement ; — enfin, de la vulve accompagnée de divers accessoires qui, conformément au plan du Créateur, sont surtout des organes de volupté, comme le démontre leur état d'excitation avant et pendant le coït.

Vulve.— La vulve, dont le nom signifie *porte*, comprend l'ensemble des parties génitales externes, *grandes lèvres, petites lèvres, clitoris, méat urinaire* et *orifice du vagin*.

L'entrée de la vulve se présente sous la forme d'une fente qui occupe le même emplacement que la verge et les testicules chez l'homme, c'est-à-dire est étendue depuis le mont de Vénus jusqu'à 25 millimètres en avant de l'anus. De chaque côté se voient les *grandes*

---

d'un ancien temple de Priape, on a trouvé plusieurs de ces vases de forme obscène. L'ouvrage intitulé *Historique monumental du Limousin* en reproduit quelques-uns.

lèvres. Ce sont d'épais replis formés par la peau et circonscrivant l'entrée de l'appareil reproducteur, comme, au visage, les lèvres défendent l'entrée de l'appareil digestif. La face externe des grandes lèvres est recouverte de poils rares ; leur face interne est doublée d'une muqueuse mince, lisse et rosée, trouée par une quantité de *follicules mucipares* et par le conduit de la glande *vulvo-vaginale,* dont la destination est de sécréter une humeur onctueuse qui sert à maintenir l'humidité et la souplesse dans ces régions. Fermes et fraîches chez les filles qui n'ont point eu commerce avec l'homme, ces parties ne tardent pas à devenir molles et pendantes aux femmes qui ont eu beaucoup d'enfants. Les deux grandes lèvres, par leur partie supérieure, se perdent insensiblement dans les parties graisseuses du mont de Vénus ; mais, en s'unissant par leur partie inférieure, elles forment un rebord membraneux qui porte le nom de *fourchette.* Derrière la fourchette, un petit cul-de-sac de dimension exiguë porte le nom de *fosse naviculaire.*

Dès que l'on écarte les grandes lèvres, on aperçoit un peu plus profondément les *petites lèvres* ou *nymphes,* complétement muqueuses, minces, délicates, légèrement érectiles et formant comme une sorte de double porte à l'entrée du vagin. Nées d'un mince filet aux environs de la fosse naviculaire, elles vont en s'élargissant à mesure qu'elles montent vers l'orifice vaginal, le voilent, et, contournant l'espace occupé par le méat urinaire et le clitoris, elles viennent se rejoindre au-dessus de ce dernier dans la région du mont de Vénus, en lui formant comme une sorte de capuchon. La forme et la dimension des petites lèvres varient selon les âges, les races et les climats. Elles ne dépassent pas la fente vulvaire chez les jeunes filles de nos pays et s'y montrent d'une belle couleur rouge. Elles s'allongent, se flétrissent et prennent une teinte plombée chez presque toutes les femmes qui ont eu des enfants. Dans certaines contrées de l'Afrique, elles se développent au point de devenir un obstacle aux approches sexuelles. M. Vidal, dans son *Traité de pathologie externe*, en a dessiné un type remarquable. Pour prévenir ce hideux spectacle, quelques peuples, dit-on, prescrivent la nymphotomie aux filles comme la circoncision aux garçons.

Clitoris. — Organe principal de la volupté chez la femme, le *clitoris* se montre entre les petites lèvres à la partie la plus élevée de la fente vulvaire, sous la forme amoindrie du membre viril et avec la même composition anatomique; il n'en diffère que par l'absence du canal de l'urèthre, lequel se montre isolé un peu plus bas; c'est, en d'autres termes, un petit gland imperforé. Les anciens, qui avaient observé ses propriétés érectiles, lui donnaient le nom d'*œstrum Veneris*, aiguillon de Vénus. A peine distinct chez les petites filles, il commence à se développer vers l'âge de puberté, il grossit à mesure que se montre en elles le tempérament érotique. La moindre titillation voluptueuse le fait gonfler; il est la source de beaucoup d'égarements solitaires qui plongent celles qui s'y livrent dans le marasme et une foule d'autre maux. C'est à peine si à l'état normal le clitoris doit atteindre la longueur de deux centimètres. Chez quelques femmes il se montre presque aussi long que le membre du mâle, et cette ressemblance avec la verge a enfanté, d'une part, les infâmes *jeux lesbiens*, et, de l'autre, la fable de l'hermaphrodisme. Le clitoris peut être amputé sans danger : mais les femmes qui ont subi cette opération n'éprouvent dans le rapprochement des sexes qu'une jouissance imparfaite.

Le canal déversoir des eaux de la vessie s'ouvre un peu au-dessous du clitoris, par un étroit orifice qui porte le nom de *méat urinaire*; ce canal est beaucoup plus court que chez l'homme, puisqu'il parcourt à peine trois centimètres de trajet, quoiqu'il soit tenu fermé par un sphincter qui est destiné à retenir l'urine. On comprend d'après cette disposition que la femme soit plus exposée que nous à lâcher ses eaux contre son gré ; on trouve aussi dans cette structure les raisons pour lesquelles la maladie de la pierre est presque inconnue à ce sexe.

D'après ce qui vient d'être dit de la vulve, on a dû remarquer que cette ouverture est commune, comme le canal de la verge de l'homme (urèthre), aux produits de l'urination et à ceux de la reproduction, puisque le méat urinaire et le vagin y débouchent; mais à partir de ce point, comme à partir de la prostate chez le mâle, les deux appareils se séparent et n'ont plus rien de commun.

Vagin.—Le vagin, sorte de gaîne dans laquelle se glisse le membre viril pour aller se mettre en rapport avec l'orifice de la matrice, afin d'y instiller la semence fécondante, et qui plus tard sera parcourue par l'enfant dans le travail laborieux de l'accouchement, est la première pièce du conduit qui correspond au canal déférent de l'homme; il s'ouvre, comme nous l'avons dit, entre les deux petites lèvres ; sa forme est celle d'un cylindre dont les parois, molles et flasques, sont aplaties et à surface contiguë. Son axe un peu courbé est obliquement dirigé de bas en haut et d'avant en arrière; sa longueur est de onze à quatorze centimètres; sa structure telle, que dans certaines circonstances il s'applique intimement sur la verge de l'homme et la serre avec énergie, tandis que dans d'autres il se dilate au point de laisser passer la tête d'un enfant. A l'intérieur il est tapissé par une membrane muqueuse parcourue sur les faces antérieures et postérieures de l'organe par deux saillies longitudinales qui portent le nom de *colonnes du vagin* auxquelles aboutissent un grand nombre de plis transversaux, d'autant mieux dessinés que la femme a moins subi l'approche de l'homme, et destinés à offrir une source d'excitation pendant l'union sexuelle.

L'entrée du vagin présente des dimensions fort incertaines; elle est en partie circonscrite par un anneau spongieux et érectile qui porte le nom de *bulbe du vagin*.

Les anatomistes assurent qu'il existe au même point, sous le nom d'*hymen*, une membrane tantôt en demi-lune, tantôt circulaire, qui ferme presque exactement l'ouverture de ce canal dans les filles qui n'en ont permis l'entrée à aucun corps qui ait pu faire violence. Beaucoup d'entre eux ont même fait de la présence ou de l'absence de cette partie le signe palpable de la virginité; cependant Paré, Graaf, Dionis, Mauriceau et d'autres écrivains qui font autorité dans la science, non-seulement mettent en doute l'infaillibilité de la preuve, mais nient hautement que l'existence de cette membrane soit constante chez toutes les personnes du sexe : « J'ai cru devoir avertir le lecteur de cette circonstance, dit le médecin anglais James, dans le *Dictionnaire de médecine*, parce que j'ai vu plusieurs maris qui ont fait divorce avec leurs femmes pour n'avoir point trouvé en elles cette faible preuve de leur sagesse. » D'ailleurs Severinus Pinœus qui a donné un traité *de Notis virginitatis*, affirme que sous certaines influences morbides, comme le flux périodique, « une fille peut admettre un homme aussi facilement qu'une femme qui aurait produit enfant sur terre, quoiqu'elle soit intémérée en sa pudicité; » et d'autre part, les livres de médecine sont pleins d'exemples de filles devenues mères sans déchirure de l'hymen et chez lesquelles l'accoucheur a été obligé de détruire cette membrane pour donner passage à l'enfant.

L'extrémité opposée du vagin embrasse le col de l'utérus en formant un cul-de-sac circulaire qui ressemble grossièrement, dit le docteur J. P. des Vaulx, au fond d'une bouteille regardée par le goulot.

Matrice. — Au-dessus de lui, en remontant le canal excréteur du germe femelle, se rencontre un organe assui important pour le développement du produit, que celui-ci l'est pour les jouissances de la copulation, c'est la matrice ou *utérus*. Son nom, qui veut dire moule, lui vient de ce que c'est dans son sein que doit se développer[1], après la fécondation, l'embryon auquel la conception donne naissance. La figure de la matrice à l'état de vacuité a la forme et la grosseur d'une poire tapée ; sa cavité, qui est triangulaire, pourrait tout au plus contenir une fève, et l'orifice qui la met en communication avec le vagin est si étroit, qu'on a de la peine à y introduire un stylet. Lorsque la femme est enceinte, au contraire, cet organe prend une forme à peu près ronde, présente une cavité assez grande pour contenir, sans le gêner, un enfant à terme et acquiert un développement qui porte son poids de quelques grammes à plus d'un kilogramme ; c'est assez dire qu'elle est formée d'un tissu très-élastique qui jouit de l'étonnante propriété de se dilater et de s'accroître rapidement dans la grossesse et de revenir à peu de chose près à sa dimension première, lorsque l'accouchement a eu lieu.

L'utérus est situé dans la cavité du bassin entre la vessie et le rectum ; il est maintenu en place par des

---

[1] Je dis *doit se développer*, parce que dans quelques cas, heureusement très-rares, l'enfant se développe en dehors de la matrice soit dans l'oviducte, soit dans le ventre, circonstance qui est presque toujours fatale à la mère et au produit.

ligaments spéciaux qui le soutiennent sans le gêner. Pendant la grossesse, lorsque arrive le moment où la cage pelvienne ne suffit plus à le loger, il remonte et se porte en avant en donnant au ventre des femmes enceintes cette forme singulière qui le caractérise.

L'extrémité par laquelle cet organe communique avec le vagin porte le nom de *col de la matrice*. Cette portion est arrondie, de dimension variable, et est percée d'un orifice étroit, auquel les anatomistes distinguent deux lèvres et qu'ils ont appelé *museau de tanche* à cause de sa forme. Toutes ces parties se distendent dans l'accouchement, au point de partager l'exagération momentanée du calibre du vagin. Dans l'état ordinaire, le museau de tanche éprouve à l'approche du mâle des dilatations spasmodique, qui doivent amener l'entrée de la semence dans la cavité utérine.

Trompes de Fallope. — Le canal que nous avons remonté jusqu'ici se bifurque au sortir de l'utérus. Le fond de cet organe présente à chaque angle un étroit pertuis. Ce sont les orifices des trompes de Fallope, ainsi appelées du nom de l'anatomiste qui les décrivit le premier. Chacune d'elles représente extérieurement la forme d'un petit cylindre terminé par un pavillon évasé et frangé. Les trompes sont retenues en place par un tissu cellulaire assez lâche, ce qui fait dire qu'elles flottent. Leur canal, qui à sa sortie de la matrice est assez étroit pour laisser passer avec peine une soie de porc, va en s'élargissant à mesure qu'il s'en éloigne ; sa longueur est de douze cenimètres environ. Ce qu'il y a de remarquable dans la disposition de ces parties, c'est que l'extrémité évasée les pavillons, dont la mission est de recueillir l'œuf au sortir de l'ovaire, qui le sécrète pour le conduire à la cavité utérine où il doit se développer, ne communique pas directement avec lui, mais forme tout autour une sorte de coupe qui selon qu'elle est plus ou moins bien appliquée, reçoit ou laisse échapper l'œuf au moment ou il se détache de l'ovaire.

Ovaires. — Il existe un ovaire pour chaque trompe, de même qu'il existe deux testicules chez l'homme. La fonction de ces organes, comme celle des testicules, est de sécréter un produit indispensable à la fécondation.

Logés dans un repli des ligaments de la matrice, et à portée du pavillon des trompes, ils se présentent avec la forme et à peu près la grosseur d'une amande. Leur surface, parfaitement lisse chez la jeune fille avant l'établissement des règles, présente plus tard des inégalités d'autant plus nombreuses que la femme avance davantage dans la période d'activité des organes génitaux. Après cette période, l'ovaire s'atrophie.

Chez une jeune femme cet organe laisse apercevoir à l'œil une quinzaine de petits globules qui enferment des œufs et portent le nom de *vésicules de Graaf*. Autour de ces vésicules on voit une foule de petites cicatrices, résultat de la rupture des vésicules; on leur a donné le nom de *corps jaunes*. Au microscope, on distinguerait une foule d'autres petits points, qui plus tard formeront de nouvelles vésicules. Une vie active réside dans les ovaires, le sang s'y rend en abondance, et la nature y tamise le plus pur de la substance de la femme pendant toute la période où elle peut devenir mère.

IV. Toutes les fois que les organes de la génération sont distincts, dit Béclard, l'organe femelle produit un œuf et l'organe mâle un liquide nommé sperme, dans lequel nagent de petits êtres, nommés animaux spermatiques, par lesquels cet œuf est fécondé, c'est-à-dire rendu apte à se développer.

L'espèce humaine, qui est soumise à la première partie de cette loi, ne pouvait manquer d'obéir à la seconde. Chez nous, comme dans le plus grand nombre des êtres, il ne faut pas moins de deux vies, momentanément confondues en une rapide unité, pour en produire une troisième.

L'enfant naît d'un œuf fécondé. La liqueur fécondante ou le *sperme* se forme chez l'homme dans les testicules ; *l'œuf* prend naissance chez la femme dans les ovaires ; la fécondation s'opère dans le rapprochement des deux sexes par la *copulation* ou *coït*.

De là trois divisions naturelles : 1° Étude de *l'œuf ;* 2° Étude du *sperme ;* 3° Étude de la *copulation.*

Œuf. — L'œuf de la femme, avons nous dit, prend naissance dans l'intérieur de la *vésicule de Graaf*, qui n'est elle-même qu'une partie de l'ovaire. Au moment de son plus grand développement, il n'a guère qu'un cinquième ou un dixième de millimètre de volume. Cependant les anatomistes trouvent moyen d'y distinguer plusieurs parties : une enveloppe relativement très-épaisse, qui porte le nom de *membrane vitelline*, un *jaune* analogue à celui des œufs d'oiseau que l'on nomme quelquefois *vitellus*, et une *vésicule germinative* nommée par d'autres *vésicule de Purkinge*, du nom de l'anatomiste qui en a signalé l'existence.

L'ovule n'attend point l'époque de la menstruation pour apparaître dans l'ovaire des petites filles; on l'y découvre à l'état rudimentaire aussi bien que dans celui des poulettes qui n'ont pas encore pondu. « Aussitôt que les premiers signes de la puberté se déclarent, une ou plusieurs vésicules de Graaf augmentent rapidement de volume et refoulent autour d'elles la gangue celluleuse de l'ovaire. Pendant ce temps, l'ovule a suivi le développement de la vésicule qui l'entoure; bientôt elles viennent faire saillie à la surface de l'ovaire, la tumeur éclate, l'ovule s'échappe avec force et est recueilli par le pavillon de la trompe, pendant que la vésicule restée vide se cicatrise peu à peu[1]. »

Ce phénomène peut se renouveler périodiquement chez les femmes en état de santé tous les mois, depuis la puberté, c'est-à-dire l'établissement des règles, jusqu'à la ménopause, ou l'époque où la femme cesse de voir couler son sang. En France, cette période s'étend

______

[1] Béclard, *Traité de Physiologie.*

depuis l'âge de quatorze ans environ jusqu'à quarante-cinq. Mais on comprend que cette limite n'a rien d'absolu : elle varie non-seulement avec les climats, mais avec une foule d'autres circonstances.

Il serait curieux de savoir si, avant la conception, les œufs contiennent tout formés les linéaments du fœtus, l'élément fécondant n'ayant dans ce cas pour fonction que de leur communiquer l'impulsion nécessaire à leur développement ; en d'autres termes, si le fœtus existe primitivement dans l'œuf, ou bien, au contraire, s'il doit tout son être à la fécondation.

Nous croyons que le rôle de l'élément fécondant ne se borne pas à éveiller le germe endormi dans l'œuf, et à déterminer son développement. Il nous semble qu'il le modifie, au contraire, d'une manière très-profonde, ainsi que le prouvent les animaux nés de deux espèces différentes ou mulets, les individus nés d'une blanche et d'un noir, les maladies héréditaires, les ressemblances des enfants à leur père, etc.

Toutefois, il est probable que le germe est un œuf. Cuvier, qui tenait cette conclusion pour légitime, la regardait comme l'un des plus beaux résultats de l'anatomie comparée.

Sperme.— Chez les individus mâles, capables d'engendrer, la semence est sécrétée dans les testicules sous la forme d'un liquide épais et blanchâtre, qui porte le nom de sperme.

Un grossissement de 3 à 400 fois fait apercevoir une

grande quantité de petits corps très-rapprochés, qui se meuvent vivement dans un liquide peu abondant; ce sont les *animalcules spermatiques* ou *spermatozoaires*; chez l'homme ils sont très-petits (1/50 ou 1/40 de ligne), le corps est ovale, un peu aplati en forme d'amande, et transparent; la queue, qui est filiforme, devient à son extrémité d'une ténuité excessive.

Quand les spermatozoïdes sont portés directement de l'urètre de l'homme dans les organes génitaux de la femme, ils peuvent y conserver leurs mouvements et leur propriété fécondante pendant plusieurs jours, une semaine même, au dire de quelques-uns. Mais lorsque le sperme est abandonné à l'air, ou mêlé à l'urine, quelques heures suffisent pour détruire toute sorte de mouvement. Le froid, la chaleur, l'eau, les acides, les alcalis, certaines qualités du mucus vaginal de la femme, accélèrent encore ce résultat.

Ces remarques sont importantes, car c'est à la présence et à la vibratilité des spermatozoïdes que la liqueur séminale doit sa propriété fécondante. Leur absence rend impropre à la reproduction le sperme des trop jeunes gens, celui des vieillards, et celui des individus qui répètent trop souvent le coït. Nous reviendrons sur ce sujet, en parlant de l'impuissance.

Les substances génératrices, ainsi formées, sont individuellement inhabiles à produire l'être qu'elles représentent. Il faut pour cela qu'elles soient mises en contact, en suivant les lois de la nature. « Qui pourrait raconter la puissance du Créateur? C'est pendant la durée de cet éclair que le flambeau d'une nouvelle vie s'allume, et que le mystère de la reproduction est consommé. »

Nous ignorerons probablement toujours comment ce mystère s'accomplit. Ce qui est certain, c'est que le contact des substances génératrices est indispensable.

L'étude de cette question chez les animaux supérieurs présente des difficultés particulières, mais elle est facile chez les êtres organisés d'un ordre moins élevé.

Chez les plantes, il est démontré qu'il y a contact matériel intime entre la fovilla pollinique et le nucléus de l'œuf, et que ce n'est que postérieurement à ce contact que se forme l'embryon.

Chez les grenouilles et les crapauds, on voit, au temps des amours, le mâle, placé sur le dos de la femelle, arroser de son sperme les œufs au moment où ils sont pondus. Cette sorte de copulation, qui dure souvent plusieurs semaines, ne cesse jamais qu'après l'expulsion de tous les œufs.

Chez les poissons, où il n'y a pas copulation, on a remarqué que les femelles sont poursuivies par les mâles, et que le sperme est répandu dans le moment même où les femelles déposent leurs œufs.

Chez les insectes, lorsque l'accouplement est terminé, on trouve, chez la femelle, une grande quantité de sperme déposée dans un réservoir que les œufs doivent nécessairement traverser au moment de leur sortie.

Ces exemples démontrent que quelles que soient les conditions dans lesquelles s'accomplit la génération, que ce soit avec ou sans copulation, le sperme et les œufs doivent être mis réciproquement en contact.

Chez les oiseaux et les mammifères on peut encore, quoique moins facilement, démontrer, après le coït, la présence des spermatozoaires dans les parties génitales internes.

Leuwenhoeck fit couvrir des chiennes, et un ou deux jours après il trouva toujours dans l'utérus, et jusqu'au commencement des trompes, une grande quantité de spermatozoaires.

Prévost et Dumas, ayant ouvert des femelles de chiens et de lapins vingt-quatre heures après l'accouplement, trouvèrent dans l'utérus des masses de spermatozaires se mouvant avec vivacité. Mais le vagin n'en contenait pas. — Chez des chiennes, trois ou quatre jours après l'accouulement, les trompes contenaient parfois des spermatozoaires en petite quantité ; les cornes de l'utérus en contenaient toujours beaucoup qui étaient très-vivaces. Enfin, ils trouvèrent encore des spermatozoaires dans la matrice au sixième et au septième jour, mais leur nombre était remarquablement diminué ; ils n'en virent pas dans les trompes.

Bischoff et Wagner ont confirmé ces observations.

Le premier de ces physiologistes a été assez heureux pour rencontrer des spermatozoaires vivants et se mouvant avec vivacité dans le vagin, l'utérus, les trompes et leurs franges, et enfin dans la poche que forme le péritoine autour de l'ovaire et même sur ce dernier. Le second, ayant sacrifié une chienne quarante-huit heures après l'accouplement, trouva dans le vagin un grand nombre de spermatozoaires, qui tous étaient morts ; le nombre de ceux contenus dans l'utérus était plus considérable, et tous étaient vivants ; ils étaient plus nombreux encore dans les cornes et les trompes, et leur mobilité était plus apparente; il en était de même de ceux qui se trouvaient très-près de l'ovaire, dans les franges des trompes.

Non-seulement les observations faites sur les animaux après la copulation démontrent la nécessité du contact du sperme avec l'ovule pour que la fécondation ait lieu, mais les fécondations artificielles viennent déposer dans le même sens.

La fécondation artificielle, si facile à pratiquer chez les poissons (puisqu'il suffit d'arroser de sperme, obtenu par la compression de l'abdomen du mâle, les œufs de la femelle dont on a déterminé la ponte par le même procédé), est également praticable chez les animaux supérieurs. Spallanzani raconte un fait remarquable de fécondation artificielle. Il prit du sperme provenant d'un chien (par éjaculation spontanée) et l'injecta, au moyen d'une petite seringue chauffée à 30° R., dans l'utérus d'une chienne en chaleur. Deux jours après cette injection, la chienne cessa d'être en chaleur ; au bout de vingt jours le ventre grossit, et le soixante-deuxième jours elle mit bas trois petits chiens bien vivants, deux mâles et une femelle, qui par leur forme et leur couleur ressemblaient non-seulement à la mère, mais aussi au mâle qui avait fourni la liqueur séminale.

On comprend d'après cela que pour qu'un accouplement soit fécond chez l'homme il n'est pas absolument nécessaire que le pénis soit complétement introduit dans le vagin, bien que cette introduction facilite et assure la fécondation; il suffit que le sperme soit éjaculé dans l'organe femelle et lancé dans le vagin ; cela peut arriver même lorsque l'hymen reste intact.

Les mouvements spontanés et volontaires des spermatozoaires peuvent suffire seuls à expliquer leur marche et leur présence dans le vagin, l'utérus, les trompes, en un mot dans tout le système des organes génitaux femelles.

On trouve dans les écrits des physiologistes anciens et modernes un grand nombre d'exemples avérés de fécondation survenue sans introduction réelle du pénis.

L'érection et la copulation ne sont donc pour les savants que des accessoires; toutefois il est important d'en tenir compte, car dans la vie réelle leur concours est indispensable à la fécondation.

L'érection est caractérisée chez l'homme par la turgescence sanguine de la verge et par son changement de direction. Dans la femme elle se manifeste par l'augmentation de volume du clitoris et du bulbe du vagin. Dans l'un et l'autre sexe elle est amenée par l'accumulation dans les mailles du tissu érectile d'une quantité considérable de sang, qui ne peut être repris par les veines dont les orifices sont fermés spasmodiquement. La moelle épinière, ou pour mieux dire tout le système nerveux, prend aussi une part active à ce phénomène, ainsi qu'on peut s'en convaincre en considérant l'influence que les titillations, la vue des nudités d'autrui et simplement l'imagination exercent sur son développement.

Copulation. — L'érection facilite l'introduction du membre viril dans le vagin de la femme, et la sensibilité exaltée qui accompagne cette introduction fait que les organes, mâle et femelle, s'appliquent intimement l'un sur l'autre de manière à ne point laisser perdre la semence, et à assurer la reproduction de l'espèce par le plaisir qui en résulte.

A ce moment il se déclare, tant chez l'homme que chez la femme, un sentiment l'indéfinissable volupté.

Pendant la durée d'un éclair, les forces de la vie sont ébranlées et l'âme résonne jusque dans ses profondeurs. C'est l'intime union de deux âmes, c'est l'incompréhensible fusion de deux êtres auxquels Dieu a confié pour un instant l'un de ses attributs souverains : tout ce que la vie a de puissance est au service de l'amour.

Il faut ajouter que l'excitation des organes et le plaisir qui l'accompagne n'ont pas seulement la volupté pour but et pour effet, il ont encore pour résultat d'élever à sa plus haute puissance l'activité vitale des organes génitaux internes et de tout l'organisme, ce qui est la première condition de la transmission de la vie.

Le spasme amoureux, chez l'homme, se termine par l'éjaculation ou émission de semence qui en est le couronnement. Alors la congestion se dissipe peu à peu, et un affaissement considérable succède aux transports de l'amour ; chez la femme, la déperdition des forces est moindre, quoique le spasme dure plus longtemps ; il est probable que pendant sa durée l'orifice externe de la matrice s'ouvre pour recevoir le sperme éjaculé. Une sécrétion plus abondante des mucosités du vagin a lieu constamment vers la fin de l'acte ; il ne serait même pas étonnant que dans certains cas l'ébranlement fût assez considérable pour faire éclater extemporanément une vésicule de Graaf et amener un œuf au-devant du liquide fécondant de l'homme.

V. Pour que la fécondation soit consommée, il ne suffit pas que la copulation ait lieu et qu'un sperme de bonne qualité soit éjaculé dans le vagin de la femme, même au milieu des plus tendres caresses, il faut encore la présence d'un ovule en état d'être fécondé. J'ai déjà insisté sur cette condition essentielle de la mise en contact des deux germes : c'est le point capital ; si l'ovule manque ou si le sperme est dépourvu d'animalcules, l'union la plus voluptueuse ne produira jamais rien.

« Pour que la fécondation ait lieu, dit M. J. P. des Vaulx, d'après le physiologiste Barry, il faut que les spermatozoïdes rencontrent l'ovule et s'y attachent; ordinairement il en pénètre un certain nombre jusque dans son intérieur, et ils concourent ensemble avec le germe femelle au développement d'un nouvel être.

« Le point des organes génitaux de la femme où s'opère la fécondation, c'est-à-dire où se rencontre et s'identifie le sperme avec l'ovule, n'est pas constamment et nécessairement le même; c'est ordinairement la cavité de l'utérus ou le conduit des trompes de Fallope; mais les grossesses extra-utérines prouvent que le sperme peut quelquefois aller au-devant de l'ovule jusque sur le pavillon de la trompe et le féconder immédiatement après sa sortie de l'ovaire.

« Quant aux époques les plus propres à la fécondation, l'expérience journalière démontre, de concert avec la théorie, que ce doivent être celles dans lesquelles le coït a lieu peu de jours après la rupture mensuelle de la vésicule de Graaf et lorsque l'ovule est encore dans les trompes ou dans l'utérus; mais comme des influences accessoires peuvent retarder d'une part l'acheminement de l'œuf au dehors à travers ces parties, ou d'autre part y prolonger la vie des spermatozoïdes qui y ont été déposés par l'éjaculation, il résulte qu'on ne peut affirmer, comme quelques physiologistes l'ont fait, que le coït n'était fécondant que dans les huit jours qui précèdent ou qui suivent les règles; si cela était, il y aurait dans chaque mois, entre les époques menstruelles, une période de quinze jours environ pendant laquelle le coït serait toujours infécond, ce que l'expérience journalière dément. MM. les docteurs Hirsch et Wagner rapportent des faits dans lesquels la fécondation aurait eu lieu seize, dix-huit et vingt jours après la période menstruelle.

« On rencontre des cas de grossesse double, triple et même quadruple ; cela tient à la rupture simultanée ou à très-courts intervalles de deux ou plusieurs vésicules de Graaf et à la fécondation, soit dans le même coït, soit dans des coïts rapprochés, des deux ou plusieurs ovules qui en sont sortis. On admet généralement qu'une femme qui a conçu depuis huit jours ne peut plus être fécondée.

« Tout le monde sait comment l'œuf fécondé ou *embryon* se développe dans l'utérus de la mère s'y nourrit de sa substance et y grandit pendant neuf mois, au bout desquels il est expulsé au dehors par l'accouchement. »

Le fœtus passe assez vite par les premières gradations. Trois ou quatre jours après la conception, on n'aperçoit dans la matrice qu'une bulle ovale transparente, remplie d'une humeur semblable à une glaire d'œuf. Dans son milieu est un nuage plus opaque qui doit former l'embryon. Sept jours après la conception, on distingue à l'œil simple les premiers linéaments du fœtus, dans lequel on reconnaît faiblement la tête et le tronc, désignés par deux vésicules ; on ne voit point encore les extrémités. A quinze jours on distingue la tête et les parties les plus saillantes du visage; le nez paraît sous la forme d'un petit filet éminent et perpendiculaire à une ligne qui fait connaître la séparation des lèvres; on découvre deux points noirs à la place des yeux; deux petits trous à celle des oreilles; on voit aux deux côtés de la partie supérieure du tronc de petites protubérances qui sont les prémices des bras et des jambes. Ces premières ébauches des extrémités restent quelquefois en arrière, et la nature s'arrête dans son travail; on voit alors comme un enfant sans bras et sans jambes.

Après trois semaines, le corps du fœtus s'est un peu augmenté; les bras et les mains, les jambes et les pieds se distinguent. Vers la fin du premier mois de grossesse, le fœtus a un pouce de longueur; il a la figure humaine bien décidée, toutes les parties de la face sont reconnaissables, le corps a sa forme, les hanches et l'abdomen sont élevés, les membres sont formés, les doigts des pieds et des mains sont séparés les uns des autres; des fibres pelotonnées désignent les viscères. A six semaines, le fœtus a allongé d'un demi-pouce.

Deux mois après la conception, l'enfant a deux pouces un quart; il a trois pouces et demi à trois mois; à quatre mois et demi, il a cinq pouces, et son corps est si fort augmenté, que toutes les parties s'en peuvent distinguer au point de reconnaître les ongles des doigts et des orteils. Il commence même à avoir des mouvements distincts, et la mère émue le sent remuer dans son sein.

A partir de ce moment jusqu'à neuf mois, terme de la gestation dans notre espèce, l'accroissement des enfants est fort variable en poids comme en volume. Une foule d'influences qu'il serait trop long d'énumérer ici font varier ces appréciations. On peut dire en moyenne que l'enfant de neuf mois a cinquante centimètres de longueur et pèse quatre kilogrammes.

Pendant tout le temps qu'il passe dans la matrice, le fœtus est environné de deux membranes protectrices, le *chorion* et l'*amnios*, et d'une couche épaisse de liquide dans lequel il nage, et qui lui sert comme de coussinet contre les violences extérieures. Il reçoit sa nourriture de la mère, dont le sang est amené dans ses vaisseaux par le *cordon ombilical*, après avoir été filtré dans un appareil vasculaire qui porte le nom de *placenta*, et se détache, après l'accouchement, comme une masse informe de chair.

Tels sont les fonctions importantes et le rôle providentiel qui sont assignés aux organes génitaux dans les deux sexes pour la reproduction de l'espèce. Ces considérations doivent suffire pour montrer aux jeunes gens que ce n'est point comme instruments de plaisir que ces organes leur ont été donnés, et qu'ils doivent compte non-seulement à Dieu, mais à leurs enfants et à l'humanité tout entière, de l'abus qu'ils en pourraient faire.

CHAPITRE III

DES LIMITES DE LA PUISSANCE SEXUELLE

Importance de l'équilibre des fonctions. — L'acte qui perpétue l'espèce tue l'individu. — Influence du tempérament sur la puissance procréatrice. — Tempérament bilieux. — Tempérament sanguin. — Tempérament lymphatique. — Tempérament nerveux. — Influence de l'âge. — Age nubile. — Virilité. — Age de retour. — Influence des climats. — Influences diverses de nutrition, régime, travaux de l'esprit, oisiveté, saisons, heures. — Des abus propres à la jeunesse, excès, polygamie, polyandrie, uréthrite, flueurs blanches, etc., etc. — Des abus propres aux gens âgés. — Aphrodisiaques. — Ramollissement. — Cancer, etc., etc.

1. La fonction sexuelle tient une place énorme dans la vie et le bonheur des individus, comme dans le sort des sociétés. Les anciens disaient avec raison que tout obéissait à l'amour, et Montaigne a moulé une grande vérité dans une courte phrase, lorsqu'il dit : « Cet accouplage est un centre où toutes choses regardent. »

« Les dieux, dit Platon, nous ont donné un membre inobédient et tyrannique, qui, comme un animal furieux, entreprend, par la violence de son appétit, de soumettre tout à soi ; de même aux femmes le leur, comme un animal glouton et avide, auquel si on refuse aliment en sa saison, il forcène, impatient de délai.

« La philosophie, continue Montaigne, n'estrive point contre les voluptés naturelles, pourveu que la mesure y soit joincte, et en presche la modération, non la la fuicte ; elle dit que les appétits du corps ne doivent pas être augmentés par l'esprit ; d'éviter toute jouissance qui nous altère et affame.

« C'est une vie exquise, celle qui se maintient en ordre jusques en son privé.... au dedans et en sa poitrine, où tout nous est loisible, où tout est caché, d'y estre réglé c'est le poinct. Le voisin degré c'est de l'estre en sa maison, en ses actions ordinaires, desquelles nous n'avons à rendre raison à personne, où il n'y a point d'estude, point d'artifice.

« Socrate est plus grand qu'Alexandre ; qui demandera à l'un ce qu'il sait faire, il répondra : « subjuguer « le monde ; » qui le demandera à l'autre, il dira : « mener l'humaine vie conformément à sa naturelle « condition; » science bien plus générale, plus poisante, et plus légitime. »

L'amour sensuel doit avoir son rôle dans la vie de l'homme, et la volonté du Créateur, à cet égard, est clairement montrée. Mais son influence ne doit point s'établir aux dépens des autres devoirs, et il doit obéissance et respect à la détermination du but moral vers lequel nous devons marcher à travers notre existence dans ce monde. C'est, si l'on veut, un des deux pôles de la vie, mais il ne franchit la limite de sa sphère d'action qu'aux dépens du pôle intellectuel qui doit toujours tenir la première place.

C'est pour avoir oublié cette grande loi de la volonté souveraine, que les peuples ont rapidement marché vers la décadence lorsqu'ils ont voulu mettre les sens au-dessus de l'esprit, et s'adonner avec une ardeur exclusive au culte de l'amour physique. Les nations les plus policées de l'antiquité, la Grèce, l'Assyrie, Rome, sont tombées dans l'abrutissement et l'esclavage, le jour où les fêtes de Vénus eurent fait déserter les temples des autres dieux. L'Espagne moderne, l'Afrique du Nord, ont donné récemment le même exemple, et hier encore un recueil de médecine attribuait à de semblables motifs la dépopulation des îles Sandwich [1].

Chaque fois que l'individu consomme l'acte de la procréation, il donne une portion de sa vie pour allumer une vie nouvelle. On remarque parmi les végétaux qu'aussitôt après la fécondation les organes mâles se fanent, et les organes femelles disparaissent pour faire place au fruit. Chez un grand nombre d'insectes, la transmission de la vie est le dernier acte de celle des parents : ils meurent immédiatement après avoir procréé. Il n'est personne qui n'ait observé ce phénomène chez le ver à soie. Tous les animaux après le coït perdent leurs forces, leurs couleurs se ternissent, et leur chair perd une partie de ses qualités.

[1] *Archives de médecine navale.* 1864, t. II.

Dieu a limité pour chaque espèce, suivant leurs chances de mort, le temps de leurs amours et l'abondance de leurs produits. Aux animaux timides et pourvus de faibles moyens de défense, il a donné une abondante lignée, et l'on voit la femelle du lapin donner le jour à huit ou dix petits chaque mois, tandis que celle du lion en met au monde à peine deux par année. Mais pour toutes les espèces vivant en liberté, la saison des amours est bornée à un certain moment désigné sous le nom de *rut*, et qui arrive le plus souvent au commencement du printemps. Ce n'est que pendant cette époque que les spermatozoaires se développent et que les ovules arrivent à maturité.

Généralement, aussitôt que la fécondation a eu lieu, le rut s'éteint chez les animaux femelles ; ainsi, par exemple, les chiennes ne souffrent plus les approches du chien. C'est la conséquence de l'accomplissement de l'acte qui satisfait le vœu de la nature.

« L'homme est le seul être chez lequel le besoin de la reproduction se transforme et dure même après qu'il a été satisfait ; lui seul possède la faculté de se livrer en tout temps à la plus importante des fonctions de l'animalité. »

C'est donc à la raison et à la science de diriger une force à la fois si séduisante et si redoutable, dont les excès sont le grand mal de ce temps, comme ils ont été la plaie des temps passés. Et rien n'est plus coupable que de laisser sur ce sujet les hommes suivre les maximes et les traditions vulgaires, les impulsions aveugles, au lieu de détruire les uns, d'éclairer les autres.

Quand on parcourt les écrits des anciens médecins, on est frappé des termes avec lesquels ils parlent de ce germe humain que la société tout entière traite généralement avec tant de légèreté et de prodigalité.

Pour Pythagore, le sperme était la fleur du sang le plus pur; — pour Platon, c'était un écoulement ou une effusion de la moelle épinière; — pour Épicure, une parcelle de l'âme et du corps ; — pour Aristote, enfin, l'assemblage d'une infinité de petits cerveaux. — Pour Hippocrate, ce fluide était le résultat du concours de toutes les parties de notre organisation. — *Homo totus semen est*, dit Fernel. — Borelli attribuait à la semence la véritable force du corps et de l'esprit. — Bordeu disait que la liqueur séminale qui reflue des testicules renouvelle et remonte la vie, le tempérament, et entretient le ton de vigueur qui lui est propre. — Buffon croyait que le sperme était un extrait de toutes les parties animales, qui se réunissent et se moulent dans l'intérieur de la matrice. — « Ses émanations, écrivait Cabanis, refluent dans le sang, lui communiquent un caractère plus stimulant et plus actif. » — Réveillé-Parise l'appelle « la vie à l'état liquide. »

Mais plus la loi est importante, plus sa violation est pernicieuse; plus l'usage est entraînant, plus la limite qui le sépare de l'abus est difficile à établir. Elle ne saurait d'ailleurs être absolue.

Selon Mahomet, l'homme ne doit se livrer au coït qu'une fois par semaine ; selon Zoroastre, une fois tous les dix jours, et d'après Solon, une fois tous les onze jours.

Un vieux médecin donna jadis le conseil suivant à un jeune homme : « Si votre constitution est faible et délicate, fuyez les plaisirs de l'amour : il y a ici une couche d'épines enfouie sous des roses. Mais l'excitant prolifique vous agite-t-il sans cesse, conduisez-vous selon votre âge : de 25 à 36, vivez sur le revenu ; de 36 à 45, faites des économies ; depuis 45 jusqu'à la fin, gardez précieusement le capital. »

II. A l'exemple de ce praticien plein d'expérience, je vais classer, suivant les tempéraments, les âges, les climats, etc., les conseils que je dois donner sur ces délicates matières.

Tempérament.—On ne peut nier qu'il existe des tempéraments génésiques, c'est-à-dire chez lesquels l'activité sexuelle l'emporte sur toutes les autres fonctions. Cette prédominance est presque toujours un malheur, car elle ne s'établit qu'aux dépens de facultés plus précieuses. Du reste, elle est assez rare, du moins chez les hommes. Ces individus sont ordinairement colorés et bilieux, ce qui faisait dire aux anciens que le foie était le siége de la concupiscence. Chez l'homme comme chez la femme, ils présentent un système pileux noir, une odeur forte, les narines ouvertes, les lèvres rouges et pendantes, le corps maigre, mais très-musclé, les organes génitaux exagérés en dimension. « Leur colère, dit un écrivain, est celle d'Achille, leur haine celle de Coriolan, leur amour tient de la manie. » Ils sont généralement peu intelligents, et en tout point ressemblent plus à des animaux qu'à des hommes. Au point de vue de la reproduction, on pourrait les comparer aux arbres qui fleurissent trop. Les femmes à tempérament génésique, comme la plupart de celles qu'on rencontre dans les lupanars, deviennent difficilement fécondes, et les hommes célèbres par leurs exploits vénériens ont rarement la joie d'être pères.

Galien cite le cas d'un esclave qui vivait à Rome de son temps, et qui était impropre à tout service autre que celui des femmes. Sa réputation le fit acheter fort cher par une Messaline de son temps.

Le médecin arabe Rhazès rapporte celui d'un prince maure qui, en trois jours, donnait satisfaction à quarante femmes dont son sérail était composé.

On raconte qu'une reine d'Aragon eut à intervenir entre un époux et sa femme, qui se plaignait des ardeurs de son mari. Celui-ci avait une passion que rien ne pouvait assouvir. La princesse lui défendit sous peine de mort d'approcher sa femme plus de six fois chaque nuit.

M. Debay rapporte qu'un montagnard des Pyrénées-Orientales épousa successivement onze femmes dans l'intervalle de quinze ans. Ses embrassements étaient si

multipliés et si fougueux, que toutes ses femmes moururent atteintes de désordres graves dans les parties
vulvo-utérines. L'autorité s'opposa à ce qu'il contractât
un douzième mariage.

J'ai connu un officier de hussards qui, à l'âge de
quarante ans, vit cinquante fois en dix jours une maîtresse qu'il devait quitter pour ne plus la revoir. C'était
un homme de petite taille, haut en couleur et violent.
Ses camarades le regardaient comme ayant l'esprit un
peu dérangé.

Les mêmes exemples se rencontent chez les femmes.
Tout le monde connaît l'insatiable salacité de Messaline,
cette impératrice romaine qui, sous le nom de Lysisca,
parcourait les lieux de débauche, défiait tous les hommes qu'elle rencontrait, et se retirait au point du jour,
lasse, mais non rassasiée.

Sous le règne de l'empereur Théodose, une femme
enterra vingt-deux maris, morts à la suite des excès
amoureux qu'elle leur faisait commettre.

Un médecin attaché à l'un des dispensaires de Paris
montra à M. Debay une femme de quarante ans qui,
depuis vingt-deux ans, ne manquait jamais, chaque
jour, de se livrer dix fois au coït.

Enfin il n'est pas rare de rencontrer des prostituées
qui parcourent les corps de garde et peuvent supporter
en une nuit les approches des quinze à vingt soldats
dont se compose chaque poste.

Si le lecteur se rappelle la description anatomique du

testicule que j'ai donnée plus haut, et la physiologie
de ses fonctions de sécréteur du sperme, il n'aura
pas de peine à se convaincre qu'il est impossible à
cet organe de fournir en abondance la liqueur séminale dans une période de courte durée. Les embrassements multipliés sont donc absolument ineffi-
caces pour la procréation. La première éjaculation
vide à peu près complétement la réserve des vésicules
séminales. Celles qui suivent ne donnent qu'une liqueur mal élaborée ou simplement du fluide prostatique qui n'a aucune vertu prolifique; enfin la répétition de ces excès ne laisse bientôt plus écouler que
du sang, dont l'émission est accompagnée de cuisson,
de douleurs des reins et de dégoût. Ya-t-il bien là,
comme le croient certains imprudents, matière à une
fanfaronnade, ou n'est-ce pas plutôt le signe d'une
sotte vantardise?

Chez la femme la déperdition étant moindre, puisque l'ovulation est indépendante de sa volonté et que
l'acte sexuel peut s'effectuer sans érection, elle peut
résister plus longtemps aux fatigues des voluptés génitales; mais un jour arrive où le cortége hideux des maladies de la matrice, la leucorrhée et le cancer, changent
en amers regrets les élans désordonnés d'une lasciveté
imprudente.

Certaines maladies, comme le satyriasis et la nymphomanie, ou de simples dartres vulvaires et prépu-
tiales, suffisent quelquefois pour simuler pendant un

temps le tempérament génital et donner des désirs immodérés de coït.

Le tempérament sanguin est un des plus favorisés sous le rapport de l'activité génitale maintenue dans de sages limites. Un corps ferme et vigoureux, une physionomie animée, les yeux ordinairement bleus, des chairs qui ne sont ni trop fermes ni trop molles, la peau souple et unie, une couleur vermeille, un léger embonpoint, des cheveux blonds ou châtains, des membres souples et agiles, un caractère gai, un esprit vif et intelligent, sont les signes qui, chez l'homme comme chez la femme, annoncent ce tempérament.

Parmi les gens sanguins, on regarde comme les plus propres à supporter les fatigues de l'amour ceux chez lesquels le système pileux est plus développé. Hippocrate et Morgagni ont déclaré inhabiles à la reproduction ceux qui manquent de ce signe : *Vir pilosus, aut fortis, aut luxuriosus.* — Tout le monde sait que Ninon, peu satisfaite du prince de Condé, lui dit un jour : « Prince, vous devez être bien fort. »

Une corrélation du même ordre existe entre la voix et les organes de la génération. — C'est à la puberté que la voix de l'homme prend le timbre qui lui est propre. — Il y a chez les eunuques arrêt de développement des organes de la voix. Les excès vénériens l'affaiblissent.— Les gens doués d'une belle voix sont en général d'un tempérament amoureux. — Le rossignol ne chante qu'au temps de ses amours. Avec la faculté

de procréer, le coq devenant chapon perd et les prérogatives de son sexe et la voix pour proclamer ses conquêtes.

Pour les personnes de ce tempérament, la privation
des plaisirs de l'amour serait chose presque impossible
et souvent dangereuse ; mais elles doivent se méfier des
entraînements d'une imagination toujours très-active,
et régler leur conduite non pas sur les désirs mais su
les besoins qu'elles éprouvent ; en aucun cas et à aucun
âge, même pendant la belle période de la virilité, il
n'est prudent de dépasser un coït par jour.

Le tempérament lymphatique consiste dans « la prédominance de développement, de vitalité et d'action
de tous les tissus pénétrés par des liquides non sanguins et des organes qui forment ces liquides[1]; » on y
range les individus à chair blanche, garnie d'un petit
nombre de poils très-fins. Le visage est pâle, et souvent
bouffi, les yeux de couleur claire, les vaisseaux d'un petit
calibre, la taille élevée ; les gens lymphatiques n'ont
pas une grande force musculaire et ils ont beaucoup de
facilité à l'engraissement. Les hommes de ce tempérament sont doux, affables, paisibles, et les plaisirs de l'amour ne les affectent pas. Pour les femmes
la continence n'est pas une vertu pénible ; elles
se montrent indifférentes aux caresses de l'amour, et
cependant elles deviennent facilement fécondes ; on y
trouve des mères qui ont eu huit ou dix enfants et qui

---

[1] M. Lévy, *Hygiène.*

ignorent encore ce que sont les jouissances vénériennes.

Il ne faudrait pas croire que tous les individus gras
sont lympathiques, mais en prenant cet attribut du
tempérament pituiteux , ils en prennent également les
inconvénients au point de vue de l'appareil génital. De
temps immémorial, on sait que les individus trop gras
ont peu d'aptitude à la génération. Chez les plantes, la
surabondance de nourriture, en engraissant outre mesure les étamines, les transforme en pétales, et elles
deviennent stériles. — Bichat a remarqué que la sécrétion de la semence est en raison inverse de la sécrétion de la graisse, et que les poules trop grasses per-
daient la faculté de pondre. On connaît ce proverbe :
Bon coq n'est jamais gras. Les chevaux trop gras
sont de mauvais étalons. — Hippocrate dit que les
Scythes, qui sont ordinairement très-gras, sont souvent impuissants [1].

Buffon soutient la même thèse : pour lui, c'est le
superflu de la nourriture qui forme la liqueur semi-
nale ; et la preuve qu'il en donne est que les eunuques
et tous les animaux mutilés grossissent beaucoup plus
que ceux auxquels il ne manque rien [2].

Le tempérament nerveux, qui est rare parmi les
habitants de la campagne, est au contraire très-ré-

---

[1] Bichat, *Anatomie générale.*
[2] Buffon, *Histoire des animaux.*

pandu dans les villes ; les individus qui lui appartiennent sont de taille variable, mais les proportions de leur corps sont toujours exiguës, la fibre
grêle et vibratile, le visage expressif et mobile, le front
haut, le volume du crâne exagéré, l'œil vif et la peau
d'une couleur sombre. Leurs mouvements sont brus-
ques, leur impressionnabilité très-grande, et leur énergie contraste avec la débilité apparente de leur organisation.

L'homme de ce tempérament est un dangereux sé-
ducteur auprès des femmes; il a le ton persuasif et une
certaine activité génitale, qui n'est cependant pas toujours en rapport avec les désirs d'une imagination très-
active; mais il brille par d'autres qualités : les actions
héroïques, les conquêtes, les entreprises qui paraissent
surpasser les forces humaines sont de son ressort. Les
ambitieux et les hérésiarques ont presque tous été
de ce tempérament[1].

Les femmes nerveuses sont souvent jalouses, tristes,
inquiètes ; elles ont de l'aptitude génitale et sentent
vivement le plaisir, ce qui les épuise promptement.
On leur reproche d'avoir la prétention de dominer
chez elles ; on croirait, dit un auteur, que ce sont des
reines qui ont épousé leurs esclaves.

Le tempérament nerveux est celui qui peut le
moins facilement supporter les excès vénériens, sans

---

[1] De Lignac, *De l'homme et de la femme*, t. I.

qu'il en résulte un grave dommage pour la santé générale.

Age. — L'âge n'a pas une influence moins grande
que les tempéraments sur l'énergie et la durée de la
puissance sexuelle; quoique doué de la faculté procréatrice à partir du moment où s'établit l'excrétion spermatique, l'homme ne doit concourir à la perpétuation
de l'espèce que lorsqu'il a atteint son parfait développement, et il en est de même dans toute la nature. Ainsi,
les animaux qui subissent des métamorphoses ne concourent à se reproduire que sous leur dernière forme,
qui embrasse une période entièrement consacrée à la
reproduction.

La prévoyance de la nature a su imposer aux bêtes
la défense de satisfaire leurs penchants dès l'instant
où cette satisfaction est possible. Ainsi, on voit les jeunes daims chassés loin des femelles par les plus vieux
et les plus robustes. Le jeune coq est obligé de lutter
avec les vieux et de sortir vainqueur de la lutte pour
qu'il lui soit permis d'approcher des poules. En faisant
ainsi de la force une condition de l'usage des fonctions
génitales, la nature en a prévenu (en vue de la conservation des individus et des races) les abus prématurés.

Les éleveurs ont reconnu depuis longtemps que la
constitution du mâle et celle de la femelle doivent
avoir atteint leur entier développement pour qu'ils
puissent être employés avec succès à la reproduc-

tion. Il n'y a qu'une voix à cet égard parmi les physio-logistes.

L'usage prématuré des organes générateurs est le meilleur et le plus sûr moyen de s'inoculer la vieillesse, suivant l'énergique expression de Hufeland; car rien n'est plus propre à précipiter le cours de la vie. On voit aujourd'hui dans les grandes villes des individus qui deviennent pubères à huit ans, atteignent presque leur entier développement à seize, éprouvent à vingt toutes les infirmités qui accompagnent la décadence des facultés, et présentent à trente l'image parfaite de la décrépitude : rides sur la figure, sécheresse et roideur des articulations, etc., etc.

Il est bien évident que ce n'est que plusieurs années après la puberté que le corps et l'esprit de l'homme acquièrent tout leur développement, et que ni l'un ni l'autre sexe ne sauraient dès cet âge remplir convenablement les devoirs de la paternité. De plus, pour la jeune fille, les troubles de la grossesse, les fatigues de l'accouchement et de l'allaitement sont évidemment au-dessus de ses forces.

Les anciens Germains, chez lesquels le développement corporel et les forces physiques excitaient l'étonnement des Romains et des autres nations de l'Europe, ne se mariaient jamais avant vingt-quatre ou vingt-cinq ans, et jusque-là ils conservaient la plus rigide chasteté : c'était une honte pour un jeune homme d'avoir connu une femme avant cet âge[1].

La vie sexuelle de l'homme renferme trois périodes : *l'accroissement*, la *station*, la *décadence*.

La période d'accroissement ou de jeunesse dure jusqu'à trente-cinq ans chez les individus qui n'ont pas fait d'excès, et qui n'ont pas commencé trop tôt à se servir de leurs organes. L'opinion générale des médecins est que, pendant cette période, un homme robuste peut coïter deux à trois fois par semaine. Ce chiffre est peut-être un peu élevé pour les tempéraments lymphatiques, mais il peut, je crois, sans danger, être porté à cinq pour les natures génésiques ou même nerveuses. Il faut avouer ici que rien n'est plus difficile que de déterminer où commence l'excès, où finit l'usage. M. Michel Lévy donne la règle suivante : « Les effets immédiats du besoin satisfait font seuls reconnaître s'il était légitime ou non, et présagent avec certitude les conséquences ultérieures qu'on doit attendre de nouveaux rapports sexuels. L'accomplissement régulier de toute fonction nécessaire à l'économie y laisse à sa suite un retentissement agréable. S'il en est ainsi de la satisfaction du besoin génital, si, après l'acte consommé, la tête est plus libre, l'esprit plus gai, le corps plus souple, plus vigoureux, la nature a été obéie dans sa juste exigence ; mais le coït entraîne-t-il un sentiment de tristesse et de satiété, l'affaissement des forces physi-

---

[1] TACITE, *de Moribus Germ.* — CÉSAR, *de Bello gallico.*

ques et intellectuelles, une importune pesanteur des idées et des mouvements, il y a excès, et fût-il suivi d'érections nouvelles, le besoin n'y est pour rien[1]. »

La période de virilité ou de station est manifestée par une moins grande ardeur pour le plaisir ; mais, à cet âge, au point de vue qui nous occupe, les effets du coït sont peut-être plus fructueux. Les organes ont acquis toute leur force ; le rapprochement, quoique moins passionné, est ordinairement plus fécond, et les produits ont plus de chance de devenir sains, vigoureux et bien conformés. Cette période dure de trente-cinq à quarante-cinq ans. Le conseil du vieux docteur que nous citions plus haut est ici d'une application pleine de sagesse : « Faites des économies, » c'est-à-dire ménagez-vous. Réduisez, selon votre tempérament, à trois ou à deux, même à une par semaine, vos offrandes à Vénus. Que votre imagination ne sollicite jamais vos organes à une fonction dont le besoin ne se fait pas sentir, et souvenez-vous que la moindre forfanterie peut être cause des plus cuisants regrets.

Passé quarante-cinq ans, l'appétit vénérien diminue chez l'homme. Les érections sont moins fortes et plus courtes. La continence commence à devenir une nécessité. Pour celui qui sait vieillir, la facilité d'engendrer diminue, mais ne se perd pas, car on a de nombreux exemples d'hommes de soixante-dix ans et

---

[1] M. Lévy, *Hygiène*

au-dessus qui sont devenus pères; mais, pour conserver ce précieux privilége, il faut se tenir en garde contre les fallacieux désirs nés d'une imagination lubrique, et se permettre au plus une fois tous les quinze jours, ou tous les mois, de réveiller son ardeur juvénile. C'est avec raison qu'on a dit que, si les grandes folies appartiennent à l'amour des jeunes gens, les grandes faiblesses sont l'apanage de celui des vieillards. Combien ne voit-on pas, dans les villes surtout, de ces amoureux décrépits qui n'ont pas su vieillir traîner leurs cheveux blancs aux pieds de quelque impure courtisane qui les excite, les tue et les ruine, en se riant de leur impuissance.

La vie sexuelle de la femme suit un cours beaucoup plus régulier que celle de l'homme. Pendant une période moyenne de vingt-cinq ans, c'est-à-dire à dater du moment où le développement du corps, du bassin et des mamelles est à peu près complet, jusqu'à l'heure de la ménopause, elle est constamment apte à devenir féconde et à donner naissance à de beaux enfants. Beaucoup pensent qu'il n'y a aucun inconvénient à livrer à l'homme la fillette qui commence à être menstruée; mais c'est une grave erreur. La jeune fille trop tôt adonnée aux embrassements de l'amour physique ne tarde pas à se flétrir. Elle est vieille avant d'avoir atteint son complet développement. Ses organes se déforment avant même qu'elle ait savouré les plaisirs de la nature, et si la maternité survient, ce n'est qu'au milieu de dangers pour la mère et de chances de faiblesse pour l'enfant qu'elle traversera cette périlleuse épreuve.

Les jeunes filles de certains tempéraments sont, il est vrai, plus tôt formées que d'autres. Celles qui répondent au portrait que j'ai tracé du tempérament bilieux ou génésique seront disposées pour l'amour avant celles qui sont sanguines ou nerveuses, et celles-ci plus tôt que les enfants à tempérament lymphatique. On a vu, même dans nos pays, des fillettes devenir mères à douze ans, et d'autres n'être pas encore réglées à dix-sept ; mais, en général, il faut se rappeler qu'on ne perd rien pour attendre, et qu'une jeune fille qui reste vierge jusqu'à vingt ans gagne autant d'années de santé et de force qu'elle met de mois à retarder la perte de son innocence. Rousseau affirme avec raison que l'âge qui précède l'union sexuelle ne dure jamais assez ; et il ajoute, dans son *Émile*, ces éloquentes paroles : « Oui, je le soutiens, et je ne crains pas d'être démenti par l'expérience, un enfant qui n'est pas mal né et qui a conservé jusqu'à vingt ans son innocence est, à cet âge, le plus généreux, le meilleur, le plus aimant et le plus aimable des hommes[1]. »

Quoique j'aie dit que la femme peut, en un temps donné, supporter plus facilement que l'homme un nombre considérable de rapprochements sexuels, il n'en faudrait pas conclure que cet acte soit exempt de dan-

---

[1] Rousseau. *Émile*, liv. IV.

gers pour elle, et qu'elle peut sans ménagement en user et en abuser pendant la période des grandes passions. Les limites fixées par la nature sont, à peu de choses près, les mêmes pour les deux sexes, et si le résultat immédiat de fatigue et d'impuissance physique ne se fait pas aussi vivement sentir chez la femme que chez l'homme, il se joint chez elle, aux phénomènes de l'épuisement et à leur triste cortége, un châtiment immédiat de sa lubricité dans l'inaptitude à la conception et l'impossibilité presque absolue de devenir mère.

Il est remarquable que, vers l'âge de trente ou trente-cinq ans, les femmes ont un redoublement de vigueur dans les organes génitaux. Avant d'en finir avec le sexe, la nature exalte la puissance sexuelle et l'aptitude à la fécondation. Ainsi un vieil arbre, après plusieurs années de stérilité, se couvre avec une grande abondance de fleurs et de fruits. Mais il ne faut pas oublier que cette sorte de rajeunissement n'est que la dernière lueur d'un feu qui s'éteint.

Enfin, à la période d'activité génitale et de fécondité succède l'âge du repos. Cette période, qui se présente environ vingt-cinq ou trente ans après la menstruation, porte le nom d'*âge critique*, *âge de retour*, *ménopause*. C'est un moment que les femmes regardent comme plein de dangers pour leur vie. Sans vouloir dire que cette période soit absolument exempte des périls qu'on lui attribue, nous ferons remarquer, avec Benoiston de Châteauneuf, Lachaise, Fimaison et autres statisticiens,

qu'il meurt plus d'hommes que de femmes, quels que
soient la condition et le genre de vie. « Il est certain,
dit le savant hygiéniste Michel Lévy, qu'on a rattaché
à l'âge de retour beaucoup d'affections qui avaient pris
naissance bien avant la cessation des règles, notam-
ment des dégénérescences cancéreuses et squirrheuses
des organes sexuels, précédées d'écoulements séreux et
séro-purulents. D'après Lisfranc, c'est entre l'âge de
vingt à trente-cinq ans que débutent le plus grand
nombre des affections de l'utérus. Toutefois, un certain
nombre d'accidents ont leur origine dans la ménopause, personne ne le conteste : telles sont ces hémorrhagies inquiétantes qui se renouvellent parfois à court
intervalle et qui persistent pendant plusieurs mois, et
même pendant des années. D'autres fois, au flux succèdent la leucorrhée, les hémorrhoïdes, l'hématurie ; la
pléthore générale est presque inévitable chez un grand
nombre de femmes sur le retour, et chez toutes survient
celle du bassin ; la matrice peut rester congestionnée,
et finit par s'irriter. Des accidents nerveux, des vapeurs, des phénomènes d'hystérie et de mélancolie ne
sont pas rares, surtout quand les femmes appartiennent
aux rangs aisés et éclairés de la société ; mais ils sont
le reflet de l'état moral, et dénoncent moins l'influence
sympathique de l'utérus que l'orage des passions encore
vivaces et désormais déplacées dans le commerce social,
les luttes impuissantes du regret qui doit aboutir à la
résignation. Enfin on a vu reparaître après la méno-

pause des maladies qui avaient disparu lors de la première menstruation, telles que des dartres ou des éruptions diverses, des érysipèles, l'eczéma.

« L'hygiène seule protège efficacement la femme contre les suites de cette révolution d'âge, et sait conjurer l'imminence morbide qui l'accompagne et lui succède pendant un temps indéterminé. Il importe d'éloigner tout ce qui peut donner lieu à la polyhémie, à l'exaltation de la sensibilité, au réveil inopportun du désir vénérien, ou à l'irritation locale des organes de la génération. Un régime humectant légèrement nutritif, végétal et lacté en grande partie, la prohibition de toute boisson alcoolique et aromatique, un vêtement chaud qui provoque légèrement la peau et décentralise les forces qui convergent vers l'utérus, l'exercice modéré et pris dans un air sec et vif : telle est la formule laconique des convenances sanitaires pour l'âge de retour, avec la donnée essentielle du calme moral et l'une sociabilité sagement circonscrite, soigneusement abritée contre les agitations mondaines et les tardives concupiscences [1]. »

Climats.—Je n'ai qu'un mot à dire de l'influence des climats sur la durée et l'énergie de la puissance sexuelle. La théorie indique que l'activité reproductrice doit être plus précoce et plus active dans les pays chauds que dans les pays tempérés, et que le contraire a lieu dans

[1] M. Lévy, *Hygiène*, t. 1.

les pays froids. L'expérience confirme assez exactement ces données.

La durée moyenne de la vie, qui est chez nous de trente-trois ans à peu près, n'étant que de vingt-cinq ans dans les pays équatoriaux et s'élevant à quarante-trois dans ceux du Nord , il faut à l'équateur quatre générations dans la période qui en demande trois chez nous, et il nous en faut quatre dans la période qui en demande trois au septentrion.

La nature a pourvu à ces besoins en rendant les filles des pays chauds nubiles dès l'âge de treize ou quatorze ans, et les garçons à celui de dix-huit ou vingt, tandis que, dans le Nord, une fille n'est souvent pas encore réglée à dix-huit, et un jeune homme est encore enfant à vingt-cinq. Mais, comme compensation, il faut se hâter d'ajouter que la femme des contrées équatoriales a déjà perdu tous ses charmes à trente ans, et cesse d'être réglée à trente-cinq, tandis que la menstruation et la fraîcheur se maintiennent chez celle des pôles au moins quinze ans plus tard. La même proportion existe chez les hommes, et un Arabe est déjà vieux quand un Suédois est dans la force de la virilité.

Enfin, il existe un certain nombre d'autres circonstances, tantôt inhérentes à l'individu, tantôt étrangères à sa volonté, qui ont sur le développement et l'exercice de la faculté génératrice une influence trop remarquable, pour que je puisse me dispenser d'en toucher ici quelques mots.

Nutrition. — La nutrition tient ici la première place. Quoique le proverbe dise : *La misère est populacière*, il n'en est pas moins vrai que la faim a pour premier résultat d'arrêter la sécrétion du sperme et d'éteindre les désirs ; ceux qui ont établi le jeûne dans les couvents étaient de grands physiologistes ; plus les animaux mangent, ou pour mieux dire s'assimilent de nourriture, distinction qui met de côté ceux qui engraissent, plus ils ont de puissance reproductrice, et plus l'homme fait usage d'une nourriture substantielle et excitante, plus il a de désirs charnels : *Sine Cerere et Baccho friget Venus.*

Régime. — Le régime n'a pas une moins grande influence. Les historiens ont depuis longtemps remarqué que Rome eût péri avant la fin de la République, si les étrangers n'eussent continuellement comblé les vides que son intempérance creusait sans cesse. La même remarque est applicable à Paris et à la plupart des grandes capitales où s'agite une population fiévreuse, énervée, avide d'émotions à tout prix. Ce n'est point auprès de ces femmes étiolées, ni parmi ces hommes efféminés, que la copulation est riche de voluptés, et ce n'est point avec eux que se perpétue l'espèce. Le milieu où ils vivent est comme une serre chaude : tout y est précoce, mais tout y reste infécond ; le régime des champs, au contraire, la vie en plein air, une nourriture plutôt grossière que recherchée, qui développe les muscles et fasse courir dans les veines un sang riche et abondant, l'exercice, le travail, la tranquillité, la gaieté du cœur, telles sont les conditions d'un régime propre à développer et prolonger l'exercice de la fonction qui nous occupe.

Travaux de l'esprit. — S'il est vrai de dire que les métiers qui n'exigent que des forces purement corporelles sont éminemment favorables au développement de la puissance sexuelle, on ne peut nier que l'abstraction que demandent les travaux de l'esprit ne soit souvent nuisible à la fécondité. Les grands artistes et les grands poëtes ont en général peu d'enfants. Comme s'il n'y avait qu'une somme de forces disponibles dans l'économie, quand un système de mouvement s'établit quelque part, c'est aux dépens de ceux qui s'exécutent ailleurs. « Cette observation, dit M. Roubaud, n'avait pas échappé à Destouches, qui la consigne ainsi dans son *Philosophe marié* :

> On dit qu'on n'a jamais tous les dons à la fois
> Et que les grands esprits d'ailleurs très-estimables
> N'ont que peu de talent pour former leurs semblables. »

Oisiveté. — L'oisiveté, au contraire, depuis longtemps réputée mère de tous les vices, ne manque jamais d'exciter, même jusqu'à l'abus, l'ardeur génésique des deux sexes. Quand, libre de toute occupation mentale et corporelle, l'homme a rompu avec tout travail, alors le stimulus sexuel, trouvant le champ libre, revêt tous les charmes de son éloquence. Rien n'est plus vrai que ce proverbe : « On fait la cour à Dieu à genoux; mais, oisif et étendu sur un canapé, on la fait au diable. » Au

rapport du médecin philosophe Rabelais, « Canoclas, Si-
cyonian, sculpteur, voulant donner à entendre que oisiveté, paresse, nonchaloir, estoient les gouvernantes de
raffieneryes, feit la statue de Venus assise, non debout,
comme avoyent fait ses predecesseurs.» (Rabelais, *Pan-
tagruel*). Et le vers latin proverbial :

Otia si tollas, periere Cupidinis arcus,

n'a jamais cessé d'être vrai.

Saisons. — Quoique l'homme ait le privilége de se
livrer à l'amour en toute saison, il semble d'expérience
que certaines époques de l'année sont plus favorables
que d'autres à l'exercice de la génération. Les chaleurs
de l'été qui énervent, et les froids de l'hiver qui resser-
rent les organes et en arrêtent l'activité, semblent né-
fastes à l'amour physique. L'influence du printemps sur
le réveil des facultés procréatrices n'a échappé à aucun
observateur. « Ce fait, dit M. Roubaud, en rattachant
l'excitation génitale de l'espèce humaine à la loi du
phénomène du rut, était connu dès la plus haute antiquité, mais il appartenait à notre époque de l'établir sur
une base réellement scientifique, et ce progrès est dû
aux travaux statistiques de MM. Villermé, Quetelet et
Smits. En consultant les registres des naissances et en
marquant pour chaque mois le nombre des conceptions,
M. Villermé a cru devoir classer les mois de l'année
dans l'ordre suivant, en commençant par les plus fé-

conds : MAI, JUIN, AVRIL, JUILLET, FÉVRIER, MARS, DÉCEMBRE, JANVIER, AOUT, NOVEMBRE, SEPTEMBRE, OCTOBRE.

« On pourrait se demander si l'action des premières chaleurs est limitée à la fécondation ou s'exerce également sur la copulation ; M. Villermé, pour résoudre cette question, s'est adressé aux comptes généraux de la justice criminelle, et il a trouvé que l'époque de l'année à laquelle il se commettait le plus de viols et d'attentats à la pudeur était précisément celle du printemps, pendant laquelle se fait aussi le plus grand nombre de conceptions. On ne peut invoquer, pour expliquer cette coïncidence, les circonstances des promenades solitaires, des vêtements légers, des rencontres dans les lieux écartés, car les mêmes circonstances se reproduisent, ou à peu près, dans les mois d'août et de septembre, classés des derniers pour les viols et les conceptions [1]. »

Jour et nuit. — Il me semblerait oiseux d'exposer ici la *doctrine climatérique* de Pythagore, qui veut établir un retour périodique de grande fécondité après un certain laps d'années ; mais je ne puis passer sous silence les observations qui ont été faites sur l'influence du jour et de la nuit.

On demandait à Fontenelle s'il n'avait jamais songé à se marier : « Quelquefois, répondit le philosophe, le matin. »

[1] ROUBAUD, *Traité de l'impuissance*, t. 1

Je me souviens d'avoir lu quelque part que les jésuites, dans les constitutions qu'ils avaient données au petit État fondé par eux au Paraguay, voulaient qu'on sonnât la cloche chaque matin une heure avant le lever. L'explication sous-entendue de cette singulière prescription est facile à deviner ; elle est la même que celle de Fontenelle. Je crois cependant qu'on ne peut donner aucune règle absolue sur ce sujet.

Il se peut qu'après une journée de labeur, ou à la suite des excitations d'une soirée de bal, l'économie réclame plutôt le repos qu'une nouvelle fatigue ; il se peut encore qu'après le calme et le repos de la nuit les facultés physiques et intellectuelles ressentent avec une joie plus douce et une jouissance plus calme les plaisirs de l'amour ; mais je trouve qu'il y aurait exagération à baser un précepte d'hygiène sur une aussi frêle et futile distinction. Tout ce que je puis dire, c'est que le lit et le mystère sont réclamés pour l'accomplissement de ce devoir, non-seulement par la pudeur, mais par la convenance et l'hygiène. L'expérience de chacun me dispensera ici de plus amples explications.

Les physiologistes font encore intervenir les sens, la vue, l'odorat, l'ouïe et surtout le toucher, dans la question qui nous occupe. Les philosophes y joignent l'imagination. Il serait trop long de nous arrêter à ces détails.

III. Je ne veux point tracer ici l'effrayant tableau des

désordres physiques et moraux qui ont pour origine de sottes fanfaronnades amoureuses.

De toutes les causes capables d'abréger la vie, il n'en est aucune qui exerce une influence plus pernicieuse et qui réunisse les moyens de nuire à un plus haut degré.

La première manière d'abréger la vie consiste à diminuer la force vitale elle-même. Or, quoi de plus propre à diminuer en nous la somme de cette force que la dissipation du fluide qui la contient sous la forme la plus concentrée, qui renferme la première étincelle de vie pour une nouvelle créature, et qui est un baume souverain pour notre propre sang ?

L'abus des plaisirs de l'amour affaiblit l'estomac et les poumons d'une manière toute particulière, et dessèche ainsi nos principales sources de restauration.

Résultats moraux de l'abus des plaisirs. — Au premier rang des fâcheux résultats qu'entraîne l'abus des plaisirs de l'amour, il faut placer l'affaiblissement de la pensée. Il paraît que le cerveau, organe de la pensée, et les organes générateurs, de même que leurs fonctions, la pensée et la génération, en d'autres termes la création spirituelle et la création physique, sont étroitement liés entre eux, et qu'ils consument la partie la plus parfaite et la plus noble de la force vitale; aussi voyons-nous qu'ils alternent ensemble, et qu'ils s'excluent réciproquement. Plus on exerce la pensée, et moins on est apte à la reproduction de l'espèce ; plus, au contraire, on exerce les organes générateurs, plus on est prodigue de l'humeur séminale, et plus aussi l'âme perd de son énergie, de sa pénétration, de sa mémoire, de son jugement. Rien au monde ne porte une atteinte plus profonde et ne détruit d'une manière aussi irréparable les plus beaux dons de l'esprit, que ces excès.

La poésie de la vie, l'enthousiasme, le bonheur et le bienfait des illusions n'existent plus pour l'homme usé; chez lui se sont établis la sécheresse du cœur et de l'esprit, le dégoût de tout, la mélancolie et l'hypocondrie, qui mènent si souvent au suicide.

En même temps s'éteignent la sensibilité, source du génie, la chaleur de l'âme, le feu de l'imagination, la pitié, la modestie, pour faire place à la ruse, la lâcheté, la cruauté surtout. La plupart des tyrans ont été des libertins. C'est au sortir de leurs sales débauches qu'ils se plaisaient à faire couler des flots de sang; et quant aux femmes, c'est avec une profonde vérité que la Rochefoucauld a dit que le moindre défaut d'une femme galante était de l'être.

Résultats physiques. — Au physique, la maigreur, les maladies nerveuses, l'épilepsie, l'atonie, l'hypocondrie, la phthisie, etc., sont les châtiments ordinaires de la débauche. Vous voyez errer par les rues de pâles squelettes aux joues creuses, aux yeux caves et éteints, à la démarche chancelante, à l'air hébété; aucune vie n'anime leur regard, aucune intelligence n'éclaire leur front, aucune généreuse pensée ne germe dans leur

cœur ; ce sont déjà des spectres qui marchent à la mort ;
ce ne seront bientôt que des cadavres.

Il n'est pas rare de rencontrer des femmes qui redoutent de devenir enceintes, sous prétexte que la grossesse les fatigue, les vieillit et détruit leurs tailles,
tandis que les malheureuses, oubliant la noble fin de
leur organisation, n'ont aucun souci de se livrer avec
fureur aux excitations de l'amour et aux défaillances de
la volupté. Qu'elles se rappellent que le plaisir est
presque toujours un emprunt dont il faut payer chère-
ment le capital, tandis que la nature a placé du côté de
la maternité les chances les plus fortes de santé et de
longévité. La fécondation et la grossesse les fortifient,
tandis que la stérilité dessèche et flétrit, et la mère qui
a mis au jour huit ou dix enfants paraîtra jeune à côté
de celle qui a sacrifié seulement quelques années aux
folles extravagances de la luxure.

Polygamie.—C'est l'abus de la fonction génitale qui,
chez les Orientaux, a donné naissance à la polygamie.
Cette institution ne répond à aucun besoin. Des mœurs
brutales et effrénées ont seules pu amener dans la couche
du même homme, pour réveiller des désirs impuissants,
des femmes arrachées violemment à leur famille et
mariées sans amour. Le sérail est un auxiliaire indispensable de la polygamie, car la force seule peut maintenir dans la fidélité une femme ainsi violentée dans
tous ses instincts. Loin de donner naissance à un plus
grand nombre d'enfants que ceux qui n'ont qu'une

épouse, les polygames, épuisés par mille excès dès leur jeunesse, sont vieux à trente ans, et leur famille est rarement nombreuse. Nos Arabes de l'Algérie sont polygames; c'est une race qui s'éteint. Un médecin militaire, M. de la Porte, qui a longtemps voyagé dans ces contrées, m'a assuré qu'on n'y rencontrait pas de chef de douar dont la lignée dépassât trois ou quatre enfants. Les nombreuses familles y sont beaucoup moins fréquentes qu'en Alsace, et la fable de Bajazet n'est pas moins un sujet d'étonnement pour eux que pour nous.

Polyandrie.— La polyandrie, récemment encore mise en honneur par les saint-simoniens, n'a pas plus de raison d'être. Le cœur de la femme se révolte à la pensée de plusieurs maris qu'une jalousie continuelle armerait l'un contre l'autre, et qui, loin d'être pour sa faiblesse un soutien et une consolation, marcheraient sous sa dépendance. Les femmes nées avec le caractère qu'il faut pour le commandement, les viragos, ne sont presque jamais fécondes. Les femmes fécondes, au contraire, ont une tendance naturelle à la fidélité envers leur mari et aiment à consacrer toute leurs attentions et toute leur tendresse à celui qui les a rendues mères. Il n'est pas de femme d'ailleurs à qui les caresses d'un seul homme ne puissent suffire, sinon pour son plaisir, du moins pour sa fonction maternelle, et tous les médecins disent unanimement que la trop grande fréquence de relations sexuelles loin d'être pour elle une raison de fécondité, est une chance de moins pour que la conception ait lieu.

On comprendrait au besoin le divorce, pour lequel la morale et l'Église ont toujours été plus tolérantes que la loi civile, mais la polyandrie est contre nature, et la race n'a nullement besoin de cette innovation pour s'étendre et se perfectionner.

Un des moindres inconvénients de l'excès dans la distribution des plaisirs vénériens dans le jeune âge est la gonorrhée chez l'homme, à quoi correspondent les flueurs blanches chez la femme. Je ne puis omettre d'en dire ici un mot, en analysant l'article remarquable que M. J. P. des Vaulx lui a consacré [1].

Gonorrhée. — Cette maladie est connue de toute antiquité ; on en trouve dans la Bible plusieurs descriptions détaillées.

Elle consiste dans l'inflammation avec sécrétion mucoso-purulente de la muqueuse des organes de copulation. On la nomme *uréthrite* chez l'homme, quand elle s'attaque au canal, *balanite*, quand elle a le gland pour siége. Chez la femme elle prend le nom de *vaginite, uréthrite, catarrhe utérin, vulvite*, suivant le point ou les points qu'elle occupe. Quand elle est ancienne, on la désigne par les noms de *blennorrhée, leucorrhée, flueurs blanches*, etc.

Quoiqu'elle ne soit pas toujours consécutive au commerce de l'homme avec la femme, cette cause est la

---

[1] Je ne parle ici bien entendu que de la gonorrhée non syphilitique. Un article spécial sera consacré à la syphilis au chapitre de l'hérédité.

plus fréquente. Elle s'annonce chez l'homme par une vive démangeaison à l'entrée du canal. Le méat urinaire devient plus humide que d'habitude, l'urine plus chaude; bientôt se montre un écoulement qui, d'abord incolore et filant, prend bientôt l'aspect verdâtre d'une goutte d'absinthe, tache le linge en jaune sale et répand une odeur particulière fort désagréable.

Généralement, au bout d'une quinzaine de jours de soins, l'écoulement diminue et disparaît; mais si le malade continue de se livrer à la bonne chère, aux excès alcooliques ou aux plaisirs sexuels, la douleur augmente avec une intensité très-marquée; la miction des urines devient lente et extrêmement pénible ; il semble au malade, suivant l'expression populaire, qu'il pisse des lames de rasoirs ; les érections qui surviennent, surtout la nuit, sont tellement incommodes, qu'elles arrachent des cris; la verge prend la forme d'un arc, ce qui fait donner à cette complication le nom de *chaude-pisse cordée ;* la marche devient impossible, et la guérison est indéfiniment retardée [1].

Le lieu où se développe l'uréthrite chez l'homme, c'est ordinairement l'entrée du canal. Mais, pour peu que la maladie se prolonge, l'inflammation s'avance dans l'urèthre, gagne le verumontanum et ses annexes, la prostate, le col de la vessie, et va quelquefois porter ses ravages jusque dans la vessie elle-même. L'urine

[1] ED. LANGLEBERT, *Traité théorique et pratique des maladies vénériennes.* Paris, 1864, 1 vol. in-8.

prend alors un caractère particulier, elle laisse déposer au fond du vase des quantités considérables d'albumine et de pus, et amène un cortége interminable de rétrécissements, d'abcès, d'hémorrhagies, etc.

Chez la femme, la gonorrhée n'est pas aussi compliquée que chez l'homme. La maladie débute le plus souvent par le vagin. La vulve, l'urèthre, l'utérus même, peuvent en être atteints. Quand la blennorrhagie a une cause mécanique, elle se montre presque immédiatement après l'application de cette cause ; mais, quand elle survient à la suite de rapports sexuels, c'est ordinairement du troisième au huitième jour qu'elle apparaît. Elle est d'abord signalée par un sentiment d'excitation, de chaleur et de prurit à la vulve, de la douleur dans la copulation, dans la marche, dans la position assise. Pendant les deux ou trois premiers jours il n'y a pas d'écoulement ; mais si l'on écarte les grandes lèvres, on voit leur surface interne et celle de tout l'orifice vulvaire d'un rouge ardent. L'écoulement vient bientôt, avec les mêmes caractères que chez l'homme : envies fréquentes d'uriner, douleur vive pendant que l'urine s'écoule, pesanteur dans les hanches.

L'inflammation pénètre souvent plus loin que la surface des parties affectées : elle envahit les glandes des grandes lèvres, de manière à y produire des abcès et des indurations. Le pus tache particulièrement la partie postérieure de la chemise, quelquefois il vient baigner l'anus et lui communique le mal ; il arrive aussi chez les femmes grasses que la peau de la partie supérieure des cuisses s'excorie et suppure : la douleur alors devient intolérable et le repos le plus absolu est nécessaire ; cette affection, qui entraîne toujours avec elle un cortége considérable de maux, n'est souvent que le symptôme de désordres encore plus grands que l'inspection seule peut révéler au médecin, tels que : granulations, ulcérations, fongosités, polypes et même cancer.

Il n'entre pas dans notre cadre de tracer le traitement de ces affections; chez la femme comme chez l'homme, elles deviennent souvent chroniques et résistent aux efforts les mieux entendus.

J'omets à dessein de parler ici des autres affections pathologiques qui ont leur source dans les abus génitaux de cet âge, la masturbation, le clitorisme, le priapisme, la nymphomanie, etc., dont il sera traité en parlant des causes de l'impuissance.

Libertinage des vieillards. —J'ai hâte de dire un mot du libertinage des vieillards. On me dispensera de tracer le hideux tableau des sales pratiques auxquelles ont recours les vieux débauchés dont l'imagination cherche encore à entretenir dans leurs organes un feu qu'ils ont éteint par leurs abus. Le vice en cheveux blancs excite autant de mépris que les erreurs de la jeunesse peuvent inspirer de compassion. Honte à ceux qui ne savent pas vieillir ! L'art ne peut rien sur des hommes qui ont trop abusé des plaisirs pour pouvoir y prétendre encore, et les philtres aphrodisiaques dans lesquels

ces invalides de Cythère cherchent une dernière ressource pour dompter la nature ne sont presque jamais
pour eux que les instruments d'une funèbre expiation.

Aphrodisiaques. — Les écrivains de l'époque de la décadence romaine racontent en termes amers les morts
violentes que les voluptueux de leur temps allaient
chercher dans des breuvages enchantés. Lucullus et le
poëte Lucrèce expirèrent au milieu de transports fré-
nétiques, pour avoir pris des breuvages qui devaient leur
rendre les ardeurs de la jeunesse.

Ambroise Paré raconte le trait d'une femme qui,
ayant reçu d'un moine une poudre qui devait rendre
à son mari une vigueur disparue, lui en donna une
dose telle, que le malheureux la chevaucha soixante-
dix fois dans la nuit et mourut le lendemain au milieu
des plus atroces douleurs.

Venette cite l'observation d'un de ses amis auquel on
donna le soir de ses noces un pâté de poires dans lequel des cantharides avaient été mêlées ; la nuit étant
venue, le mari caressa tellement sa femme qu'elle en
fut incommodée. Il commença bientôt à rendre du sang
par la verge, et ce ne fut qu'avec beaucoup de peine
qu'il parvint à se guérir.

M. Debay dit avoir connu un général qui à l'âge de
soixante ans devint amoureux d'une comédienne, et qui,
pour lui prouver que sa vigueur physique n'était pas
encore éteinte, but la mort avec une potion phosphorée.

L'acteur Molé et l'auteur de *Joconde* moururent victimes de pareils breuvages ; et il serait facile de grossir à l'infini ce martyrologe des vieux libertins.

Les anciens auteurs contiennent de longues listes de médicaments auxquels leur ignorance prête une vertu imaginaire. Le pigeon, la caille et le lièvre, sans doute à cause de leur grande fécondité, figurent sur cette liste ; le poisson y tient une place importante, la truffe, le safran, la vanille, l'artichaut, le céleri, le benjoin, le baume de tolu, l'ambre, le musc, y sont réputés souverains; puis viennent les remèdes excentriques, la chair d'une sorte de crocodile, le satyrion, le mucho-more, la chair de lion, la poudre de queue de cerf, l'or potable, etc

Ces remèdes, dit avec raison M. de Lignac, peuvent quelquefois peut-être monter l'imagination du vieillard qui en fait usage ; il s'excite, il multiplie les gestes, mais il ne peut faire renaître les plaisirs d'autrefois et les jouissances forcées qu'il éprouve sont plus voisines de la maladie que du bonheur.

Ramollissement.— Une des suites ordinaires des abus vénériens chez les hommes usés, c'est le ramollissement ou consomption dorsale, si bien indiqué par Hippocrate. Cette maladie n'attend pas toujours la vieillesse pour se déclarer, mais elle est fréquente chez les vieillards qui ont une jeune maîtresse ou une jeune femme. J'ai eu deux fois occasion de l'observer: une fois chez un médecin fort adonné aux femmes, l'autre chez un officier qui s'était marié tard avec une très-jolie personne. Les symptômes sont d'abord de vives douleurs dans les régions lombaires, peu à peu les genoux fléchissent comme sous un homme ivre; il semble au malade qu'il marche sur de la laine; la progression est titubante; à un degré plus avancé, la paralysie des membres inférieurs arrive; le malade conserve l'usage de ses bras; mais il est obligé de rester constamment assis. Chez le médecin dont j'ai parlé, cette période dura six à sept ans; enfin la paralysie devint générale, et il mourut victime de ses succès auprès du beau sexe; l'officier, au contraire, s'étant arrêté à temps sur la pente séduisante du plaisir, guérit sous l'influence d'un régime sévère et des eaux thermales, prises avec constance durant plusieurs années.

Cancer. — Les cancers de la matrice chez les femmes sont un des résultats les plus terribles de l'abus des organes génitaux. Sur un total de 700 cas de cancers, relevé par madame Boivin, ceux de la matrice entraient pour 409. Les filles chastes y sont peu sujettes; mais les femmes qui ont des relations avec un homme dont l'organe est disproportionné au leur, étant soumises à des excitations fréquentes du col utérin, en sont de préférence attaquées; il en est de même de celles qui s'adonnent à la masturbation. La maladie débute par un dérangement dans les époques menstruelles; puis apparaît un écoulement de couleur jaunâtre, qui se montre rouge après le coït, un sentiment de pesanteur sur le fondement, de petits élancements passagers, des alternatives de boursouflement et d'affaissement du ventre ; enfin l'ulcération s'établit, la malade devient maigre et de mine terreuse, une suppuration fétide survient, l'inspection laisse voir un tissu grisâtre, dur, saignant au moindre contact, les douleurs deviennent de plus en plus vives, de plus en plus persistantes, et après un temps qui n'est jamais bien long, sans qu'aucun remède efficace ait jusqu'ici été employé, la malade succombe fatalement. J'en ai eu à observer un cas remarquable sur une femme qui avait été longtemps la maîtresse d'un vétérinaire mal achalandé. Cette malheureuse mourut à quarante-cinq ans, avec le facies et tout l'aspect extérieur d'une femme de soixante.

CHAPITRE IV

DU MARIAGE

I. Un philosophe disait qu'un homme qui se marie met la main dans un sac où il y a quatre-vingt-dix-neuf vipères et une couleuvre.

Mais avant lui l'Éternel avait écrit dans le livre de ses révélations : « Il n'est pas bon que l'homme soit seul; je lui donnerai une compagne semblable à lui. »

A quoi saint Matthieu ajoute : « ils ne sont plus deux, ils sont une seule chair. »

Cette volonté du Créateur relativement au mariage est écrite en chacun de nous en traits ineffaçables. On peut bien vaincre la chair et ses impétueux besoins, mais ce qui est indestructible c'est un vague sentiment de l'incomplet de notre personne, ce sont des aspirations instinctives qui nous avertissent qu'en dehors du mariage il nous manque le meilleur de nos moyens de perfectionnement. « Il y a toujours pour la femme, dit Pascal, une place d'attente dans le cœur de l'homme. »

Selon la touchante métaphore des anciens, la Divinité envoie au-devant de l'âme humaine en voyage à travers la vie pour retourner dans sa patrie, de belles âmes incarnées dans de beaux corps pour la faire se ressouvenir du beau et du bon célestes dont la contemplation est sa joie la plus haute, parce que derrière la beauté humaine elle sent l'Être souverainement beau, source de toute beauté.

Si, absorbée et ternie par l'abus des jouissances terrestres, l'âme devient insensible au divin missionnaire, la vie, pour ainsi dire sans soleil, ne lui offre plus que peines et dégoûts. Mais si, docile à son appel et l'acceptant pour guide, elle pénètre à sa suite dans le royaume de l'amour vrai, sa flamme purifie notre être de toute impureté et de toute bassesse. Alors nous devenons chaque jour plus purs et plus magnanimes, c'est-à ire plus heureux.

C'est l'amour qui donne la paix aux hommes, qui les rapproche et qui les empêche d'être étrangers les uns aux autres. Il est le principe et le lien de toute société, de toute réunion amicale. Il remplit de douceur et bannit la rudesse. Il est prodigue de bienveillance et avare de haine. Propice aux bons, admiré des sages, agréable au Ciel, objet des désirs de ceux qui ne le possèdent pas encore, trésor précieux pour ceux qui le possèdent, il veille sur les bons et néglige les méchants.

L'amant plein d'un enthousiasme divin voit les hommes et la nature sous un aspect enchanteur et il boit avec ivresse à la coupe de la vie. Sens, esprit et cœur, tout en lui a grandi, toutes ses facultés sont élevées au rang de puissance créatrice, non-seulement dans l'ordre physiologique, mais encore dans le monde de l'art, dans la vie d'action. C'est alors que l'homme devient poëte, orateur ou héros.

« O femme en qui fleurit toute mon espérance, s'écrie Dante, toi qui as daigné pour mon salut laisser la trace de tes pas sur le seuil de l'enfer, tu m'as mis d'esclavage en liberté ! la terre n'a plus de dangers pour moi, je conserve vivante dans mon sein l'image de ta pureté, afin qu'à mon dernier jour mon âme s'échappe de mon corps agréable à tes yeux. »

« C'est l'amour dont je brûle pour Laure, dit à son tour le divin Pétrarque, qui m'a élevé à l'amour de Dieu. C'est l'âme de Laure et non pas son corps que j'aime.

En voici une preuve sans réplique : plus elle avance en âge, plus je sens mes feux redoubler. Dans son printemps même, la fleur de ses charmes a commencé à se faner, mais la beauté de son âme augmentait alors, et ma passion avec elle. Si je n'avais aimé que son corps, j'aurais éprouvé le contraire, et j'aurais changé en même temps.

« Je prends à témoin la vérité qui nous entend, qu'il n'y a jamais eu dans mes sentiments pour elle rien de répréhensible que leur excès. Je voudrais qu'on pût voir mon amour comme on voit son visage : il lui ressemble, il est comme lui, pur et sans tache. C'est à Laure que je dois tout ce que je suis. Jamais je ne serais parvenu à ce degré de réputation où je me vois, si les sentiments qu'elle m'a inspirés n'avaient fait germer dans mon cœur les semences de vertu que la nature y avait jetées. Elle m'a tiré des précipices où l'ardeur de la jeunesse m'avait entraîné. Enfin, elle m'a montré le chemin du ciel et me sert de guide pour y arriver. »

Le mariage est un lien divin qui rend l'amour éternel. L'homme et la femme, séparés, isolés, sont des êtres incomplets, et ce n'est que par leur réunion dans l'unité du couple qu'ils forment un tout. Ils ne sont ni égaux, ni opposés, mais dissemblables. Leur union complémentaire dans le couple est nécessaire, car l'un manque des qualités que l'autre possède, et ces qualités qu'il ne trouve pas en lui ne sont pas moins indispensables à sa vie que celles dont il est doué. « L'homme n'est point

7

sans la femme, ni la femme sans l'homme, devant l'Éternel, a dit saint Paul[1]. »

L'intelligence et le cœur ont donc un sexe tout aussi bien que le corps. C'est même par l'intelligence que le sexe se révèle d'abord, car dès l'enfance les petits garçons aiment les occupations des hommes, et les petites filles celles des femmes. Ces diversités ne prennent néanmoins tout leur relief que chez l'être qui est en possession de la plénitude de la vie, et surtout chez les individus les plus éminents de l'un et de l'autre sexe. Comme l'a dit un écrivain distingué de notre temps[2], « les femmes les plus accomplies sont aussi, en raison même de leur perfection, les plus essentiellement femmes, par la manière de sentir et de penser. On en peut dire autant des hommes supérieurs. La médiocrité seule est neutre. »

Entre l'homme et la femme, la distinction est établie, non par une différence dans la nature et le nombre des facultés, mais par une disposition différente des facultés, celles qui chez l'un sont les plus puissantes et les plus développées étant chez l'autre au second rang et affaiblies. « Une femme parfaite et un homme parfait ne doivent pas plus se ressembler d'esprit que de visage[3]. »

L'organisation physique de l'homme est plus puis-

[1] *Épître aux Galates.*
[2] Daniel Stern, *Esquisses morales.*
[3] J. J. Rousseau, *Émile.*

santé, mieux faite pour supporter la fatigue, les influences extérieures, si souvent contraires, et par conséquent lui donne une aptitude plus grande à agir sur
la nature, à la modifier suivant les nécessités de la vie.
Aussi a-t-il reçu la mission de transformer le monde
physique, de l'approprier à ses besoins, et de s'en faire
un aide puissant.

La constitution physique de la femme est plus délicate et plus fragile, son système nerveux est plus
impressionnable. L'impossibilité où elle serait de lutter
contre les forces de la nature, de les soumettre, son
continuel besoin de secours, montrent qu'elle est destinée
à emprunter, dans toutes les circonstances où la force
lui fait défaut, l'énergique secours du bras de l'homme.
Par la délicatesse et la grâce de sa personne, elle est
vouée aux soins de la famille, à l'embellissement du
foyer et à l'ornement du monde.

L'intelligence de l'homme, en rapport avec une organisation physique plus robuste, servie par un système
nerveux moins facile à ébranler, mais plus puissant,
supporte mieux l'effort d'une attention prolongée. Sa
conception est moins rapide, mais plus profonde; il a
moins de finesse, mais plus d'aptitude à généraliser, à
abstraire, à enchaîner ensemble de longues suites de
raisonnements; il sait mieux voir les choses sous toutes
leurs faces, les coordonner par la méthode. À une impressionnabilité moins vive, à une imagination moins
prompte se lie plus de netteté, plus d'impartialité dans

le jugement. Aussi, en vertu de toutes ces qualités, l'esprit de l'homme se porte-t-il spontanément, et avec succès, vers la découverte et l'invention dans les sciences et dans les arts, vers le progrès dans la société.

L'esprit de la femme est plus vif et plus pénétrant que celui de l'homme. Mais en raison de son extrême sensibilité, il est plus mobile; sa trop grande impressionnabilité trouble à chaque instant l'impartialité de sa raison, et bien souvent l'acte précède le jugement, sans que la volonté, faute de lumière et de force, puisse s'y opposer.

Mais si, sous certains rapports, l'esprit de la femme présente tant d'imperfections, rien n'égale sa pénétration et la finesse de ses aperçus en tout ce qui touche à l'esprit et au cœur. Elle lit, pour ainsi dire, à livre ouvert, nos pensées, nos secrètes affections; et la facilité avec laquelle elle les comprend ou s'y associe est un de ses dons les plus précieux. C'est par là qu'elle devient l'être compatissant et consolateur qui nous aide, nous encourage, nous soutient, et fait renaître l'espérance en notre cœur, après nous avoir, par sa subtile pénétration, évité jusqu'à la peine de divulguer nos maux. C'est par cette éminente faculté de pénétration et de facile sympathie qui la distinguent que la femme, si bien douée pour s'unir par l'esprit et le cœur à l'esprit et au cœur de tous ceux qui l'entourent, devient le lien de la famille et de la société, et la meilleure éducatrice de l'enfant. C'est encore à cette source qu'il faut remonter pour trouver l'origine de l'empire qu'elle prend si naturellement sur l'homme : pouvoir plein de grandeur et de noblesse, si, comme cela arrive souvent, et pourrait être toujours, elle l'emploie à le diriger vers le bien.

« Les Gaulois, dit Tacite, pensent qu'il y a dans le sexe féminin quelque chose de saint et d'inspiré, et ils ne méprisent ni ses conseils ni ses réponses. » Ainsi, dès l'antiquité, on avait remarqué la surprenante habileté de la femme à démêler, par un instinct plus sûr que le raisonnement, le meilleur parti à prendre dans les circonstances les plus difficiles et les plus compliquées. Aussi les femmes gauloises possédaient-elles une part considérable dans le ministère sacré, et était-ce à elles, comme aux pythonisses et aux sibylles de la Grèce et de Rome, qu'était attribué le droit de rendre des oracles. Dans l'île de Séna, il existait un monastère composé de neuf vierges qui passaient pour savoir l'avenir, et qui étaient consultées dans toutes les grandes difficultés qui intéressaient le sort de la nation.

Pour admettre tout ce qu'il y a de vérité dans cette opinion des anciens, il n'est pas besoin d'invoquer le surnaturel. Il suffit de remarquer que, par une organisation physique plus immatérielle que la nôtre, la femme, plus affranchie du corps, est aussi plus voisine d'un état en quelque sorte supérieur à la condition terrestre, et de reconnaître, ce qui est incontestable, qu'elle est douée d'une manière toute particulière de la faculté de s'élever aux choses divines, de les comprendre et de nous en transmettre la notion.

Ainsi la femme, celle de notre pays surtout, comme le remarque Tacite, possède, par excellence, le don de rassembler en elle tous les rayons célestes qui doivent éclairer notre marche à travers le monde. Reconnaissons en elle notre meilleur conseiller et notre meilleur guide dans les circonstances difficiles de la vie, et comme notre inspiratrice naturelle dans toutes choses nobles, pures, élevées. Puisque elle a été appelée à ce rôle sublime, veillons donc à ce que l'éducation de cet être privilégié soit en rapport avec sa nature et sa destinée ; dans le mariage, donnons-lui sa vraie place, et conservons toute la dignité de l'être qui, par le vol instinctif et puissant de son âme, doit nous conduire à l'accomplissement de la volonté céleste.

Mais si, par quelques côtés de sa nature intellectuelle, la femme l'emporte sur l'homme, c'est surtout par le cœur qu'elle lui est supérieure. L'amour, chez elle, domine tout, et atteint facilement à la perfection. Socrate, qui faisait profession de ne connaître que l'amour, tenait de Diotime de Mantinée, « cette aînée de la famille des Béatrices, » tout ce qu'il en savait. Dans l'intérieur de la famille, la femme règne par l'affection et la tendresse ; c'est elle qui encourage, qui console, et qui, en établissant l'union des cœurs, est la vraie source de la félicité domestique.

Dans la société, c'est encore elle qui, par l'inépuisable richesse de son cœur et le charme de son esprit, établit entre les hommes les liens les plus doux et les plus forts.

« Enfin, dit de Maistre, c'est sur ses genoux que se forme ce qu'il y a de plus excellent dans le monde, un honnête homme et une honnête femme, c'est-à-dire le plus grand de tous les chefs-d'œuvre. »

En effet, le couple n'est encore qu'une unité incomplète, tant que les enfants dans lesquels il revit ne sont pas venus parfaire et constituer la famille.

Dans la vie, c'est-à-dire dans les êtres organisés, « tout concourt et tout consent, » suivant la belle et profonde parole d'Hippocrate. Il en est de même dans la famille, qui est un véritable organisme dont les divers éléments unis par les liens les plus intimes, concourant au même but, jouissent chacun de fonctions spéciales destinées à leur propre perfectionnement physique et moral, et à la transmission aux générations nouvelles de ces perfectionnements qui sont le but normal de la vie humaine.

Le père, l'élément de la force et de l'activité, a pour fonctions de représenter la famille, ou de la diriger dans ses rapports avec le monde extérieur, et par là d'assurer sa conservation et son développement.

La femme, si bien douée sous le rapport de la grâce, de la pénétration de l'esprit et de la facile sympathie du cœur, a pour mission de présider à la vie interne de la maison, dont elle assure le bien-être par sa science des détails domestiques.

L'enfant est le complément naturel et indispensable de la famille, qui, sans lui, manque d'un terme nécessaire, celui par lequel elle se survit et devient immortelle.

Par l'enfant, le père et la mère, fragments d'un même être, revivent dans l'unité d'un seul organisme. C'est lui qui doit assurer, comme des richesses acquises au trésor commun de l'espèce humaine, les progrès et les perfectionnements de toute nature auxquels, par leurs efforts, se sont élevés le père et la mère. Par l'hérédité, il devient le dépositaire de la force et de la beauté de leur corps, de l'élévation de leur esprit et de leur cœur, de toutes leurs acquisitions dans la science pratique du bien et du juste. Aussi est-il leur récompense ou leur punition, suivant qu'ils ont monté ou descendu, qu'ils sont devenus meilleurs ou moins bons, et que, par les soins qu'ils ont apportés à son éducation, ils l'ont mis à même de tirer parti de toutes les richesses de son âme, ou bien que, par leur défaut de vigilance, ils ont laissé s'égarer la jeune créature que Dieu leur avait confiée en l'envoyant dans ce monde.

Étudier le mariage sous ces divers aspects, rechercher entre les époux les convenances physiques,— les convenances morales,—faire connaître leurs devoirs réciproques,— les divers états de santé et de maladie, — les initier aux recettes douteuses de la callipédie, — les mettre en garde contre les fallacieuses espérances de la sexualité provoquée,— telles sont les diverses questions qui feront l'objet de ce chapitre.

II. Convenances physiques.—Les anciens appelaient le mari et la femme *consortes*, pour donner une idée de l'assortiment qui devait exister entre eux; que de fois cependant dans les unions qui se contractent de nos jours on laisse de côté les convenances d'âge, de tempérament, de caractère, de sympathie, pour s'attacher particulièrement à la fortune, quand on ne va pas, comme les Chinois, jusqu'à conclure le mariage comme un marché, aussitôt la naissance des enfants !

« Rien ne s'oppose plus à une bonne génération, dit Aristote, que la précocité des mariages; dans tout le règne animal les produits obtenus au premier éveil de l'instinct sexuel sont constamment imparfaits. Le moyen d'avoir des races naines de chiens consiste à provoquer la précocité de la génération. Il en est de même dans l'espèce humaine; les mariages précoces ne donnent naissance qu'à une race petite et sans valeur. »

Nous avons déjà dit que les rapports sexuels prématurés affaiblissent dans les deux sexes les facultés physiques, intellectuelles et morales; de plus, ils prédisposent la femmes aux avortements et à un grand nombre de maladies.

Les maux qui résultent des mariages prématurés sont chez le mâle le développement incomplet de la taille et de la force physique, chez la femme une santé mauvaise, une vieillesse ou une mort anticipée, et des enfants infirmes et malades et de bonne heure orphelins.

On a remarqué que les personnes d'un âge un peu avancé, lorsqu'elles sont en bonne santé et vigoureuses, surtout si elles ont vécu dans la continence, donnent le jour à des enfants beaucoup plus vigoureux que ceux qui naissent des jeunes gens mariés de bonne heure, avant l'entier développement de l'organisation.

Les Grecs connaissaient le danger des mariages prématurés : Lycurgue fixait trente ans pour l'homme et vingt ans pour la femme : « Afin, disait-il, que ce qu'ils engendreront soit fort et puissant, comme étant engendré de personnes entières et toutes faites. »

« Pour perpétuer nos animaux domestiques, dit M. Adelon, et en améliorer sans cesse les espèces, nous prenons ces animaux dans l'âge de la force et nous en croisons diversement les races selon les qualités que nous voulons imprimer aux produits. Qui voudrait dire que tout ceci n'est pas applicable à l'homme? »

Les trop jeunes gens, dit Plutarque, sont difficiles à unir ensemble. Ce n'est qu'avec beaucoup de peine et de temps qu'on peut contenir leur orgueil et les modérer. Dans les commencements, leur esprit indocile résiste au joug, et comme un vent impétueux dont un vaisseau sans pilote est agité, il porte le trouble dans un mariage où les deux époux ne savent pas commander et ne veulent pas obéir.

On a soutenu que les mariages précoces étaient le seul moyen de prévenir le libertinage ; nous pensons qu'il est préférable de demander ce résultat aux conseils de la morale et à l'observation des règles d'une sage hygiène.

Dès l'âge de quatorze ans Louis XI cohabita avec sa jeune femme qui n'en avait que douze, et Marc attribue à cet abus des facultés génératrices l'absence de toute qualité morale et généreuse, et le caractère féroce de ce prince.

On ne peut fixer d'une manière tout à fait générale l'âge où il convient de se marier. Il doit être différent aux tropiques, aux pôles et dans les régions tempérées.

Les mariages trop tardifs tournent presque toujours, comme les mariages précoces, au détriment de la société, surtout s'ils ont lieu entre personnes d'un âge très-avancé.

Si la femme qui s'est mariée tardivement n'a cependant pas dépassé l'époque de la fécondité ; si elle devient grosse à cette époque de la vie où la rigidité des fibres des parties génitales ne se prête plus que difficilement à la parturition, elle souffrira cruellement pendant le travail. Sa vie sera en danger, l'accouchement laborieux, l'enfant faible. Il héritera du peu de vigueur des auteurs de ses jours, sera peu capable de jouer dans la société un rôle utile et deviendra de bonne heure orphelin, trop heureux s'il n'est alors une charge pour lui-même et pour les autres.

Les mariages qui ont lieu entre des personnes d'âge disproportionné (un vieux mari et une jeune femme, et *vice versâ*) sont généralement la source d'une grande immoralité.

Il est à remarquer qu'une jeune femme qui n'aura pas eu d'enfant avec un vieil époux deviendra facilement mère, si plus tard elle se marie avec un jeune.

Les mariages entre un jeune homme et une femme âgée sont toujours stériles ; ils reposent sur des motifs peu honorables et finissent mal. En général le mari prend des maîtresses, et la femme s'abandonne à toutes les fureurs de la jalousie.

Il n'y a de réellement conformes à la nature que les mariages où les rapports d'âge sont conservés.

On ne doit pas attacher une moins grande importance à la différence des constitutions et des tempéraments qu'à la proportion des âges. Tous les hygiénistes répètent à l'envi que ce choix est de la plus grande importance et qu'il influe non-seulement sur le bonheur des individus, mais encore sur la destinée de l'espèce. Mais on les laisse dire et on continue à marcher dans les mêmes errements. Si du moins, comme chez les sauvages, on laissait au goût des individus le choix de l'accouplement, il y aurait peut-être encore dans l'instinct quelque chance de croisements heureux : la petite femme ayant généralement une sorte de penchant pour les hommes de grande taille, les hommes maigres pour une femme bien en chair, les blonds pour les brunes, les filles lymphatiques et languissantes pour un mari à caractère guerrier et résolu ; mais on étouffe jusqu'à cette voix secrète de la nature, et tandis que l'homme met une importance capitale à améliorer le fruit de ses champs et à perfectionner la race de ses animaux, il laisse au notaire le soin de lui choisir une compagne et d'assortir non pas deux individus, mais deux fortunes ou deux noms.

La raison basée sur l'expérience, dit un auteur exige dans le mariage le mélange de deux tempéraments différents ; c'est-à-dire qu'on unisse le bilieux au lymphatique, le sanguin au nerveux. On a observé que les enfants issus de ce mélange naissent pleins de force et de santé. Du croisement de deux tempéraments différents naît généralement un tempérament mixte ou une idiosyncrasie beaucoup moins disposée aux vices physiques et moraux dont le père et la mère pouvaient être atteints. L'union de deux tempéraments semblables ne donne point d'aussi beaux résultats. Il ne faut ni similitude absolue ni différence trop prononcée. L'union de deux personnes mélancoliques, ajoute un autre, serait funeste aux enfants qui en naîtraient ; on en a des exemples, souvent même il a suffi que l'un des deux fût de ce tempérament pour opérer de mauvais effets. Un couple également doué du tempérament génésique est presque toujours stérile : leur union est tourmentée à peu près constamment par les passions cruelles qu'enfante la jalousie, et une vieillesse prématurée ne tarde pas à dessécher pour eux les sources du plaisir. Le mariage entre personnes lymphatiques n'a pas moins d'inconvénients. Non-seulement la froideur commune aux personnes de ce tempérament menace de jeter la monotonie et le dégoût dans le ménage, mais les enfants qui en naissent sont inférieurs aux autres et sous le rapport moral et sous le rapport physique; ils portent dans un corps grêle une intelligence paresseuse et n'arrivent à l'adolescence qu'à travers des maladies et des infirmités de toute sorte.

Le docteur Boudin et d'autres savants ont depuis quelques années appelé l'attention sur le danger des mariages entre consanguins. On trouvera de grands détails sur cette question dans les dernières années du *Recueil des Mémoires de médecine militaire;* j'engage toutes les personnes que cette question intéresse à lire ces consciencieuses études. Elles y verront que lorsque l'Église chrétienne a imposé des prohibitions au mariage entre parents, elle unissait les préceptes d'une sage hygiène avec ceux d'une morale féconde. Les mariages entre consanguins ont non-seulement pour effet de perpétuer, en les augmentant de l'influence personnelle de chaque génération sur celle qui suit, les vices moraux ou physiques inhérents aux familles, mais le fait seul de cette union suffit pour donner au produit des infirmités dont le père et la mère étaient exempts. Tandis que sur 100 mariages conclus dans les conditions ordinaires, 70 à peu près donnent des produits passables, on peut admettre que sur 100 unions entre parents, 30 au plus prospéreront, et qu'il y en aura 70 dont les enfants, s'ils en ont, ce qui est beaucoup plus rare qu'entre étrangers, naîtront porteurs d'infirmités inconnues dans leurs familles et seront sourds-muets, aveugles, bègues, boiteux ou idiots.

Cette loi, au lieu d'être infirmée par ce qui se passe chez les animaux, est confirmée au contraire par l'expérience constante des éleveurs. En effet, que rencontre-t-on dans ces espèces d'animaux de boucherie, bœufs, moutons et porcs, que l'industrie a obtenus par des croisements constants entre frère et sœur. Est-ce une amélioration de l'espèce? Personne n'osera le soutenir. Ces animaux perfectionnés sont hideux; ils n'ont ni force, ni énergie, ni agilité, ils sont enclins à toutes sortes de maladies et seraient incapables de vivre dans l'état de libre nature dans lequel ils ont été créés; seulement le croisement en dedans, comme disent les Anglais, a développé chez eux une infirmité utile pour nous, la polysarcie unie à l'amincissement des os, et notre intérêt cherche à profiter de cette degénérescence, comme notre gourmandise exploite la dégénérescence graisseuse du foie chez les oies destinées aux pâtés de Strasbourg.

Enfin, on ne devrait pas oublier que si la loi ne s'oppose pas au mariage des gens infirmes, contrefaits ou qui portent dans leur sein les germes d'une grave maladie héréditaire, la morale le réprouve et l'humanité fait un devoir de s'en abstenir; j'entrerai plus loin, en traitant de l'hérédité, dans les détails que comporte ce grave sujet : je veux seulement établir dès à présent que certaines affections sont non-seulement transmissibles aux enfants qui naissent du mariage, mais peuvent être communiquées de l'un à l'autre des conjoints. Il est notoire qu'une jeune fille saine, mariée à un phthisique et cohabitant sans cesse avec lui, contracte peu à peu la maladie de son mari et en meurt souvent avant lui ; tout le monde sait que le misérable qui s'approche du lit conjugal étant atteint de chancres syphilitiques non-seulement donnera le jour à un enfant infecté avant sa naissance, mais insinue le poison dans les veines de celle qu'il entoure de ses perfides caresses. Ces effets sont réciproques, et la transmission se fait de la femme à l'homme comme de l'homme à la femme.

La vie de l'individu lui-même peut souvent être mise en danger par un mariage inopportun. Les annales de la science sont pleines de faits qui montrent qu'un homme atteint d'anévrysme ou de développement exagéré du cœur est gravement exposé à la mort quand il se livre avec une certaine ardeur à l'acte conjugal ; et tous les médecins peuvent dire par expérience que les jeunes filles, dont le bassin n'atteint pas un certain diamètre, quoique pouvant être fécondées, sont dans l'impossibilité d'accoucher naturellement ; il faut que l'art chirurgical intervienne, et il n'est pas rare que le malheureux accoucheur se trouve dans la douloureuse nécessité de sacrifier la vie de la mère ou les jours de l'enfant pour sauver l'une des deux victimes.

III. Convenances morales. — Dans les conditions d'une union assortie, la recherche des convenances morales ne doit pas être l'objet de préoccupations moindres.

Si l'homme et la femme isolés sont des êtres imparfaits jusqu'à ce qu'ils aient rencontré cette moitié d'eux-mêmes avec laquelle ils sont prédestinés à s'unir, à quel signe, dans le chaos du monde, se reconnaîtront ces deux fragments d'un seul tout ? Comme l'a dit Pascal : « L'homme qui cherche de quoi aimer ne le peut trouver que dans la beauté ; mais, comme il est lui-même la plus belle créature que Dieu ait jamais formée, il faut qu'il trouve en soi-même le modèle de cette beauté qu'il cherche au dehors, car on ne souhaite pas núment une beauté, mais on y désire mille circonstances qui dépendent de la disposition où l'on se trouve, et c'est en ce sens que l'on peut dire que chacun a l'original de sa beauté dont il cherche la copie dans le grand monde [1]. »

Telle est, en effet, la cause première de l'attrait qui conduit à l'union conjugale ; tel est le flambeau dont la lumière nous fera trouver l'être que nous devrons associer à notre vie.

Prendre un autre guide, se laisser conduire par des

---

[1] PASCAL, *Pensées*.

considérations humaines, au lieu d'écouter le conseiller qui parle en notre cœur, c'est confier au hasard l'acte le plus important de notre vie et s'exposer follement à des regrets éternels.

Assurément, comme le dit Pascal, chacun de nous porte en lui-même, en vertu de sa nature et des qualités dont il est doué, un certain idéal de la beauté que devra réaliser l'être auquel il convient qu'il s'unisse. S'il suit fidèlement cette lumière, il trouvera le compagnon de son bonheur. L'ignorance, l'inattention, des motifs auxquels sont étrangères les qualités de la personne, peuvent seuls conduire à de mauvais choix.

La beauté du corps est généralement la manifestation sensible de la beauté de l'âme et de ses bonnes qualités. Il est rare qu'une âme méchante habite un beau corps. Aussi, à l'inspection du visage, les personnes attentives et douées de quelque esprit d'observation connaissent-elles avec assez d'exactitude les facultés et les mœurs des hommes.

Il ne faudrait pas cependant attacher à la beauté plus d'importance qu'elle n'en mérite. Les beaux hommes sont souvent vains ou niais, les jolies femmes sont accusées d'être capricieuses, coquettes et dépensières.

Une femme est toujours assez belle aux yeux de son mari, dit un poëte chinois, quand elle a constamment de la douceur dans le regard et dans le son de sa voix, de la propreté sur sa personne et dans ses habits, du choix et de l'arrangement dans sa parure, de la modestie dans ses discours et dans tout son maintien.

C'est bien plutôt à l'expression du visage qu'à la régularité des traits, qu'il faut demander la révélation des qualités de l'âme. En réalité, c'est la physionomie qui constitue véritablement la beauté ou la laideur. Une figure affable, gaie, agréable et bienveillante, est toujours belle, et quelle que soit la beauté des traits, un visage sombre, inquiet et malveillant, ne paraît jamais beau. Ainsi peut-on dire que le beau et le bon ne sont qu'une même chose.

Les qualités des parents doivent être prises en grande considération. Le proverbe qui dit : *Bon chien chasse de race*, cache une profonde vérité; il est certain que la bonté, la douceur, l'esprit et, par contre, l'ambition, la cruauté, la licence des mœurs, sont héréditaires dans certaines familles. Presque tous les Borgia ont été débauchés, les Guises étaient orgueilleux, les Médicis intelligents, les Bourbons débonnaires. Dans une sphère moins élevée, la société des petites villes, où chacun s'observe et s'examine, fourmille d'enfants qui héritent des vertus, des vices, du caractère de leurs parents comme de leur fortune, depuis un nombre considérable de générations. En dehors des influences diverses que nous étudierons plus tard, les exemples et les impressions du premier âge présenteraient de ce fait une explication plausible et suffisante. Les observateurs ont poussé leurs remarques jusqu'à pouvoir dire que dans la majorité des cas les filles perpétuaient le caractère et les aptitudes du père, tandis que les garçons avaient plus de tendance à subir l'influence heureuse ou malheureuse de l'élément maternel.

La nature a départi à l'homme et à la femme des qualités diverses, pour que de leur union pût naître un tout parfait. A la première elle a donné la douceur, la mobilité d'idées, la sensibilité, la bonté, la coquetterie, la pudeur, l'amour du chez-soi ; au second, l'énergie, la hardiesse, la généralisation, la force, l'économie, la persévérance ; le bonheur dans le mariage n'est possible que lorsque chacun est parfaitement dans son rôle et s'en tient aux vertus de son sexe, sans empiéter sur les prérogatives du sexe opposé.

Du reste, de jeune fille on ne devient pas femme en un jour, pas plus que l'homme en un jour ne devient époux. Tous deux, avant d'arriver à former un tout harmonique, ont à se transformer. De leurs facultés, de leurs goûts, de leurs habitudes, les uns doivent être développés, les autres modifiés ou détruits. La fusion de deux êtres en un seul demande bien du temps et bien du soin. Il y faut une inépuisable bonne volonté, une sincérité parfaite, une entière et constante ouverture du cœur, et, de part et d'autre, une patience que rien ne rebute. Surtout il faut repousser loin, bien loin, la légèreté, l'indifférence, l'amour-propre, l'orgueil, tout ce qui isole, ferme le cœur, égare l'esprit.

Les deux époux doivent être l'œuvre l'un de

l'autre. Tous deux commencent une vie nouvelle, à laquelle, en l'absence des fiançailles, les premiers temps du mariage doivent servir de berceau. Il faut que, suivant le mot de Socrate, « au nom de leur affection, les époux se servent de précepteurs l'un à l'autre. » La femme surtout, plus jeune, plus étrangère à la vie pratique, moins préparée et fortifiée par des études sérieuses, doit principalement au début se faire le disciple du mari, qui se consacrera avec bonheur à l'éducation de sa compagne, jusqu'à ce qu'il l'ait élevée dans le monde intellectuel et moral qu'il habite.

La jeune fille doit venir à son mari avec confiance et abandon, le cœur soumis par l'amour, toute pleine de bonne volonté, et disposée, suivant le conseil de Plutarque, à faire de lui « son précepteur et son maître en toutes belles sciences. » C'est une jeune plante qu'il faut cultiver et qui aspire à trouver dans son époux un guide et un maître qui l'instruise, en même temps qu'un protecteur. Malheur à qui méconnaît cette heure propice, à qui, faute de savoir tirer parti de cette flamme de bonne volonté, la laisse s'éteindre ou se tourner ailleurs! l'heure propice ne reviendra plus et sera perdue pour jamais.

Enseigner la femme que nous avons choisie, la voir se pénétrer et se teindre, pour ainsi dire, de nos pensées et de nos sentiments, il n'est au monde rien de plus doux! C'est le plus sûr moyen d'assimilation des âmes. Dans cet esprit et ce cœur qui s'ouvrent devant lui dans toute leur pureté et livrent tous leurs trésors, le précepteur trouve la révélation d'un monde nouveau pour lui : il apprend autant qu'il enseigne, il est transformé, la puissance de son âme est augmentée, sa destinée agrandie, et c'est là le résultat le plus élevé et le plus précieux de l'union des cœurs et des esprits.

Pour que cette éducation de la femme soit possible et fructueuse, il faut qu'elle soit jeune, malléable, que des idées trop arrêtées ne ferment pas son esprit, que l'amour ait ouvert son cœur en même temps que celui de son mari, que l'une soit un disciple docile et l'autre un maître écouté à cause de sa science et de sa tendresse.

Si, comme il arrive souvent, jusqu'à l'établissement de la véritable unité, cette éducation des cœurs et des esprits l'un par l'autre rencontre, dans la différence des caractères, avant la disparition de leurs aspérités, quelques obstacles imprévus, quelques sacrifices pénibles dont le fruit ne pourra être recueilli que plus tard, souvenez-vous de ces belles paroles de Plutarque : « Quant aux épines des commencements du mariage, ne les craignez pas comme si c'étaient de graves blessures ou des ulcères incurables. De même qu'il n'y a rien à craindre des incisions que l'on fait aux arbres pour les greffer, il n'y a non plus rien à redouter des sacrifices qu'il peut y avoir à faire pour s'unir à une femme vertueuse. L'union ne peut se faire sans que les époux n'aient d'abord quelque chose à souffrir l'un de l'autre. Les commencements de l'étude des sciences sont très-pénibles, mais elles ne conservent pas toujours leurs épines : l'amour perd aussi les siennes. Semblable aux liqueurs qu'on veut mêler ensemble, il produit d'abord une effervescence ; mais bientôt le calme succède au trouble, et l'amour prend une assiette solide et durable. C'est alors que se forme la parfaite union de la société conjugale, fondée sur la nature, protégée par la loi et cimentée par une heureuse fécondité [1]. »

Après la mort d'Auguste, comme on demandait à Livie son épouse par quels moyens elle avait pu si constamment captiver le cœur de ce prince : « Ils sont simples, répondit-elle ; j'ai vécu dans une scrupuleuse chasteté ; j'ai prévenu tous ses désirs, exécuté toutes ses volontés ; jamais je n'ai eu l'indiscrète curiosité de connaître ses actions, et je ne lui ai pas plus parlé de ses galanteries que si je les eusse ignorées. » Que de ménages malheureux verraient renaître le calme et la joie, si toutes les femmes suivaient l'exemple de cette vertueuse princesse !

IV. **Devoirs des époux.** — Le mariage impose aux époux des devoirs réciproques ; il faut que l'un et l'autre s'imposent l'obligation de les accomplir. L'harmonie du couple est à ce prix.

L'amour qui préside à la vie de l'homme, pour être à la fois spirituel et corporel, doit nécessairement participer à cette double nature, n'être pas seulement métaphy-

[1] PLUTARQUE, *Préceptes du mariage*, traduit par le Dr Scraine, 1 vol. in-18. 1 fr.

sique et avoir son côté terrestre. Il en est ainsi, en effet ; et la nature a pris soin elle-même de nous faire connaître le but, et de nous intimer formellement sa volonté.

Il n'est pas permis aux gens mariés de désirer de n'avoir pas d'enfants, parce que cela est contraire à la fin naturelle du mariage.

Il n'est pas permis d'en user immodérément, parce que cela est préjudiciable à la santé des époux.

La fidélité conjugale consiste pour les deux époux à accomplir le devoir conjugal l'un avec l'autre, et jamais autrement.

Tous deux sont également tenus à cette obligation, quand elle est demandée expressément ou tacitement, à moins de légitimes motifs (saint Paul, *Ire Ép. aux Corinth.*, vii, 3 et 4).

Mais dans toutes ces relations, le sentiment qui unit les âmes dans une commune aspiration vers un but céleste doit précéder et dominer l'instinct corporel, le transformer, l'embellir et changer en charme tout ce que sans lui il aurait de repoussant.

La consommation du mariage faite dans les premiers instants de la réunion des époux avec une impétuosité brutale, par un homme que pour ainsi dire elle ne connaît pas, sur une jeune fille pure et innocente, est un véritable *viol légal.* Aussi arrive-t-il souvent que la jeune épouse puise dans une pareille façon d'agir (que sa pudeur repousse et qu'elle ne subit qu'avec effroi et dégoût) l'aversion plutôt que l'amour de son mari ; elle sent que pour la traiter ainsi il faut un manque profond de delicatesse et de noblesse d'âme, et éprouve dès ce moment de l'éloignement pour celui qu'elle devrait aimer. Heureux celui qui, plus tard, par les témoignages réitérés d'un amour profond et noble, parvient à effacer ces premières impressions qui pour plusieurs ont entraîné la perte de l'estime de leurs femmes et étouffé en elles à jamais le germe de l'amour ! La consommation du mariage doit donc non-seulement être faite avec douceur et modération, mais il convient parfois de savoir la différer, au lieu de l'accomplir dès les premiers instants de la réunion des époux.

Si le mariage est accompli avec violence, il produit des douleurs plus ou moins vives, des déchirures, une effusion de sang, et, par suite, l'inflammation des organes génitaux externes et internes. Cela a lieu surtout quand il y a disproportion d'âge et de développement entre les individus, et chez les très-jeunes personnes.

Les Juifs conservent toujours l'opinion que la consommation du mariage avec une fille vierge doit être sanglante. Il en est en effet ainsi assez souvent, mais cependant il est de nombreuses exceptions, et, par contre, une femme peut être grosse sans que l'hymen soit rompu. En somme, la membrane hymen par sa présence ou par son absence ne prouve ni pour ni contre la virginité, et sur ce point il n'y a encore d'absolument vrai que le proverbe de Salomon : « Il y a trois choses qui sont trop merveilleuses pour moi, même quatre, lesquelles je ne connais point : la trace de l'aigle dans l'air, la trace du serpent sur un rocher, le chemin d'un navire au milieu de la mer, et la trace de l'homme dans la vierge. » — *Proverbes*, chap. xxx, v. 18 et 19.

L'accomplissement répété du devoir conjugal dans un court espace de temps est presque toujours stérile. Une abstinence de quelques jours est nécessaire pour la procréation d'un enfant bien portant.

Le matin passe pour être le moment de la journée le plus convenable pour la reproduction. Alors le repos a dissipé les fatigues de la veille, les individus jouissent de leur maximum de puissance sexuelle, et de toute la force en même temps que de toute la liberté de leur esprit.

On ne doit jamais se livrer à l'acte vénérien à moins d'en éprouver un désir violent et naturel, et il est prescrit de s'en abstenir avec soin lorsqu'il occasionne des désordres autres qu'une dépression temporaire disparaissant rapidement, ou une légère débilité physique ou intellectuelle.

La plus grande modération est nécessaire aux personnes qui se livrent activement à des occupations qui exigent une grande dépense de forces, ou à des travaux qui demandent beaucoup de contention d'esprit.

On fuira absolument les plaisirs de l'amour toutes les

fois qu'il existera un trouble dans la santé, et pendant la convalescence des maladies graves, etc.

On doit s'en abstenir pendant la période menstruelle, pendant l'écoulement qui a lieu à la suite des couches, et dans toutes les affections douloureuses des organes génitaux.

Il n'en faut user que modérément et à de rares intervalles pendant la grossesse et l'allaitement.

Presque tous les animaux mammifères refusent de recevoir le mâle lorsqu'ils ont des jeunes, le grand objet de la nature étant accompli. La violation de cette loi par l'espèce humaine produit fréquemment l'avortement, dont les résultats ne sont pas moins redoutables pour la santé de la mère que préjudiciables à ses grossesses postérieures.

Pendant l'allaitement, si les relations sexuelles sont fréquentes, elles ont pour effet de réveiller un organe endormi, et, par suite de ses relations sympathiques avec les mamelles, elles diminuent l'activité de la sécrétion du lait. Souvent alors les règles reparaissent prématurément, ce qui a pour effet ordinaire de rendre le lait moins abondant et plus clair. Enfin, le retour de l'activité de la matrice et de ses annexes peut avoir pour conséquence une nouvelle grossesse et par suite la cessation complète de la formation du lait, alors que l'enfant est encore trop jeune pour être sans danger privé de cet aliment.

Dans les deux cas ci-dessus, les relations sexuelles, si

elles ne sont pas entièrement supprimées, doivent être modérées et pratiquées avec précaution et douceur.

Il est particulièrement dangereux de se livrer au coït après le repas, avant l'entier accomplissement de la digestion.

Hippocrate recommande de ne point s'approcher de sa femme dans l'état d'ivresse, car les embrassements d'un homme ivre sont aussi pénibles à celle qui est obligée de les subir que préjudiciables au fruit qui peut en naître.

Je voudrais parler de deux autres cas dans lesquels il est répugnant ou dangereux de cohabiter, mais je ne sais comment mettre un frein à ma langue et un voile à mes tableaux.

Le premier est l'état leucorrhéique de la femme. Cet état est malheureusement très-commun dans les grandes villes, où il fane en quelques années la fraîcheur et la beauté. Les statistiques sont déplorables à cet égard. Elles établissent que sur cent femmes, quatre-vingts sont atteintes à divers degrés; ce n'est pas ici le lieu d'in-diquer les causes de la leucorrhée ni de donner son traitement, qui demande toute l'attention et les efforts persévérants des médecins; mais il est important de rappeler aux femmes que les flueurs blanches sont l'ennemi le plus perfide de leur bonheur et de leur santé, parce que la leucorrhée s'établit sans douleurs, se supporte assez facilement et persiste sans mettre un arrêt violent aux occupations ordinaires de la vie; la plupart de celles

qui en sont atteintes s'y soumettent comme à une nécessité malheureuse et ne s'en préoccupent pas autrement.

Chez les riches, il faudrait, pour s'en débarrasser,
renoncer à la vie factice des salons, aux enivrants par-
fums, aux boissons glacées, aux longues veilles, aux
pensées lubriques, aux abus de l'amour ; chez les pauvres, il faudrait une alimentation saine, une habitation
aérée, du soleil, des soins de propreté, pas de chauffe-
rettes, peu de laitage, point de veilles laborieuses,
point de passions tristes ou d'habitudes honteuses ;
ce sont des prescriptions gênantes, on se hâte de les
éluder. On oublie que sous l'influence de cette triste affection l'économie se mine insensiblement, les gastralgies, les tiraillements d'estomac, la maigreur, la pâleur,
la chlorose, la faiblesse, arrivent, le mari se dégoûte,
quelques précautions qu'on prenne pour lui cacher son
état et pour masquer l'odeur nauséabonde de l'écoulement, et pour suprême punition de sa négligence, la
pauvre victime finit par apercevoir dans le lointain la
sombre menace du cancer.

Que les jeunes femmes atteintes de leucorrhée se hâ-
tent donc de demander à la médecine un remède à leur
mal. Qu'elles se souviennent que dans la loi de Moïse
la femme leucorrhéique était séquestrée et l'acte génital
avec elle déclaré abominable ; qu'elles éloignent momentanément leurs maris, de peur de voir ceux-ci s'éloigner eux-mêmes, et qu'elles ne négligent rien pour devenir saines et éviter des complications irrémédiables.

Quant à ceux qu'un moment de déplorable oubli a livrés au mal que nos pères nommaient le vengeur de paillardise, hommes ou femmes, quels que soient les circonstances, les sollicitations, les devoirs même, ils ne doivent jamais, sous peine de commettre l'acte de la plus méprisable lâcheté, se livrer ou se prêter à la copulation avant d'être parfaitement guéris.

« Celui, dit un auteur, qui va honteusement et de propos délibéré affecter une femme saine ; celle qui, par de perfides caresses, ne craint pas d'attirer dans ses bras un malheureux dont elle va ruiner la santé, commettent un crime plus grand, plus infâme, que s'ils employaient contre leur victime le couteau de l'assassin, car l'assassinat ne détruit qu'une existence, tandis que l'infection syphilitique détruit les familles entières, et entraîne pour toute l'espèce des maux incalculables.

« Qu'on ne dise pas que parfois les circonstances sont impérieuses ; que les soupçons, les scandales, les ruptures sont à craindre, et que la communication de ces maladies n'ayant pas constamment lieu par les rapports de l'individu infecté avec l'individu sain, il vaut mieux courir un risque que d'amener une explication orageuse. Ce raisonnement est celui d'un ignorant ou d'un homme de mauvaise foi. Car, d'une part, si pour être vrai et expliquer des cas singuliers, on admet, en théorie, que l'infection peut quelquefois ne pas être transmise, les auteurs ne manquent pas d'ajouter que ce sont des exceptions rares, comptées une à une sur des millions d'observations, et de l'autre rien n'est plus facile à celui qui a subi la contagion que de trouver un prétexte pour s'exempter des devoirs conjugaux pendant le temps nécessaire à sa guérison. Qui croirait d'ailleurs que le développement de la maladie chez les deux époux fût une circonstance capable d'éloigner les soupçons de celui qui est innocent? C'est une simplicité qu'on peut feindre, mais qu'on ne peut avoir, et chacun sait où conduit la dissimulation en ménage. »

Quelques débauchés ont recours, dans ces circonstances, à des lotions et des injections qu'ils supposent devoir détruire les effets du virus. Ces remèdes d'un charlatanisme sans pudeur et autres semblables que ma plume rougirait d'indiquer ne doivent jamais trouver place près de la couche nuptiale, et sont tout au plus bons pour les lupanars.

Ce sujet m'amène à parler de la toilette secrète des femmes. Je n'apprendrai à aucune d'elles que leurs parties sexuelles sécrètent sans cesse des mucosités et une humeur sébacée, dont l'accumulation formerait un magma fétide, si elles n'avaient soin de la prévenir par des lotions renouvelées chaque jour, hormis pendant la période menstruelle. Les mères ne doivent point négliger d'enseigner elles-mêmes à leurs filles ces soins élémentaires de propreté. En prenant cette habitude dès l'enfance, elles s'y livreront comme à celle des bains, sans que la pureté de leurs pensées ait à en souffrir, et elles éviteront non-seulement une foule d'incommodités, qui naissent de la malpropreté, mais encore elles trouveront dans cette pratique une sauvegarde pour leur vertu, car leur attention ne sera point appelée par les démangeaisons vulvaires vers ces organes, comme cela arrive si souvent. Les lotions se font soit à l'eau simple, soit à l'eau additionnée de quelques gouttes d'une liqueur spiritueuse aromatique. Les vinaigres styptiques et les laits virginaux ont une influence plus nuisible qu'utile; il est bon de s'en méfier. L'impératrice Poppée, si célèbre par ses galanteries, avait, dit-on, recours au moyen suivant. Après avoir lavé la partie avec l'alcool benzoïque mêlé de beaucoup d'eau, elle la séchait avec des linges fins et la saupoudrait d'amidon.

Là s'arrête la science; là se bornent, dans le domaine privé, les pratiques qu'elle peut se permettre de formuler et de mettre au jour. Venette consacre un dernier chapitre à étudier les attitudes les plus favorables à la fécondation; la morale et la bienséance semblent se révolter contre de pareilles révélations, et il me faut, pour les justifier, m'appuyer sur l'autorité de de Lignac : « On peut, dit-il, pour faciliter les époux, permettre la situation qui leur est le plus commode. La religion ne s'y oppose pas lorsque le but où tendent ces efforts est la multiplication de l'espèce; il est plus contraire à la sainteté des dogmes de la religion de jouir des plaisirs stériles, que de chercher à les rendre féconds par les moyens qu'indiquent la nature et l'instinct à tous les animaux. Je n'entends pas conseiller aux époux ces postures, inventées par la débauche, qui n'offrent qu'une image trompeuse de la volupté; mais celles qui aplanissent les obstacles à la conception doivent être admises dans les cas qui les exigent. »

V. Callipédie.—L'une des plus grandes préoccupations des gens mariés est d'obtenir de beaux enfants ; cette question a agité de tout temps l'esprit des philosophes et des médecins. L'antiquité, si amoureuse de la forme, avait sans doute surpris quelques-uns des secrets de la nature, mais les âges de barbarie ont oublié ces découvertes ; plus récemment Jean Huarte a écrit un ouvrage sur *l'Art de faire des enfants d'esprit;* Claude Quillet en publia un autre sur *l'Art de faire de beaux enfants*, et Robert composa un *Traité de la mégalanthropogénésie.* On trouve dans ces différents livres quelques bonnes idées, mais elles sont noyées dans beaucoup d'erreurs. Toutefois, le principe n'en existe pas moins ; il est certain que l'homme physique est perfectible comme l'homme moral, et que l'espèce humaine n'est point en dehors des résultats que l'on peut obtenir par des croisements habilement combinés. Cette question a déjà été touchée plus haut; je n'y reviendrai que pour établir que dans l'harmonie générale c'est à la femme qu'est confié le soin de conserver le type de sa race. Cette opinion, controversée autrefois, a été parfaitement établie par Bonnet, Haller et M. Velpeau.

Dans la monogénie, l'ovaire, organe générateur primordial, engendre de lui-même et par sa propre force. On en trouve comme un reflet dans l'organisation de la femme.

Les métis, dans les conditions d'égalité chez les parents, tiennent habituellement plus de la mère que du père. Le cheval et l'ânesse produisent le *bardot*, lequel est un âne ayant quelques-uns des airs et des formes du cheval ; — le *mulet*, né de l'âne et de la jument, est bien autrement cheval que le bardot.

Les Arabes font beaucoup plus de cas, sous le rapport de la reproduction, des juments que des chevaux. C'est une croyance chez eux que Mahomet avait cinq juments desquelles descendent les cinq familles de leurs chevaux les plus estimés. Dans les actes de naissance de leurs chevaux, c'est toujours de la mère que l'on parle ; c'est à elle que l'on attache le plus d'importance.

Les produits des métis reviennent rapidement vers le type maternel, si l'on n'a soin de renouveler sans cesse les étalons de pur sang.

Résultats semblables dans l'espèce humaine. Là où Dieu a placé un type au commencement des siècles, il s'y trouve encore malgré des croisements multipliés. Ainsi, un habitant des Pyrénées va vivre en Normandie; il y prend une femme du pays, sa postérité aura un caractère normand. Si à la première génération il est é quelque chose du métis, les suivantes s'en dépouillent entièrement. « La Gaule fait des Gaulois, » a dit Estienne Pasquier.

Dans notre pays, comme ailleurs, les types sont restés dans chaque localité ce qu'ils étaient il y a mille ou douze cents ans, et cela malgré les croisements successifs, les envahissements, etc., etc. C'est que la mère impose à l'enfant les caractères de la race à laquelle elle appartient, et que, s'il y a modification, elle ne tarde pas à s'affaiblir et à disparaître. — Des hordes entières en se mariant dans des contrées étrangères finissent par laisser à leur postérité les caractères propres à la race des femmes de la localité.

La femme est si bien conservatrice du type de sa race que, plus puissante que l'homme, elle en transporte avec elle les caractères d'une contrée dans une autre. — Les négresses, nées en Europe, conservent l'aptitude à être réglées de bonne heure. — Les Anglaises, nées aux Indes, ne sont réglées qu'à quatorze ou quinze ans, comme si elles étaient nées en Angleterre. — Les Turcs, primitivement fort laids, ont été considérablement améliorés par les Mingréliennes et les Circassiennes qu'ils vont chercher pour en faire leurs épouses.

Il est une loi à laquelle la nature ne déroge jamais : c'est que si un individu ne descend pas au-dessous de la classe à laquelle il appartient, il ne lui est pas toujours interdit de s'élever.

Dans les mélanges, la race supérieure appelle toujours à elle la race inférieure. La conception de la femme blanche avec le nègre est difficile, et c'est le contraire de la négresse avec le blanc.

On trouve en Perse un bel exemple de cette loi. Dans cette contrée, c'est une coutume antique parmi les nobles d'acheter de belles Circassiennes pour en faire leurs femmes. Il est certain que chez les Circassiens on trouve un cerveau bien développé et une grande élévation intellectuelle et morale. Aussi les voyageurs citent-ils la noblesse de Perse comme la mieux douée des qualités naturelles du corps et de l'esprit.

Un grand nombre de faits démontrent l'influence de l'état des parents et particulièrement de la mère pendant les premiers temps du développement de l'enfant, sur ses dispositions morales.

Le père de Napoléon Bonaparte, dit Walter Scott, possédait une belle organisation corporelle, de l'éloquence et une vivacité d'esprit, qu'il a transmises à son fils. Ce fut au milieu des troubles civils, des combats et des escarmouches, que Charles Bonaparte épousa Lætitia Ramolini, une des plus belles jeunes femmes de l'île, douée d'une grande fermeté de caractère. Pendant la durée de la guerre civile, elle partagea les dangers de son mari, et on dit que, pendant quelques expéditions militaires ou peut-être dans quelque fuite précipitée, elle l'accompagna à cheval, peu de temps avant de donner le jour au futur empereur.

Le meurtre de David Rizzio fut accompli par des nobles en armes, avec diverses circonstances de violence et de terreur, en présence de Marie, reine d'Écosse, peu de temps avant la naissance de son fils, qui fut depuis Jacques 1er d'Angleterre. La nature craintive de ce monarque a été mentionnée par tous les écrivains : il tressaillait involontairement à la vue d'une épée nue. Cependant la reine Marie ne manquait pas de courage, et les Stuarts, avant et après Jacques 1er, étaient distingués par cette qualité.

Napoléon et Jacques forment des contrastes frappants : les dangers que courait la mère de Napoléon et qu'elle bravait paraissent avoir exalté son esprit; tandis que les circonstances dans lesquelles se trouvait la reine Marie n'étaient propres qu'à lui inspirer de la crainte.

Il n'y a qu'un moyen d'engendrer des enfants sains et vigoureux ; c'est d'avoir soi-même une bonne constitution, non affaiblie par des excès intellectuels ou physiques, ni par aucune maladie chronique, car les dispositions physiques et morales sont transmises par la génération.

A quelque degré que l'un des parents réunisse les conditions d'une bonne génération, si l'autre en est privé, le produit porte toujours l'empreinte de ce défaut d'harmonie. Ainsi, si l'un est jeune et l'autre vieux, l'un fort et l'autre faible, l'un sain et l'autre malade, l'enfant sera victime de cette alliance vicieuse, de cette violation des lois de la nature.

Si le grain que vous semez est maigre et altéré, la plante qui en naîtra sera faible elle-même et de peu de durée.

Il en est de même pour l'homme et pour toute la création. Pourquoi donc l'homme faible, maladif, incomplétement développé à cause de sa jeunesse, épuisé par les maladies ou par l'âge, se marie-t-il sans se préoccuper de l'organisation qu'il transmettra par la génération, sans prendre souci d'envoyer dans le monde des êtres misérables, empreints de germes de maladies, et destinés à une vie malheureuse. Pourtant il trouvera dans la vue des souffrances de ces enfants et dans leur mort prématurée une punition qui pour être indirecte n'en sera pas moins réelle.

Le moment de la génération a une influence décisive sur la vie tout entière de l'enfant, soit au physique, soit au moral. C'est dans ce moment qu'est communiqué au germe du nouvel être le principe qui doit le vivifier. Or, combien le plus ou moins d'énergie des causes agissantes ne doit-il pas influer sur la perfection ou l'imperfection du produit ? « Il est notoire, dit un auteur, que la fécondation qui a lieu dans des jours de débauches et d'excès donne des êtres aussi débiles de corps que faibles d'esprit ; la fécondation pendant l'ivresse donne des idiots, les enfants procréés dans un état de maladie ou de grande fatigue ne sont le plus souvent que des fruits avortés. »

Il est difficile de se rendre compte des variétés si grandes que présente la forme de la tête chez les enfants de la même famille, à moins d'admettre en principe que les organes qui va leur vigueur et leur activité prédominent chez les parents au temps où ils communiquent l'existence déterminent chez les enfants la prédominance de ces facultés.

Cette vue est d'accord avec ce fait : que généralement, sinon toujours, les enfants ressemblent à leurs parents par leurs qualités mentales, parce que les organes les plus développés étant naturellement les plus actifs déterminent leur état moral ; d'où il suit, en accord avec ce principe, que la prédominance d'activité et d'énergie détermine la transmission aux enfants. Mais il n'en est pas ainsi dans tous les cas, parce que même chez les organisations inférieures, où les facultés intellectuelles et morales sont au second rang, certaines influences peuvent pour un temps leur donner un degré inaccoutumé d'activité ; et conformément à notre principe, un enfant, dont l'existence remonte à cette période, peut recevoir de ses parents une organisation intellectuelle supérieure à la leur. Il peut aussi arriver, au contraire, qu'une personne douée de facultés morales éminentes, par l'effet de circonstances particulières, ait à ce moment les propensions animales élevées à une puissance inaccoutumée, de manière que ses facultés mentales soient pour un temps rejetées dans l'ombre : l'enfant qui sera procréé dans ces circonstances sera alors d'une nature morale inférieure celle de ses parents.

La production de races nouvelles montre que la callipedie n'est point une simple hypothèse. On sait combien ce phénomène est commun chez les plantes. Le nombre des variétés de roses seulement que les jardiniers ont obtenues atteint des chiffres fabuleux. Il n'est pas rare non plus parmi les animaux; ces diversités que Buffon, Cuvier, Pritchard, Maupertuis, ont étudiées, ont donné lieu à de récentes applications industrielles que tout le monde connaît. Dans la ferme de Seth-wight, en 1791, naquit un agneau qui, sans cause connue, avait le corps plus long et les jambes plus courtes que le reste de l'espèce. Cet agneau est la souche de la race Ancon. En 1828, dans le troupeau de M. Graux, il naquit un agneau dépourvu de laine. Accouplé aux brebis du même troupeau, il a donné naissance à la race de Mauchamps. Des modifications analogues ont donné naissance aux chevaux de course et aux innombrables variétés de chiens. Il existait autrefois en Crète, dit Burdach, une loi qui ordonnait de faire choix des jeunes gens de chaque génération les plus remarquables par la beauté des formes, et de les obliger au mariage pour propager leur type.

Peut-être si les hommes contrefaits, si les femmes incomplètes, au physique comme au moral, restaient stériles et ne procréaient pas, la race humaine arriverait-elle, comme celles des animaux domestiques, à une perfection inconnue; mais ce sont des questions dont chaque conscience doit rester juge

« Louis XIV demandait à son médecin pourquoi les enfants qu'il avait de sa femme étaient débiles ou difformes, tandis que ceux que lui donnaient ses maîtresses étaient beaux et vigoureux.— Sire ! répondit le docteur, c'est parce que vous ne donnez à la reine que les rinçures. » Quelle que soit la véracité de cette anecdote, elle n'en indique pas moins une profonde vérité physiologique : c'est que les excès vénériens sont un très-grave obstacle à la procréation de beaux individus. De même, un étalon qu'on prodigue ne donne que des rejetons indignes de leur père.

Le médecin du grand roi aurait pu ajouter que la répugnance de l'un des conjoints à cohabiter avec l'autre produit des résultats analogues. Si cette antipathie n'amène pas l'impuissance, ce qui n'est pas rare, presque toujours elle a une influence fâcheuse, soit sur le physique, soit sur le moral des enfants. Le caractère de beauté ou de laideur des enfants, dit Burdach[1], dépend moins, jusqu'à un certain point, de la correction ou de l'incorrection des formes des parents, que de l'aversion ou de l'amour qu'ils s'inspirent. De là le proverbe : *Les enfants de l'amour sont toujours beaux.*

On a cru observer que les circonstances extérieures, la belle saison, la campagne, ou le séjour dans une prison et la vue d'objets hideux, n'étaient point sans influence sur le même résultat. Les Grecs, convaincus de la vérité de cette observation, prodiguaient dans leurs gynécées les statues d'Apollon, de Mercure, de Vénus,

[1] Burdach, *Traité de Physiologie*, t. II.

d'Hébé, etc. Denys de Syracuse fit suspendre le portrait du beau Jason devant le lit de sa femme, et Galenus rapporte qu'un préteur romain peu favorisé de la nature, étant devenu père d'un enfant laid et bossu, fit placer d'après son conseil trois statues de l'Amour au tour du lit conjugal; après quoi sa femme mit au jour un second enfant dont la beauté surpassa toutes ses espérances.

Cela nous conduit à examiner l'influence des *envies* ou de l'imagination des femmes enceintes sur le fœtus. Beaucoup d'hommes recommandables par leur science et leur travaux se sont laissés gagner à cette croyance : elle est très-répandue dans le peuple, et il faut dire que ce ne seront pas les femmes qui chercheront à la déraciner. Elles y trouvent trop bien leur compte.

On ne peut nier que les femmes enceintes aient l'imagination plus mobile, l'impressionnabilité plus grande que dans l'état ordinaire. Les frayeurs subites, les émotions violentes, les spasmes, peuvent certainement avoir des retentissements dans la matrice et déterminer chez l'enfant un arrêt de développement, un développement anormal des organes, ou une lésion quelconque de l'intelligence; cependant la question des imaginations et des envies est loin d'obtenir une solution uniforme de la part des savants.

Hippocrate lava du crime d'adultère une princesse qui accoucha d'un enfant noir. Le portrait d'un nègre qui se trouvait au pied du lit de la mère légitima à ses yeux la couleur du nouveau-né.

On trouve dans Stenkius l'observation d'une femme qui accoucha d'un enfant qui ressemblait à un diable, parce qu'un jour de carnaval son mari l'avait caressée déguisé dans le costume de Lucifer.

Van Swieten reçut un jour à sa consultation une jeune fille dont le cou portait l'empreinte d'une chenille si naturellement dessinée, qu'il avança la main pour la faire tomber. Il apprit d'elle que ce signe était dû à une chenille qui était tombée sur le cou de sa mère pendant sa grossesse.

La sœur du physiologiste Burdach, pendant une de ses grossesses, fut effrayée par l'incendie d'un édifice. Elle accoucha d'un enfant marqué d'une flamme au front.

Akrel rapporte qu'une Suédoise, qui avait coutume de porter une rose entre ses seins, étant venu à en manquer pendant une grossesse au milieu de l'hiver, donna le jour à un enfant qui portait à la même place une excroissance en forme de rose.

Ces exemples sont pris à dessein dans les écrits de graves médecins. Il serait facile de les multiplier; ils prouvent qu'il existe des relations mystérieuses dont la science ne saurait nous donner l'explication; mais il ne suit pas de là qu'il faille s'empresser de satisfaire toutes les bizarres fantaisies qui viennent à l'esprit des femmes enceintes, et que celle qui aura désiré, sans pouvoir l'obtenir, une chose ridicule, ou impossible, ou ruineuse, doive infailliblement marquer de sa contrariété l'enfant qu'elle porte dans son sein. Que deviendrait l'espèce humaine, si chaque femme barbouilait de ses envies les enfants qu'elle doit mettre au jour?

Quant à la perversion de goût et même de sentiment que l'état de grossesse développe chez certaines femmes, on est obligé de le reconnaître et de s'incliner devant les faits. Il est certain qu'on voit apparaître en elles les appetits les plus bizarres; on en voit qui croquent du charbon, de la chaux, qui se livrent aux liqueurs fortes, qui mangent de la viande pourrie, du poisson cru, qui deviennent acariâtres, chagrines, cruelles, voleuses, etc. Mais outre qu'il est certain que beaucoup de femmes ne se laissent aller à ces bizarreries que parce qu'elles se croient le droit de tout faire, on peut affirmer qu'un bon mari peut sans danger s'opposer à ce qu'elles ont d'exagéré et de ridicule.

VI. Sexualité des enfants.—Non moins que la mégalanthropogénésie, la procréation du sexe mâle ou du sexe femelle à volonté a été depuis longtemps la préoccupation des rêveurs et des médecins amis du merveilleux. Rhazès, célèbre médecin arabe, en a fait l'objet de ses études. Couteaux publia au dix-septième siècle l'*Art de faire des garçons*. Millot a écrit l'*Art de procréer des sexes à volonté*. Girou de Buzareingues, dans les *Annales des sciences naturelles*, a publié un intéressant mémoire sur le même sujet; enfin M. Lucas lui a récemment consacré de nouveaux travaux.

Il me semble oiseux d'entrer dans le développement

des théories qui ont été émises sur ce sujet ; cependant je ne puis m'empêcher de lui consacrer quelques lignes.

Dans les premiers temps de leur existence, les organes génito-urinaires sont identiques chez tous les embryons, quel que soit le sexe auquel ils doivent plus tard appartenir. L'homogénéité des sexes est donc *complète*, *absolue* : c'est un fait démontré par l'anatomie transcendante, et ce n'est que dans le deuxième temps de l'existence que la sexualité se spécialise.

« Il n'y a primitivement ni mâle ni femelle; à un second temps, en apparence, il n'y a que des femelles; puis les organes d'apparence femelle se transforment en organes mâles. Toutes les femelles, à une certaine époque de leur formation, ont donc l'air d'être hermaphrodites et à une certaine époque aussi, sans un examen attentif, on prendrait tous les mâles pour des femelles (Serres, *Précis d'anatomie transcendante*, 1842).

Les efforts des naturalistes de nos jours tendent à établir les similitudes et les rapports des organes de la génération dans l'un et l'autre sexe. Burdach qualifie les ovaires et les testicules d'organes producteurs ; il rappelle que leur analogie observée dans l'antiquité fit appeler les ovaires *testicules femelles* et que cette analogie est d'autant plus complète, que le degré de formation est moins élevé. Il affirme que l'ovaire engendre de lui-même dans la monogénie, qu'il est organe de la génération d'une manière absolue, et que l'individu qui le porte est un être apte à maintenir son espèce par la propagation.

Dugès se montre partisan de la comparaison établie entre les deux sexes, et professe leur identité.

Les mamelles inutiles à l'homme et qui pourtant font partie de son organisation, nous donnent une leçon de généralisation et semblent nous dire que la nature a simplement partagé les rôles, en révélant une origine commune à ceux qui les remplissent. — Dans les deux sexes, chez les enfants naissants, ces organes sont remarquables par leur similitude. Cabanis a vu les mamelles devenir douloureuses chez de jeunes garçons au moment de la puberté; on cite plusieurs cas dans lesquels il s'est trouvé des hommes avec des mamelles assez développées pour secréter du lait.

La menstruation est propre à la femme et cependant il des cas fort rares dans lesquelles, elle rappelle, au moins en apparence, les liens d'origine des deux sexes.

Au moment des règles la femme accouche toujours d'un œuf qui peut être fécondé ou non. — Les évacuations de sperme ont quelque chose d'analogue à la ponte de la femme. — Dans l'un et l'autre cas émissions d'agents dispensateurs de la vie et faits l'un pour l'autre. — Burdach dit que chez les dernières plantes on ne peut distinguer les spores ou œufs du pollen que par la faculté de produire de nouvelles plantes quand on les met en terre. Le sperme des animaux inférieurs a également une ressemblance frappante avec les œufs.

Du moment qu'un sexe n'est par rapport à l'autre qu'une modification, la nature parfois indécise ne dessine pas nettement le trait qui fait de l'individu un homme ou une femme. Il en résulte un être qui n'appartient qu'incomplétement à un sexe ou à tous les deux à la fois, et qui traduit l'hésitation originelle : tels sont les prétendus hermaphrodites qui possèdent les organes de l'un et de l'autre sexe, mais d'une manière inachevée et insuffisante pour la procréation.

L'observation démontre que les individus chez lesquels le sexe occupe une place anormale empruntent les caractères généraux du sexe opposé. Une femme en dehors a l'air d'un homme ; un homme en dedans semble être une femme. — Béclard a parlé d'une femme dont le clitoris était tellement développé, qu'il stimulait une verge. De plus, il y avait chez elle occlusion complète de la vulve, de telle sorte que l'aspect extérieur était celui d'un homme. L'ensemble répondait à cet état local : la voix était grave, la barbe couvrait le visage, les poils abondaient sur le corps. En un mot, la femme anatomiquement parlant existait, mais au point de vue physiologique c'était l'homme qui se révélait.

La nature a laissé quelquefois les organes sexuels à l'état rudimentaire ; il en est résulté des caractères généraux mixtes et propres à l'un et à l'autre sexe : nouvelle preuve de l'homogénéité sexuelle.

Ce n'est guère que vers le premier septénaire que la disjonction s'opère. Dès lors les différences s'établissent progressivement.

Mais à quelle cause tient cette disjonction? comment se fait la répartition? Voilà ce qu'il serait important de déterminer.

Girou de Buzareingues a entrepris de démontrer par une série d'observations que la détermination du sexe dépendait du plus ou moins de vigueur comparative des auteurs au moment de l'accouplement. Les hommes robustes, dit-il, engendrent plus de garçons avec des femmes faibles; les hommes faibles plus de filles avec des femmes plus fortes et plus développées qu'eux, et dans les circonstances opposées on voit le contraire.

Ses observations répétées offrent à l'appui de cette thèse de nombreux arguments; de ses expériences sur les plantes dioïques il semble ressortir que les plantes faibles fournissent plus de femelles; les plantes fortes plus de mâles; le résultat des mêmes expériences est le même chez les animaux : presque toujour l'ascendant dont la force prédomine donne le sexe au produit.

« La plupart des auteurs qui croient à l'action des causes individuelles sur le sexe du produit attachent au régime du père et de la mère une importance extrême. L'hypothèse que le régime froid, aqueux, émollient dans le boire et le manger, profite de préférence à la santé des femmes, le régime chaud et sec

à la santé des hommes, inspire à Hippocrate le précepte
qu'il donne de varier le caractère de l'alimentation
selon celui des sexes qu'on désire obtenir ; d'adopter
dans le but d'engendrer des femelles une nourriture
aqueuse, dans le but d'avoir des mâles une nourriture
chaude. Dioscoride y joignait l'usage de certains breuvages, de certains animaux, de certaines plantes ;
Avicenne, celui de divers stimulants des organes génitaux. Nous retrouvons dans Cardan, dans Pierre Bailly,
dans Venette, la même théorie et le même précepte.
Ils conseillent encore pour procréer des mâles l'exercice sans fatigue, la sobriété, la modération dans
l'usage du coït. Hiesch insiste de plus sur la nécessité
de débiliter la femme. Girou a combiné très méthodi-
quement ces différents préceptes [1]. »

M. Debay, se basant sur une théorie analogue, trace
le régime des époux jusque dans les plus minutieux détails. — *Pour avoir un garçon*, dit-il, pendant vingt ou
vingt-cinq jours avant le coït l'homme prendra exclusivement des aliments substantiels et azotés : biftecks,
côtelettes, gigot de mouton, chevreuil, gibier noir. Il devra se livrer à des exercices physiques propres à augmenter l'activité des fonctions nutritives, la natation, les
bains de mer. Il pourra y joindre la truffe, le homard,
les écrevisses, le poisson, et au besoin la flagellation. —
la femme suivra un régime opposé. Elle se nourrira de

---

[1] P. Lucas, *Traité de l'hérédité.*

soupes de potages maigres, de viandes blanches, agneau, poulet, d'aliments féculents et mucilagineux tels que vermicelle, semoule, tapioca, macaroni, carottes, navets, laitues, petits pois, épinards et toute espèce de légumes. Elle fera usage de boissons aqueuses et rafraîchissantes, telles que orangeade, limonade, eau de groseille ; elle prendra des bains chauds et gardera le repos. — *Pour avoir une fille*, l'homme choisira des aliments hydrocarbonés, c'est-à-dire exempts d'azote. Potages maigres, macaroni, riz au lait, épinards, laitue et toute espèce de légumes verts ; les viandes blanches, les boissons aqueuses, les limonades, l'eau de groseille. — La femme usera de préférence d'aliments stimulants et nutritifs, de boissons excitantes, et prendra un exercice modéré. »

« Dans l'esprit d'un grand nombre de physiologistes, les périodes de la vie ont encore plus d'empire ; l'âge des parents devient la cause prépondérante, la cause décisive du sexe du produit ; mais les opinions se divisent entre eux sur le point de savoir si c'est l'âge relatif du père ou de la mère, ou l'âge absolu qui a cette influence ; cette seconde thèse est celle des anciens et se basait sur ce fait parfaitement connu d'eux et soigneusement recueilli par Avicenne : que dans l'extrême jeunesse et dans la vieillesse, les hommes en général n'engendrent que des filles, et n'engendrent guère de mâles qu'à leur maturité ; plusieurs modernes aussi soutiennent avec Zacchias la même opinion ; ils l'ont appuyée d'observations faites sur les animaux. Trop-jeunes ou trop âgées, les femelles d'animaux domestiques, chevaux, bœufs et brebis, donnent plus de mâles. Trop jeunes ou trop âgés, il a vu les mâles de ces mêmes espèces leur donner plus de femelles. Les recherches historiques confirmeraient les mêmes règles pour l'humanité ; du moins établissent-elles que les hommes mariés jeunes ont eu plus de filles que de garçons ; ceux qui se sont mariés dans un âge avancé, plus de garçons que de filles ; ceux qui ont épousé plusieurs femmes, plus de garçons du second et du troisième lit que du premier.

« Ceux qui s'attachent à l'influence de l'âge relatif ont observé les résultats suivants : les âges sont-ils semblables entre les deux auteurs, ils engendrent plus de filles. Sont-ils différents : si l'âge de la mère l'emporte, ce sont des filles qui prennent naissance ; si les années du père sont plus nombreuses, on obtient plus de gar-çons[1]. »

Ces théories sont sans doute basées sur des observations qui méritent d'être prises en considération, mais il ne faut pas oublier que la nature a des lois auxquelles elle revient toujours, quelques efforts que l'on fasse pour l'en dévier, et que, par rapport à la sexualité, dans l'é-chelle des êtres le nombre des femelles l'emporte con-stamment sur celui des mâles. Sans parler ici des végé-taux pour lesquels la question est depuis longtemps

---

[1] P. Lucas, *Traité de l'hérédité.*

résolue, Lyonnet a observé que, pour la plupart des insectes, le rapport est de un mâle pour quatre femelles. Les mâles sont également rares chez les poissons, les oiseaux et les mammifères ; dans quelques espèces comme le chat, il n'y a qu'un mâle pour vingt femelles ; dans l'espèce humaine, on a trouvé qu'en Europe il y avait une moyenne de 104 mâles pour 100 femelles, et en Asie, 106 filles pour 96 garçons ; il n'est pas nécessaire d'une grande pénétration pour comprendre, sur ce point comme sur tous les autres, la profonde sagesse du divin Ordonnateur.

VII. Devoirs envers les enfants. — Nous écrivions, il y a quelques années, les pages suivantes dans un ouvrage destiné à trouver place dans toutes les corbeilles de mariage[1] :

Dans l'enfant qui complète la famille dont il est le lien et le couronnement, le père et la mère, unité créatrice, revivent indivisiblement unis. Les auteurs de ses jours auxquels il tient également par la naissance et par l'éducation doivent être au même rang dans son cœur ; il faut que pour eux son respect et son affection soient sans bornes, car il n'est rien de plus grand pour un fils que d'aimer et de vénérer son père.

[1] SERAINE, *les Préceptes du mariage*, 1 vol. in-18, de 192 pages, Prix : 1 fr. Paris, J. Savy.

Ce n'est pas uniquement par l'action directe et réciproque des deux époux l'un sur l'autre que la famille
est notre principal moyen de perfectionnement ; c'est
aussi par l'influence si.salutaire de l'enfance. Nous nous
élevons et devenons meilleurs à la vue des bonnes et
pures tendances des enfants ; nous reprenons une vie
nouvelle au contact de ces créatures immaculées, d'où
s'échappent des rayons divins et vivifiants, qui rendent
à ceux qui s'en laissent pénétrer une seconde robe vir-
ginale. Nouvellement sortis du sein de Dieu, ces petits
êtres conservent encore comme un souvenir du ciel, et
leur candeur, cette transparence de l'âme, laisse voir
toute l'excellence de leur origine. Une éducation mauvaise, la vue du monde, la pratique de la vie, n'ont encore effacé ni de leur âme ni de leur corps l'empreinte
de la main du Créateur dont ils sont l'image.

Aussi, élever des enfants, n'est-ce pas seulement
agir sur eux, mais encore subir leur action, et par elle
s'élever de nouveau. L'œuvre modifie l'ouvrier et le récompense.

Cette action réflexe de l'éducation des enfants sur l'é-
ducateur lui-même et sur son perfectionnement n'est
pas un des moins grands bienfaits de la famille. Quand
le père a achevé son éducation, il la recommence en
faisant celle de ses enfants, et plus tard celle de ses
petits-enfants, toujours s'élevant par cette association à
des générations meilleures et pures encore. Dans ces
immersions sucessives, que rien ne peut remplacer

comme moyen d'élévation morale, il s'imprègne de plus en plus de la notion et de l'amour du bien, et puise de nouvelles forces pour le pratiquer.

Cette éducation morale successive et toujours nouvelle est nécessaire à l'homme comme moyen d'entretenir en lui la chaleur de l'âme; c'est par elle que la Providence lui conserve la jeunesse du cœur, ce rare et précieux trésor. Son défaut est une des causes profondes de la déchéance morale des célibataires, de l'aridité et de l'aspect désolé de leur vie dans ses dernières années. Celui-là seul ne vieillit pas dont le cœur est habité par l'amour moral, qui, par son éternelle jeunesse, nous conserve la bonté, la douceur, la tendresse et la gaieté, rayons pleins de charme qui nous font aimer, et sans lesquels il n'est pas de bonheur. Ce qui caractérise le célibataire, quel que soit son sexe, ce pauvre être sans famille et sans enfants, c'est le desséchement du cœur et sa dureté. On peut dire de lui ce que sainte Thérèse disait du démon : « Le malheureux, il n'aime pas ! »

Les devoirs des parents envers leurs enfants sont de deux sortes. Parlons d'abord des soins matériels[1].

Après un heureux assortiment des époux, il n'est rien qui contribue davantage à donner au nouveau-né la force et une heureuse constitution que la bonne santé de la mère pendant la grossesse. En effet, si la

---

[1] SERAINE, *la Santé des petits enfants*, 1 vol in-18, de 192 pages, Prix : 1 fr.

mère est malade pendant cette période, l'organisation de l'enfant qu'elle porte dans son sein s'en ressentira nécessairement et sera défectueuse. Une femme grosse ne saurait donc éviter avec trop de soin tout ce qui pourrait lui être contraire.

La vie bien réglée des parents, au physique et au moral, pendant tout le temps de la gestation, n'importe guère moins à l'avenir de l'enfant à naître que la bonne santé de la mère. Dès qu'il y a des signes de grossesse, que les époux se gardent bien de compromettre, dans le sein maternel, l'existence du fruit de leurs amours. Que les maris soient modérés dans leurs désirs, et qu'ils aient pour leurs femmes les attentions et les égards qu'exige l'état d'un individu doué de deux vies, la sienne et celle de l'être qu'il doit mettre au jour.

En toutes choses, que les femmes enceintes, au nom de l'amour maternel et de leur propre intérêt, suivent avec une scrupuleuse exactitude les conseils de la science et de la raison.

On reconnaît qu'une femme a conçu, non pas comme le croient quelques personnes, à un spasme particulier des organes et à un frisson plus voluptueux que de coutume après la copulation, car il arrive souvent que la conception a lieu sans le moindre phénomène de ce genre, et il n'est pas rare de rencontrer des mères plusieurs fois fécondées sans avoir jamais rien éprouvé de pareil; mais un signe plus certain, sinon absolu, réside dans la suppression des menstrues pendant la grossesse.

Quoiqu'il y ait des causes de suppression de règles sans que la conception ait eu lieu, et que dans quelques circonstances on les ait vues persister quoiqu'il existât un fœtus dans l'utérus, dans l'immense majorité des cas ce signe est la première présomption sérieuse de grossesse. Viennent ensuite les troubles nerveux caractérisés par les nausées, les vomissements, les perversions du goût, les envies fréquentes d'uriner et d'aller à la garderobe, les crampes des membres inférieurs, la fatigue, le masque ou changement de couleur de la peau du visage, enfin le changement de volume de l'utérus. Cette preuve est la plus certaine de toutes, mais elle est difficile à constater dans les premiers mois. Plus tard, vers quatre mois et demi, les mouvements du fœtus, ressentis par la mère, constituent l'un des signes les plus certains de la grossesse. A la même époque, les battements du cœur du fœtus commencent à être distinctement entendus à l'aide du stéthcoscope appliqué sur l'abdomen de la femme et viennent donner une certitude complète au diagnostic.

Il n'est pas plus donné à l'homme qu'aux autres animaux de régler le nombre des embryons qui se développent à la fois dans la matrice maternelle; ce nombre tient à des conditions organiques et non à la volonté. Tandis que les animaux mettent au jour un nombre plus ou moins considérable de petits, la femme n'en engendre généralement qu'un seul à la fois. Lorsqu'elle en produit deux, ce qui est assez rare, lorsqu'elle en

produit trois ou quatre ce qui est beaucoup plus rare
encore, cela tient à la maturation et à la rupture si-
multanées de plusieurs vésicules de Graaf dont les
ovules viennent recevoir à la fois ou à de courts intervalles l'action fécondante du sperme. Certaines
femmes présentent une disposition aux grossesses
multiples qui les rapproche des femelles des animaux. On en cite dont toutes les grossesses ont été
multiples.

De la grossesse gemellaire à la superfétation, il n'y a
qu'un pas. On admet que pendant une courte période
de temps la femme déjà fécondée peut recevoir une
nouvelle fécondation et concevoir de nouveau. On en a
eu des exemples dans les aveux des femmes qui ont ac-
couché à la fois d'un enfant blanc et d'un noir. Elles
avaient eu à de courts intervalles des rapports avec
deux hommes de différente couleur. Toutefois il est
facile de concevoir que cette période est de brève
durée, car la rencontre du sperme et d'un nouvel
ovule ne paraît guère possible lorsque l'utérus est distendu par le produit de la conception. Huit jours sont
la limite généralement admise. Quand l'accouchement
d'un second enfant suit de trois ou quatre mois celui
du premier, les physiologistes préfèrent recourir à
l'hypothèse d'un arrêt de développement de l'un des
deux enfants conçus en même temps, que de croire à
une superfétation survenue après plusieurs mois. On
remarque en effet dans ces cas que l'un des enfants est

toujours moins développé que l'autre, et le plus souvent l'un des deux arrive mort. Or, on sait qu'un enfant mort peut séjourner des mois entiers dans l'utérus sans se putréfier [1].

La question de savoir quel est l'aîné de deux enfants qui naissent dans une même couche appartient à la médecine légale et sort de notre sujet.

On peut diviser le temps de la grossesse en deux périodes : l'une de quatre mois, l'autre de cinq. « Pendant la première, les jeunes mères sont souvent tourmentées par le sang. Elles éprouvent de violents maux de tête et des étourdissements. Ce mal augmente lorsque elles écoutent les perfides conseils des commères qui ne cessent de leur répéter que, quand on est enceinte, on doit manger pour deux. Il suffirait, pour montrer l'absurdité d'un pareil préjugé, de se rappeler qu'à l'âge de deux mois l'embryon n'est pas plus gros qu'un œuf de poule, et qu'à quatre il est encore trop léger pour que son poids fasse éprouver à la mère une sensation particulière. Heureusement que la nature se charge de corriger nos imprudences, en donnant à la femme grosse de fréquentes envies de vomir qui la débarrassent des aliments superflus dont elle aurait chargé son estomac.

Arrivée à la seconde période de la grossesse, la femme éprouve une nouvelle série de phénomènes. Le

---

[1] BÉCLARD, *Physiologie.*

fœtus prenant un accroissement rapide, la femme éprouve le besoin d'une alimentation abondante, variée surtout, qui puisse lui fournir en temps opportun les divers principes élémentaires dont se compose la charpente du nouvel être. L'estomac alors n'éprouve plus de défaillances, la digestion s'exécute rapidement et avec facilité ; il faut savoir lui en donner la quantité nécessaire, avec un choix prévoyant, en bannissant les épices qui favorisent la constipation.

Les boissons alcooliques, surtout prises en grande quantité, ont toujours de funestes effets ; chez les femmes enceintes, elles en ont de plus graves encore, puisque, outre la fâcheuse influence qu'elles ont sur leur santé, elles peuvent transmettre aux enfants de déplorables prédispositions, soit à l'ivrognerie, soit à un grand nombre d'autres maladies, comme l'épilepsie, la folie, etc.

S'il se manifeste quelque apparence de perte de sang, il faut se mettre à l'usage d'aliments farineux et mucilagineux, boire d'une légère décoction de riz froide. C'est particulièrement, s'il y a déjà eu une perte de sang, qu'il faut bien se garder des boissons spiritueuses, qui paraissent pour un moment soutenir les forces, mais ne font qu'augmenter l'écoulement du sang par la chaleur et l'agitation qu'elles causent.

A une époque un peu avancée de la grossesse, de longs voyages, surtout dans des voitures rudes, traînées rapidement sur des terrains inégaux, ne doivent pas être risqués. Les longs voyages en chemin de fer exposent aussi, et plus qu'on ne pense, au danger des fausses couches.

Mais un exercice modéré n'a rien que de très-salutaire. L'exercice à pied est celui qui convient le mieux aux femmes enceintes ; il est souvent nécessaire pour entretenir l'appétit, faciliter les digestions, et assurer la conservation de la santé, si importante pendant la grossesse.

Un repos absolu doit être gardé si quelques signes de pertes se manifestent, ou si, dans les derniers temps, des pesanteurs, des tiraillements, des crampes se font sentir trop douloureusement pendant la marche.

En général, il convient qu'une femme grosse consacre au sommeil un peu plus de temps qu'elle ne lui en accordait auparavant ; mais elle évitera de coucher sur des lits de plume, qui, en excitant une transpiration forcée et en faisant affluer le sang vers le bassin, peuvent occasionner une fausse couche. Les veilles immodérées qui échauffent le sang et affaiblissent le système nerveux seront impitoyablement sacrifiées.

Les bains, contre lesquels beaucoup de personnes se récrient, sont cependant toujours nécessaires comme précaution hygiénique : il faut y avoir recours dans les attaques de colique néphrétique, et dans plusieurs autres affections morbides.

Pendant les douleurs même de l'accouchement, lorsqu'il y a menace d'inflammation du ventre, ou que la femme éprouve des engourdissements considérables, des crampes très-douloureuses ou des convulsions, ils doivent encore être conseillés.

Les vêtements des femmes enceintes doivent être libres et aisés. Il faut donc secouer le préjugé de certaines femmes, qui, par une pudeur mal entendue, cachent leur grossesse, en serrant et comprimant le ventre, et en portant des corsets, sous le prétexte d'entretenir la taille.

Toute femme enceinte devrait avoir la sagesse de s'abstenir entièrement de l'usage des corsets. Il est au moins d'une absolue nécessité qu'ils soient alors peu serrés, n'exercent aucune compression des seins et des mamelons, et surtout soient dépourvus de busc.

Ces entraves gênent les fonctions des intestins, la circulation pulmonaire et celle de l'abdomen ; et il n'est pas de cause plus puissante des descentes et des déplacements de la matrice, si communs aujourd'hui. En outre, cette compression s'oppose au libre accroissement de l'enfant, et souvent lui fait prendre une mauvaise position qui rend l'accouchement laborieux. Un dernier inconvénient des corsets, c'est d'aplatir les mamelons ou bouts de seins, et par conséquent de rendre les mères peu propres à nourrir leurs enfants.

L'usage de médicaments, purgatifs, saignées, bains

de pieds, pourrait être fort nuisible pendant la grossesse ; on n'en fera jamais usage sans l'avis d'un accoucheur prudent.

On ne saurait trop recommander à la femme enceinte de fuir les émotions vives, la colère, la frayeur, le chagrin, et aussi les accidents physiques, les chutes, les sauts, la danse, l'équitation. Presque toujours l'oubli de ces préceptes est une cause d'avortement.

On appelle *avortement*, avons-nous dit, ailleurs, l'expulsion du produit de la conception avant le terme de la viabilité légale, qui a été fixé à six mois ; on appelle *accouchement prématuré* celui qui a lieu de six à neuf mois.

C'est à tort qu'on considère l'avortement comme peu grave, car il exige au moins autant de soin, si ce n'est plus, qu'une couche à terme. Il est d'autant plus grave que la grossesse est plus avancée. C'est depuis la fin du premier mois jusqu'à celle du quatrième qu'il offre le plus de gravité, à cause de l'abondance de l'hémorrhagie et de la difficulté que présentent l'expulsion du produit et l'extraction du placenta. Les maladies de l'utérus, suites éloignées de l'accouchement, qui surviennent dans un âge avancé, sont beaucoup plus communes après les avortements qu'après les couches à terme.

En vertu de l'habitude, un avortement survient d'autant plus facilement qu'il a été précédé d'un ou de plusieurs autres.

On devra surveiller avec sollicitude des femmes sujettes à des règles abondantes, celles qui éprouvent un sentiment de plénitude dans le bassin, des douleurs de reins, et surtout un léger écoulement sanguin : tout écoulement de sang qui survient quand la grossesse est constatée, surtout passé le troisième mois, réclame la plus sérieuse attention.

Quand c'est une cause violente qui produit l'avortement, la femme éprouve une vive douleur, soit dans les reins, soit dans un point de l'abdomen ; puis cette douleur diminue, pour reparaître plus intense quelque temps après, et le travail se déclare ordinairement neuf jours après l'accident. Mais ce terme n'est pas invariable, et il arrive que des produits ne sont expulsés que plusieurs mois après leur mort. Contrairement à ce qu'on pourrait craindre, leur séjour prolongé dans l'intérieur de l'utérus est tout à fait inoffensif; car, à l'abri du contact de l'air, il n'y a pas de putréfaction.

Si l'avortement a lieu par suite du mauvais état de santé de la mère, ou par une cause lente qui agit sur le produit de la conception, on observe les signes suivants : alternatives de frisson et de chaleur, manque d'appétit, maux de cœur, lassitudes, refroidissement des extrémités, sentiment de tristesse et d'abattement, sensation pénible de froid et de faiblesse dans le ventre, accompagné de pesanteurs, etc. On doit alors s'attendre à voir la fausse couche s'effectuer d'un moment à l'autre, sans qu'il soit possible de l'arrêter.

Les signes suivants annoncent la mort du produit : sensation d'un poids incommode qui ballotte dans l'abdomen, en suivant les mouvements du corps ; chaque soir un mouvement fébrile ; enfin, fièvre de lait, sécrétion laiteuse, affaiblissement des seins, cessation des mouvements actifs de l'enfant.

Quand l'avortement doit avoir lieu, la femme éprouve d'abord des douleurs partant de l'ombilic et se dirigeant vers le bassin, avec maux de reins, durcissement du ventre, pesanteurs sur le fondement et lassitude générale. A la suite de ces accidents, on ne tarde pas à voir paraître des glaires sanguinolentes, puis une perte de sang, qui, d'abord légère, devient abondante et s'accompagne enfin de la rupture de la poche des eaux.

En présence de ces accidents graves, voici les précautions à prendre, en attendant l'arrivée du médecin : garder un repos absolu dans une position horizontale, prendre d'abord un lavement évacuant avec de l'eau pure, puis un second, d'un demi-verre seulement et qui sera gardé, avec douze gouttes de laudanum de Sydenham. Pour boisson, limonade froide au citron ou au sirop de groseille. Enfin, si la perte devient trop abondante, compresses froides sur les cuisses.

La chambre où l'*accouchement* devra se faire sera grande, bien aérée, tranquille. On devra la tenir à une température modérée, et n'y laisser pénétrer qu'un demi-jour.

Il est bon, pendant le travail de l'accouchement, de ne prendre aucun aliment, parce que, toutes les forces de l'économie étant absorbées par l'utérus, presque toujours la digestion ne se fait pas, et ils sont rejetés. Cependant, si le travail se prolonge, et que la femme le désire, on peut permettre quelques bouillons.

Les boissons doivent être douces, rafraîchissantes, et il faut proscrire sévèrement l'usage du vin chaud sucré, que conseillent si souvent les commères ; il est bien plus propre à déterminer des inflammations et des hémorrhagies qu'à soutenir les forces.

Pour préserver la chevelure, il n'est pas de meilleur moyen que de l'imbiber d'huile d'olive et de la natter.

Les vêtements seront en rapport avec la saison ; tous les cordons en seront lâchés ; on devra quitter les jarretières.

C'est à l'accoucheur à faire préparer le lit destiné à l'accouchement. Avant son arrivée, on se sera pourvu d'une toile cirée pour recouvrir le premier matelas.

Il convient qu'il n'y ait dans la chambre que l'accoucheur, la garde-malade et deux personnes pour aider.

Il est important que la femme qui est sur le point d'accoucher n'abandonne pas son esprit à de vaines frayeurs sur le danger des accouchements, et ne prête pas l'oreille aux histoires effrayantes des bonnes femmes. On ne saurait donner de meilleure preuve de la rareté des accouchements difficiles que les chiffres suivants : — à la Maternité de Paris, sur 20,357 accouchements, 20,183 ont été naturels ; 174 seulement ont été difficiles[1]. — Au dispensaire de Westminster, à Londres, sur 1,897 accouchements, 32 ont été laborieux[2]. — A Vienne, sur 1,923 accouchements, il n'y a eu que 53 cas difficiles[3]. — Pour faire bien comprendre tout ce que ce tableau a de rassurant, il faut ajouter que dans les hospices il se présente plus de cas difficiles que dans la pratique ordinaire des villes.

La science moderne a reconnu l'erreur de cette opinion d'Hippocrate et des anciens médecins, qui regardaient le fœtus comme le principal agent de son expulsion. Il est bien démontré aujourd'hui que ce sont les contractions de la matrice qui déterminent l'accouchement. Rien ne saurait donc être plus dangereux que de chercher à en hâter l'issue par des pressions exercées sur le ventre, comme cela se fait encore dans certaines campagnes arriérées. La femme ne doit d'elle-même faire aucun effort, à moins qu'elle n'y soit invitée par son accoucheur.

Il est des préjugés et des abus qui paraissent ne pas pouvoir influer sur l'enfant enfermé dans le sein de sa mère, et qui cependant peuvent lui devenir funestes, tels sont : le toucher de l'orifice de la matrice pendant les douleurs, que certaines sages-femmes pratiquent trop fréquemment, sous le prétexte spécieux de faci-

---

[1] Madame BOIVIN, *Mémorial de l'art des accouchements.*
[2] *Abrégé des transactions philosophiques.*
[3] BOER, *Naturalis medicinæ obstetricæ,* lib. VII.

liter le passage de la tête de l'enfant; telle est aussi l'administration des boissons cordiales et échauffantes, et de lavements irritants, indistinctement faite dans l'intention de hâter l'accouchement. Ce n'est également que dans un petit nombre de cas, appréciés avec sagacité, qu'il est permis d'administrer l'ergot de seigle, que tant de sages-femmes, pressées d'en finir, font prendre à tort et à travers. Rien n'est moins inoffensif que ce médicament : donné hors de propos, il en peut résulter les plus graves accidents.

Le premier soin à prendre aussitôt que l'accouchement est terminé, si l'enfant est bien portant, s'il crie, si sa respiration s'établit bien, c'est de s'assurer que la base du cordon ombilical ne contient aucune anse d'intestin, et d'y placer, à deux ou trois travers de doigt de sa naissance, une forte ligature de fil, après avoir eu la précaution d'exprimer du côté de l'accouchée la liqueur qu'elle contient. Cela fait, on le coupe à un pouce au delà de la ligature. — C'est une bonne précaution de placer une seconde ligature du côté de la mère, et de faire la section entre les deux. Mais cela n'est pas indispensable, car d'ordinaire le sang cesse de couler par les vaisseaux du cordon, aussi bien du côté de la mère que du côté de l'enfant, avant qu'aucune ligature y soit appliquée.

Dans les campagnes, on a encore la funeste habitude de faire, immédiatement après la sortie de l'enfant, et avant la ligature du cordon ombilical, l'extraction de l'arrière-faix ou délivre. On cause ainsi de vives douleurs à l'accouchée, et on peut occasionner le renversement de la matrice ou une perte foudroyante. Il faut savoir que c'est par les contractions de la matrice que le délivre doit être détaché naturellement, et qu'il ne doit être extrait qu'une demi-heure ou trois quarts d'heure après l'accouchement. Pendant cette extraction on doit agir avec beaucoup de douceur et de précautions, et ne jamais employer la force.

Quelques autres préjugés et usages abusifs doivent encore être signalés comme dangereux, tels sont : 1° le bandage serré pour comprimer le ventre après l'accouchement : la serviette dont on se servira doit soutenir le ventre sans le comprimer ; 2° l'usage des boissons chaudes et même alcooliques pour empêcher les tranchées : on ne saurait rien imaginer de mieux pour amener une hémorrhagie foudroyante ; 3° la crainte des lavements, des purgatifs et des vomitifs : il est des cas où il est absolument nécessaire d'y avoir recours ; 4° les bouillons trop succulents et les banquets dans la chambre de la nouvelle accouchée : ils doivent être sévèrement proscrits.

Après la délivrance, on laisse la femme se reposer pendant un quart d'heure environ, pour laisser s'écouler le sang que l'utérus fournit en assez grande quantité dans les premiers moments. On s'occupe alors de préparer tout ce qui est nécessaire à sa toilette ; on fait chauffer le linge dont elle se servira, et on bassine son lit. On passe sous elle un drap sec et chaud avant de procéder aux lotions, qui doivent être faites avec de l'eau de guimauve ou de la graine de lin tiède. On procède ensuite avec soin à la toilette de l'accouchée, en ayant l'attention de retirer par en bas tous les linges salis.

En aucun cas, la nouvelle accouchée ne doit marcher pour gagner le lit où elle doit passer le temps de ses couches; mais elle y doit être transportée en conservant la position horizontale. Si elle était trop lourde, on approcherait les lits, de façon qu'elle pût se glisser de l'un dans l'autre. Ce lit devra être garni d'une alèse sous laquelle sera une toile cirée; il ne contiendra pas de lit de plume, car, s'il est trop mou, il ne se conservera pas en bon état pendant assez longtemps.

La chambre de l'accouchée devra être tenue avec une grande propreté; le linge sale devra être enlevé de suite; on n'y souffrira pas de fleurs, quelque agréable qu'en puisse être l'odeur. Sa température sera surveillée d'une façon toute particulière : trop froide, elle peut faire arrêter les lochies; trop élevée, elle amènerait des sueurs débilitantes, des maux de tête, etc. Chaque jour, l'air en sera renouvelé, et, lorsque dans ce but les portes et les fenêtres seront ouvertes, les rideaux du lit seront soigneusement fermés, à moins que la température atmosphérique ne soit très-douce. On devra aussi prendre garde que le lit ne se trouve pas, pendant ce temps, dans un courant d'air.

Le médecin ne doit quitter la femme qui vient d'accoucher qu'une heure au moins après l'accouchement, et quand elle est tout à fait bien.

Dans les premières heures, les femmes ont besoin de repos et de sommeil. Aussitôt que l'accouchée aura été transportée dans son lit, on aura soin d'affaiblir le jour de la chambre pour favoriser son sommeil. La garde seule restera près d'elle, et devra ne point la fatiguer par des précautions trop minutieusement attentives. Si l'enfant, par ses cris, venait troubler ce sommeil réparateur, on le placerait dans une pièce voisine.

L'importance de la tranquillité a été si vivement sentie dans certains pays, qu'on l'a fait passer dans les lois. A Harlem, la maison d'une femme en couche est un asile inviolable, même pour les ministres de la justice. A Rome et à Athènes, on suspendait une couronne aux portes des maisons où une femme venait d'accoucher : c'était un moyen de faire connaître aux amis et connaissances d'interrompre leurs visites. On devrait suivre encore aujourd'hui le sage exemple des Athéniens et des Romains.

Pour boisson ordinaire la nouvelle accouchée prendra une infusion de tilleul et de feuilles d'oranger, sucrée avec du sirop de gomme. Cette boisson, comme tout ce qui sera à son usage, devra être tiède.

Si la malade a faim, on lui permettra un bouillon. Chez les femmes qui veulent nourrir, on donnera chaque jour trois potages; celles qui ne doivent pas nourrir prendront un potage de moins.

Pendant les douleurs utérines intermittentes et sans fièvre qui résultent des efforts que fait l'utérus pour chasser les caillots qu'il contient et exprimer le sang encore enfermé dans ses parois, on sent la matrice, à chaque contraction, former une tumeur dure dans le bas-ventre. De plus, à chaque tranchée, il s'écoule une petite quantité de sang. Cela n'a rien d'inquiétant.

Les tranchées sont plus fréquentes et plus intenses chez les femmes qui ont eu des enfants que chez les primipares; celles-ci en sont souvent tout à fait exemptes.

Quand les douleurs sont assez fortes pour qu'on doive chercher à les modérer, on place sur le ventre des cataplasmes de farine de graine de lin, arrosés de vingt-cinq à trente gouttes de laudanum de Sydenham. Si cela ne suffit pas, on administre un huitième de lavement avec dix gouttes du même laudanum.

On appelle lochies les liquides qui s'écoulent par les organes de la génération pendant tout le temps que la matrice met à revenir à son état naturel. A la suite de la délivrance, c'est d'abord du sang pur qui s'écoule, puis de la sérosité sanguinolente. Pendant la fièvre de lait tout écoulement cesse; il reparaît ensuite, mais alors les lochies sont d'un blanc jaunâtre. — Elles durent environ trois semaines chez les femmes qui nourrissent, et souvent six chez celles qui ne nourrissent pas.

Tant qu'elles n'offrent pas d'autres caractères que ceux qui viennent d'être décrits, les lochies ne réclament que des soins de propreté. — Si elles se supprimaient, sous l'influence d'une cause appréciable ou inappréciable, il faudrait en informer de suite le médecin. Cette suppression, souvent sans importance, peut avoir une très-grande gravité. Si elles deviennent fétides, on doit faire des injections aromatiques avec une légère infusion de camomille.

La fièvre de lait survient vers la fin du second ou vers la première moitié du troisième jour. Elle débute quelquefois par un petit frisson, de la céphalalgie, puis de la fréquence du pouls et de la chaleur à la peau, qui, d'abord sèche, ne tarde pas à se couvrir de sueur. Elle amène constamment la tuméfaction des seins, qui se durcissent souvent jusque sous les aisselles, et qui causent parfois une assez grande souffrance.

Cette complication est souvent très-faible chez les femmes qui nourrissent, surtout lorsqu'elles ont eu la sage précaution de mettre leur enfant au sein quelques heures après l'accouchement.

Pendant sa durée, il faut observer une diète absolue, couvrir chaudement la poitrine, s'abstenir, à moins d'urgence, de lotions et de lavements, dans la crainte d'occasionner un refroidissement.

La fièvre de lait passée, on permet de nouveau les aliments, qui graduellement deviennent plus abondants et plus substantiels. Cependant, si la dureté des seins était considérable, on devrait maintenir la malade à un régime sévère, et il serait à propos de lui faire prendre quinze grammes d'huile de ricin. Ce n'est que vers le dixième ou douzième jour que la nouvelle accouchée peut reprendre toutes ses habitudes.

La prudence veut qu'on attende la chute de la fièvre de lait pour faire lever et renouveler le lit de l'accouchée, et c'est seulement passé le neuvième jour qu'on peut lui permettre de s'asseoir une heure ou deux dans un fauteuil.

En été, la première sortie de l'accouchée ne doit avoir lieu que le vingtième jour ; en hiver, il faut laisser s'écouler un mois ou même six semaines, surtout si c'est pour aller à l'église remercier Dieu de son heureuse délivrance.

Après comme avant les couches, la liberté du ventre doit être soigneusement entretenue, soit par des lavements, soit par de doux laxatifs.

Lorsque la femme ne devra pas nourrir, elle prendra une décoction de canne de Provence (30 grammes pour un litre d'eau), ou une infusion de pervenche (10 grammes). De plus, un régime peu succulent et une ou même plusieurs légères purgations avec de l'eau de Sedlitz ou le citrate de magnésie, seront nécessaires. Une précaution qu'il importe de prendre dans le même temps, c'est de tenir les seins chaudement couverts.

Si un plus ou moins grand nombre de glandes mammaires s'engorgent, on les recouvre d'un cataplasme et on continue à donner le sein. Si, au lieu d'un simple engorgement, il y avait inflammation, il faudrait cesser l'allaitement et consulter de suite un médecin.

Chez les femmes qui nourrissent pour la première fois, et même chez certaines personnes à chaque nourriture, il survient au mamelon des gerçures plus ou moins profondes qui n'ont, il est vrai, aucune gravité, mais qui sont tellement douloureuses, qu'elles compromettent bien souvent le succès de l'allaitement.

On a conseillé contre ces gerçures un grand nombre de moyens qui, tous, peuvent échouer ou réussir. On peut chercher à fortifier les bouts de sein par des compresses imbibées de vin de quinquina ou d'une solution de tannin, pendant dix ou douze jours avant l'accouchement. On fait quelquefois mettre sur ces crevasses du mucilage de coing (5 ou 6 graines de coing sur lesquelles on jette une cuillerée d'eau bouillante), du beurre de cacao, etc. Quand on peut faire prendre le sein à l'enfant par l'intermédiaire d'un biberon, soit en tétine de vache, soit en liége, on domine de beaucoup l'irritation produite par la succion, et on permet aux crevasses de guérir.

De son côté le nouveau-né réclame des soins minutieux[1].

---

[1] *De la santé des petits enfants*. par le Dr Seraine. 1 vol. in-18, 1 fr

Aussitôt après sa naissance, il a quelquefois la figure violette et gonflée ; il est privé de mouvement, et les battements du cordon sont obscurs ou même insensibles. Il faut alors laisser écouler une certaine quantité de sang, après la section du cordon, avant d'appliquer la ligature, car cet état tient à l'engorgement du cerveau et du poumon.

En même temps, on tient l'enfant exposé nu à l'action de l'air, et on débarrasse l'arrière-bouche des mucosités qu'elle contient, à l'aide du petit doigt ou d'une plume garnie de ses barbes.

Si l'enfant est faible et décoloré, mou, froid, sans respiration, mais avec persistance des battements du cœur, il y a asphyxie. Cet accident se manifeste à la suite des accouchements prolongés.

Il faut alors pratiquer de suite la ligature du cordon, en se gardant bien de laisser écouler du sang. On place l'enfant, enveloppé de linges chauds, devant une fenêtre largement ouverte, de façon que la poitrine et la tête reçoivent seules directement l'impression de l'air. On opère des frictions sur la poitrine avec la main ou avec un linge imbibé d'eau vinaigrée froide.

La percussion du siége avec la main est aussi un excellent moyen, à la condition de cingler un peu fort.

Tout en continuant l'usage de ces moyens, on fait préparer un bain tiède, dans lequel on plonge l'enfant dès qu'il commence à faire quelques inspirations.

Il faut souvent insister sur l'usage de ces moyens, et

ne jamais se lasser, car ils ne réunissent quelquefois qu’au bout d’une heure on deux.

Lorsqu’on a constaté leur insuffisance, il faut recourir à l’insufflation, pratiquée par une personne qui applique sa bouche sur la bouche de l’enfant, de manière à faire pénétrer de l’air dans sa poitrine à diverses reprises : il faut pincer le nez dans le moment de chaque inspiration. L’insufflation ne doit pas être prolongée, ni trop brusque, et on doit, après avoir poussé une petite quantité d’air, s’arrêter et presser la poitrine, pour chasser l’air introduit et simuler l’expiration. L’insufflation, comme les moyens précédents, doit être pratiquée pendant assez longtemps avant d’y renoncer.

Les enfants nés avant terme, ou à la suite de maladies graves de la mère, demandent des soins tout particuliers. Ils doivent être enveloppés de coton cardé, et exposés à une température assez élevée, ce à quoi on parvient en les entourant de bouteilles d’eau chaude, et mieux encore en les plaçant dans un berceau en métal, disposé en forme de bain-marie.

Lorsque le nouveau-né ne réclame aucun des soins mentionnés dans les trois paragraphes ci-dessus, on procède de suite à son nettoiement. Une couche de matière grasse, assez épaisse en certains endroits, recouvre le corps de l’enfant. On l’enlève à l’aide d’un corps gras (huile d’olive, cérat ou beurre). Mais le jaune d’œuf bien délayé est encore préférable. On lave ensuite l’enfant avec un peu d’eau tiède, et on l’essuie doucement avec un linge fin ; après quoi on le tient quelque temps enveloppé dans des serviettes chaudes, pour enlever toute l'humidité de la peau.

On examine après cela s'il n'a point de vices de conformation pour y faire remédier. Le plus commun est le filet, qui doit être coupé par le médecin avec des ciseaux à pointes mousses, et non point avec l'ongle, comme le pratiquent certaines sages-femmes. Il importe extrêmement de ne pas laisser couper le filet par une sage-femme, qui souvent fait, en coupant le frein de la langue, une opération inutile et non sans danger, puisqu'elle peut être suivie d'une hémorrhagie grave. Un enfant qui prend bien le sein n'a pas le filet.

Si la tête a été longtemps au passage, il arrive souvent qu'elle s'est allongée et est devenue difforme ; quelques bonnes femmes se mêlent alors de la pétrir pour lui rendre sa forme naturelle, ce qui peut être cause de graves accidents ; il faut laisser faire la nature qui, en mère tendre, répare cette défectuosité d'une manière insensible et sans faire courir le moindre risque à l'individu.

L'enfant nettoyé et examiné, on doit lui couvrir la tête d'un petit bonnet de toile fine à demi usée, d'un second en flanelle légère et d'un bonnet ordinaire en étoffe également légère et non doublée. On l'habille ensuite d'une chemise et d'une brassière en coton ou en futaine. S'il fait froid, on peut entre ces deux vêtements en placer un troisième en flanelle ; les manches de ces pièces d'habillement doivent être larges pour que la main de là nourrice puisse y aller facilement chercher celle de l'enfant. Si on était obligé de faire des efforts pour passer le bras, il pourrait arriver qu'on brisât un de ses os, encore si tendres. Enfin, on l'enveloppe d'une couche de toile et d'un ou deux langes de laine, suivant la température. Il faut, autant que possible, éviter d'employer les épingles dans cette toilette; on doit les remplacer par des cordons. Rien ne doit être serré, et on veillera surtout à ce que les mouvements de la poitrine soient libres, afin que la respiration n'éprouve aucun gêne. Le fichu qui protége le cou de l'enfant, que l'on croise sur sa poitrine et que l'on noue derrière le dos, doit être placé en dernier lieu.

Toute cette toilette de l'enfant doit se faire dans une pièce convenablement chauffée, et devant un feu raisonnable.

C'est ordinairement après avoir mis à l'enfant ses bonnets et ses petits corsets, avant de l'envelopper dans ses langes, qu'on panse le nombril. C'est aussi le moment le plus convenable pour qu'il ne se refroidisse pas pendant la durée de l'application de ce petit appareil.

On prend une petite compresse carrée, au centre de laquelle on pratique un trou destiné à embrasser la racine du cordon, et on fend un des côtés depuis le bord jusqu'au trou. On enduit de cérat cette compresse; on place la racine du cordon dans le trou central, et on l'enveloppe avec soin de la compresse, dans toute sa longueur. Il est alors renversé sur le côté gauche de l'abdomen, pour ne pas comprimer le foie. Enfin, on applique sur lui une seconde compresse pliée en quatre, et on la fixe par quelques tours d'une bande de trois doigts de largeur environ.

Le cordon se détache du quatrième au cinquième jour, à l'endroit marqué par la nature. On continue alors à panser la petite plaie tous les jours, en la saupoudrant de poudre de lycopode et en mettant par-dessus une compresse sèche.

L'usage du maillot serré, qui était autrefois général, doit être proscrit absolument. Les membres tendres et délicats des enfants ont besoin de leur liberté pour croître ; serrés et contraints, ils ne peuvent acquérir que des forces lentes et tardives et une conformation vicieuse. La compression exercée sur toutes les parties échauffe, inquiète ces malheureux petits êtres, les renferme dans un air concentré et rendu malsain par la transpiration, les urines et les excréments, ce qui excite leurs cris, donne lieu à des descentes, gêne la respiration, porte le sang à la tête, trouble les digestions, produit des engorgements dans le bas-ventre, enfin cause des convulsions.

L'enfant étant décrassé, examiné et habillé, on doit, si sa mère veut le nourrir, lui faire prendre un peu de miel délayé avec de l'eau. On prépare ainsi l'évacuation du méconium, matière semblable à de la poix noire, liquide, et qui constitue les premiers excréments des nouveau-nés. Mais, si la mère ne le nourrit pas, il faut qu'il ne prenne le sein d'une nourrice étrangère qu'au bout de douze heures, et même plus, après lui avoir fait avaler en plusieurs fois, pendant cet intervalle, de l'eau miellée à laquelle on ajoute vingt-quatre grammes de sirop de chicorée composé ou autant de manne. Bien entendu qu'on cesse l'administration du sirop de chicorée aussitôt qu'on a obtenu des évacuations suffisantes.

Si la mère nourrit, elle doit, dans les deux ou trois premières heures, présenter les seins à l'enfant. Il serait déraisonnable de sacrifier aux préjugés de certains endroits, qui défendent de les donner avant le troisième jour, sous le prétexte que le lait n'y monte évidemment qu'à cette époque. Les seins contiennent, immédiatement après l'accouchement, un lait séreux nommé *colostrum*, qui a une vertu relâchante, et qui, en cette qualité, convient merveilleusement à faciliter l'expulsion du méconium : voilà pourquoi il faut prescrire du sirop de chicorée ou de la manne, quand la mère ne nourrit pas. Si, d'après le préjugé en question, la mère ne présente le sein qu'au troisième jour, alors cette partie étant gonflée et tendue par l'abondance du lait, l'enfant ne peut en saisir facilement le mamelon, et il ne tarde pas à survenir aux seins des duretés, des inflammations, des abcès, etc.

Après avoir habillé l'enfant et pourvu aux premiers besoins de son estomac, il faut le coucher.

Les enfants ne doivent jamais reposer dans le lit de

leur mère ou de leur nourrice : presque toujours ils y respirent un air malsain, et cèdent, aux dépens de leur santé, à la personne avec laquelle ils couchent, une partie de l'énergie vitale qui est en eux.

L'enfant doit donc être toujours couché dans un berceau dont les bords s'élèveront au-dessus des matelas pour l'empêcher de tomber.

Le coucher que contiendra ce berceau ne devra contenir ni laine ni plume. Le crin, la fougère (cueillie verte et séchée), la zostère, ou, à leur défaut, la balle d'avoine, doivent seuls entrer dans sa composition. — Le crin est ce qui convient le mieux pour faire l'oreiller ; la fougère ou la zostère, pour faire les matelas ou coussins.

La composition la plus commode pour le coucher d'un enfant est celle-ci : un grand matelas occupant le fond du berceau, un second matelas recouvrant le premier et divisé en trois pièces ou coussins qui peuvent se renouveler séparément (ce qui permet de changer plus fréquemment celui du milieu, qui est le plus souvent sali), enfin un oreiller de crin.

On doit condamner la coutume qu'ont certaines personnes de placer une peau d'agneau entre l'enfant et les matelas.

On aura la précaution de coucher l'enfant un peu sur le côté droit, afin que les mucosités qui s'échappent de la bouche et du nez puissent s'écouler facilement. On mettra sur lui une couverture plus ou moins chaude, suivant la température de l'air. Le berceau sera ensuite couvert d'une gaze, d'un canevas ou d'un linge très-clair, afin que l'air puisse facilement se renouveler à travers cette enveloppe. Ce précepte, qui pourrait passer inaperçu, a plus d'importance qu'on ne le croit généralement [1].

Jamais le berceau ne sera mis sous les rideaux du lit de la mère, mais dans un lieu où un air pur et frais ait un libre accès autour de lui. Il faut avoir soin que, pendant le jour, il soit exactement placé en face de la croisée et jamais de côté. L'oubli de cette recommandation pourrait amener le strabisme.

La plupart des mères endorment l'enfant sur leurs genoux avant de le placer dans son berceau. C'est une habitude qu'il faut éviter de prendre; car l'enfant qui dormait, chaudement couché, sur les genoux de sa mère, se réveille presque toujours quand on le pose dans son lit. On le reprend alors, et une grande partie du temps que la mère devrait consacrer au repos se trouve gaspillé, au grand dommage de la nourrice et du nourrisson.

Pour empêcher cette habitude de naître, il suffit, dès le moment de la naissance, de coucher l'enfant dans son lit aussitôt qu'il cesse de prendre le sein. Si on s'y prend plus tard, et qu'il faille combattre cette habitude au lieu de l'empêcher de naître, il est nécessaire que la mère montre un peu de fermeté ; car, durant deux ou trois jours, l'enfant criera pendant quelques instants au moment de se coucher. Il sera nécessaire de tenir bon néanmoins, et de se souvenir que les enfants plient avec

[1] SERAINE, *de la Santé des petits enfants*. 1 vol. in-18, 1 fr.

une merveilleuse facilité sous la volonté de ceux qui les élèvent.

Pendant l'hiver, afin d'éviter une transition trop brus-que, il est bon de bassiner le lit de l'enfant nouveau-né. Il convient aussi, pendant cette saison, de placer à une certaine distance de ses pieds une bouteille d'eau chaude.

« A moins qu'il n'existe des motifs physiques et moraux très-plausibles, comme serait, par exemple, l'existence chez la mère de maladies qu'elle pourrait transmettre, l'amour de leurs enfants et celui d'elles-mêmes, la raison, le devoir et l'honneur, commandent impérieusement aux mères de nourrir leurs enfants. Autrefois chez les Grecs, les Romains et les Germains, c'était un opprobre de confier les enfants à des nourrices étrangères ; il en est encore actuellement ainsi chez les Chinois et chez d'autres peuples que nous regardons comme moins civilisés que nous, et qui, cependant connaissent mieux les moyens de procurer à l'espèce humaine une constitution saine et vigoureuse. Il en devrait être de même chez nous toutes les fois que, pour des motifs futiles, une femme refuse de s'acquit-ter d'une des plus augustes et des plus indispensables fonctions de la nature.

« L'allaitement maternel est de l'intérêt de la mère comme de celui de l'enfant. Pour celles qui s'abs-tiennent de nourrir, le lait n'est-il pas une source d'accidents terribles ? — Il est des mères qui n'accomplissent pas ce devoir dans la crainte de compromettre leur beauté. Il n'est pas crainte plus chimérique, et bien des femmes qui ont allaité sont plus fraîches et paraissent plus jeunes que d'autres qui ont eu un pareil nombre d'enfants qu'elles n'ont pas nourris. Les Géorgiennes et les Circassiennes sont, sans contredit, les plus belles femmes du monde, elles conservent même longtemps leur fraîcheur : elles allaitent cependant [1] ! »

Les conditions de santé que doit réunir une mère qui veut nourrir sont ainsi exposées par M. Seraine[1] : « Il est difficile, dit-il, de définir d'une manière précise quelles sont les conditions de santé que doit présenter une mère qui se dispose à nourrir, et quelles sont celles qui excluent absolument l'allaitement de sa part. C'est moins une apparence de force extérieure et une santé robuste et immuable que l'on doit exiger, qu'une bonne constitution, c'est-à-dire une constitution irréprochable sous le rapport des affections héréditaires qui peuvent compromettre l'enfant, ou prendre, sous l'influence de l'allaitement, un développement et un degré d'activité capables de nuire à la mère.

« Si on ne devait accorder la faculté de nourrir qu'aux mères douées d'une force et d'une santé aussi robuste que celles qu'on recherche dans les nourrices étran-

---

[1] SERAINE, *de la Santé des petits enfants ou Conseils aux mères sur la conservation des enfants pendant la grossesse, sur leur éducation physique depuis la naissance jusqu'à l'âge de sept ans, et sur leurs principales maladies.* 1 vol. in-18, 1 fr.

gères, il faudrait à peu près renoncer à voir les femmes du monde allaiter jamais leurs enfants ; car il est très-rare de rencontrer ces conditions dans les femmes habitant les grandes villes, et surtout parmi celles de quelques classes de la société. Mais il y a tant de compensations à leur infériorité sous ce rapport, relativement aux nourrices étrangères, qu'il est bon de mettre une certaine mesure dans les exigences, et de ne pas pousser la sévérité à l'excès. Rien n'est plus commun, en effet, que de voir, à Paris même, des femmes d'une force moyenne, dont la santé n'est pas toujours à l'abri d'une foule de ces petits inconvénients qui semblent inhérents à une certaine position sociale, posséder néanmoins les qualités nécessaires à la mère qui veut nourrir, et allaiter avec le plus grand succès sans éprouver aucune détérioration dans leur propre santé. Il serait assurément fâcheux, et pour la mère et pour l'enfant, de contrarier le penchant que ces femmes éprouvent à nourrir, et de priver l'enfant de sa nourrice naturelle. Ce serait tomber, par excès de précaution, dans un autre ordre d'inconvénients, ou du moins se priver d'avantages réels et précieux. On doit également s'éloigner, en pareille matière, d'un esprit de système exclusif, favorable ou défavorable à l'allaitement maternel ; mais on peut dire que la présomption doit d'abord être en faveur de la mère.

« Si donc il n'existe dans la famille de la mère, ni chez elle-même, aucune affection dartreuse, scrofuleuse, si on ne redoute aucune disposition à la phthisie pulmonaire, si le tempérament n'est pas trop lymphatique, s'il n'y a aucune tendance à quelque maladie chronique, que la mère soit douée d'une force moyenne et d'un embonpoint ordinaire, que l'appétit soit bon et que les fonctions digestives s'exécutent bien, que les forces se réparent convenablement par la nourriture et par le sommeil, que le lait soit de bonne nature et en suffisante quantité, non-seulement l'allaitement maternel peut être permis, mais il doit être conseillé, encouragé, et la meilleure nourrice sera, dans ce cas, la mère elle-même. »

Il est presque inutile de dire que les femmes qui veulent fréquenter les soirées, les bals, les spectacles, et qui ne se sentent pas le courage de sacrifier avec bonheur les vaines joies de la vie mondaine aux jouissances plus douces de la maternité, doivent renoncer à nourrir.

Les inconvénients des nourrices sont presque incalculables : manque d'attachement, défaut de soins, malpropreté, mauvais traitements, air malsain, maillot trop serré, lait la plupart du temps trop épais pour un nouveau-né, eau de pavot pour exciter le sommeil ; berçage qui fait porter le sang au cerveau, étourdit les enfants, les prédispose aux convulsions et trouble leur digestion. Enfin, danger continuel de voir ces mères étrangères communiquer avec leur lait, aux petits êtres qu'elles nourrissent, ces maladies affreuses qui pénètrent l'organisation dans son intime profondeur, et jusqu'à leurs défauts de caractère et à leurs instincts grossiers ou pervers.

De plus, élevant ordinairement leurs propres enfants en même temps que leur nourrisson, ces femmes donnent ordinairement le sein à tous deux, malgré leur promesse de le donner exclusivement à l'enfant qu'on leur confie, et, ne pouvant suffire à cette double alimentation, elles les surchargent et empâtent de bouillie.

En appelant la nourrice dans la famille de l'enfant, on ne fait encore disparaître qu'une partie de ces inconvénients, et on ne voit que trop souvent ces pauvres petits êtres devenir victimes des défauts et des ruses de ces femmes mercenaires.

Lorsqu'il y a nécessité de choisir une nourrice, la famille et le médecin ont le droit et le devoir de se montrer plus sévères avec la nourrice qu'avec la mère. Il faut la soumettre à un scrupuleux examen, et se bien tenir en garde contre la ruse et le mensonge. Les mamelles doivent être de grosseur médiocre, hémisphériques ou coniques. Ces dernières qui, par la forme, se rapprochent de celles des chèvres, passent pour fournir beaucoup de lait, mais cela n'est pas constant. C'est un bon signe quand elles sont parsemées de veines bleuâtres. Les mamelons ne doivent être ni trop gros ni trop plats; il est essentiel qu'ils soient bien formés.

Les renseignements que fournit sur la qualité du lait la simple inspection sont de bien peu de valeur. Il faut qu'il soit blanc, d'une moyenne consistance et abondant. Un grand nombre de médecins se bornent à le goûter, à le déposer dans le fond d'une cuiller et à examiner la trace qu'il laisse lorsqu'on la renverse; la vérité est que cet examen n'apprend rien. On ne peut avoir de notions précises que par le lactoscope, le lactomètre, le microscope et l'analyse chimique. Encore l'examen par les procédés de la physique et de la chimie, s'il peut parfois être utile, est loin de lever toutes les difficultés; car la matière, dans ce qu'elle a de saisissable, n'est pas tout, et rien ne peut révéler directement à nos sens, ni le degré de vie dont le lait peut être doué, ni si l'espèce de vitalité qui l'imprègne conviendra au nourrisson auquel il est destiné.

Pour constater la quantité de lait que contiennent les seins de la nourrice, il faut la voir à l'œuvre; et cet examen doit être prolongé et répété. Si l'enfant puise au sein, à diverses reprises, une quantité de lait qui le rassasie; si ce sein ne se vide jamais complétement, il contiendra du lait en suffisante abondance. Si l'enfant est inquiet, s'agite, quitte et reprend le sein avec impatience, et pleure au lieu de s'endormir, il est probable que le lait est insuffisant. Mais, en aucun cas, on ne saurait se contenter d'un seul examen.

Le propre enfant de la nourrice et ses nourrissons antérieurs renseignent plus que tout autre chose.

Le lait d'une nourrice ne doit jamais avoir moins de six semaines, ni plus de six à huit mois. La nature fait subir au lait des modifications qui le maintiennent en rapport avec la force et le besoin de réparation de l'enfant. Aussi un lait d'un an est-il une nourriture trop substantielle pour un nouveau-né.

C'est un préjugé de croire qu'un nourrisson renouvelle le lait, ou qu'il suffise pour cela de faire prendre une purgation à la nourrice.

Pour les nourrices du dehors, il est de beaucoup préférable de choisir une femme mariée. Il est important qu'elle fasse bon ménage avec son mari, qu'elle soit alerte, propre, d'un bon caractère, d'une humeur gaie et pas trop impressionnable ; qu'elle ait des mœurs pures ; qu'elle ait de vingt à trente-cinq ans au plus ; que son habitation soit saine ; qu'elle ait une aisance assez grande pour se procurer une bonne nourriture et ne pas être obligée de se livrer à des travaux fatigants pour gagner sa vie ; qu'elle approche du tempérament de la mère ; qu'elle soit bien portante ; que ses dents soient belles et son haleine douce.

On doit autant que possible choisir une femme qui ait déjà nourri au moins un enfant, à cause de l'expérience qu'elle a nécessairement acquise, et parce que l'état des nourrissons antérieurs est un des meilleurs renseignements qu'on puisse avoir.

Les femmes qui nourrissent doivent, en général, continuer à suivre leur régime habituel. Cela s'applique à la nourrice aussi bien qu'à la mère. Lorsqu'on donne à une nourrice qui était habituée au régime simple, frugal, presque exclusivement végétal de la campagne, un régime animal et échauffant, on court le risque de la rendre malade, d'altérer les bonnes qualités de son lait, de provoquer le retour des règles, et de détermi·ner chez elle la conversion, non plus en lait mais en graisse, de cette portion de substance alimentaire qui ne sert pas à la réparation de ses forces. Il arrive souvent alors qu'au bout de quelques semaines une nourrice a pris de l'embonpoint, mais n'a plus de lait.

C'est à tort qu'on regarde certains aliments comme doués d'une vertu particulière pour augmenter la sécrétion du lait. Le régime qui donne le plus de lait est celui qui est le mieux adapté aux habitudes et aux besoins de la constitution de la mère ou de la nourrice.

Les préceptes qui ont été donnés précédemment pour les femmes enceintes s'appliquent presque tous à celles qui nourrissent. Ainsi elles devront éviter toutes les émotions fortes, car elles peuvent altérer profondément les qualités du lait et en faire le plus subtil de tous les poisons. On en cite plusieurs exemples, nous ne rapporterons que le suivant. Un charpentier se prit de querelle dans sa maison avec un soldat, qui, emporté par la colère, s'avança sur lui le sabre levé. L'épouse du charpentier fut d'abord prise d'un tremblement de crainte et de terreur, puis elle s'élança avec intrépidité entre les combattants, arracha au soldat l'arme meurtrière, qu'elle brisa entre ses mains et jeta dehors. Pendant qu'elle était encore sous l'influence de ces vives et terribles émotions, elle prit son enfant, qui, parfaitement bien portant, jouait dans son berceau, et lui donna le sein. En quelques minutes, l'enfant quitta le sein et tomba mort dans les bras de sa mère[1].

S'il arrivait qu'une femme qui nourrit éprouvât une de ces vives secousses, elle devrait prendre une infusion de tilleul et de feuilles d'oranger, et, lorsqu'elle serait redevenue calme, faire tirer son lait, soit par une grande personne, soit au moyen d'une pipette.

Les autres conseils qu'il convient que suive une nourrice sont de respirer un air pur et sec ; de faire tous les jours un peu d'exercice et de préserver ses seins du froid. Quand les lochies ont cessé de couler, il est convenable qu'elle fasse usage, comme d'ordinaire, des bains de propreté.

C'est une erreur de croire que la simple excitation produite par les approches conjugales suffise pour donner au lait des qualités nuisibles à l'enfant. Il faut, non pas les interdire, mais en conseiller seulement l'usage modéré.

Une grossesse qui survient pendant l'allaitement doit-elle le faire interrompre? Chez les femmes fortes et d'une bonne santé, la grossesse n'a quelquefois aucune influence sur la lactation ; elle ne diminue pas la quantité du lait et n'altère en rien ses bonnes qualités. Mais, chez le plus grand nombre des femmes, au contraire, le lait s'éclaircit, devient plus rare et moins nutritif. En résumé, il ne saurait, sur ce point, y avoir d'autre règle générale que celle-ci : quand une nourrice devient

[1] A. COMBE. *On the management of infancy*, 1850.

enceinte, elle peut continuer l'allaitement tant que l'enfant se porte bien.

Le plus souvent les règles cessent complétement de se montrer pendant la durée de l'allaitement. Ce sont alors les seins qui, par la sécrétion du lait, consomment le sang surabondant auquel elles donnaient issue. Il y a donc antagonisme naturel entre la sécrétion du lait et la menstruation. Aussi, le plus souvent, le lait diminue et s'éclaircit quand les règles reparaissent ; dans ces cas, il y a indication de sevrer l'enfant. Mais s'il ne paraît en ressentir aucun dommage et que sa santé se maintienne, il faut continuer à nourrir. Il est très-commun de voir des femmes, chez lesquelles les règles ont reparu de bonne heure, faire, malgré cela, de beaux nourrissons. Néanmoins, quand on choisit une nourrice, on ne doit pas prendre une femme chez laquelle les règles ont reparu, parce que leur retour est ordinairement l'indice que la sécrétion du lait sera de bonne heure diminuée ou supprimée.

Dans les premières semaines de l'allaitement, la plus simple et la plus sûre de toutes les règles est de laisser teter l'enfant toutes les fois qu'il le veut et autant qu'il le veut. Les longs intervalles consacrés au sommeil divisent naturellement les vingt-quatre heures en une certaine quantité de repas, dont plus tard on peut conserver le nombre, l'augmenter s'il est besoin, ou le diminuer à l'aide des promenades au grand air, des distractions sagement ménagées.

Bientôt on sentira la nécessité de régler l'allaitement, d'abord dans l'intérêt de l'enfant, parce que la régularité, toujours si nécessaire à la santé, l'est particulièrement ici pour assurer de bonnes digestions, et ensuite parce qu'il est nécessaire, pendant la nuit surtout, que la nourrice puisse prendre un repos d'où dépend sa santé et celle de son enfant.

On ne devra donner le sein à l'enfant que toutes les trois heures pendant le jour, et, pendant la nuit, deux ou trois fois au plus, en se souvenant de ne le laisser au sein qu'autant qu'il suce avec avidité. Du reste, il est difficile de donner à cet égard des préceptes bien précis, et les repas minutieusement réglés ne conviennent pas à tous les enfants. En avançant en âge, les enfants tettent plus à la fois et moins souvent; bientôt ils s'habituent à ne prendre le sein que trois ou quatre fois par jour, et une ou deux fois pendant la nuit. Les habitudes n'ont pas moins d'influence sur les enfants que sur les grandes personnes; tout dépend donc de celles que les nourrices leur font prendre.

Lorsque l'enfant est soumis à un régime convenable, on le reconnaît au bien-être, à la vivacité, à la gaieté et au bon sommeil qu'il éprouve. Si on observe des signes contraires, on devra chercher en quoi pèche le régime et quelles sont les modifications qu'il y faut introduire.

Si le lait de la nourrice suffit par sa qualité et par sa quantité aux besoins de l'enfant pendant une année entière, on ne saurait mieux faire que de le laisser teter exclusivement. Le lait est l'aliment que la nature assigne à l'enfant. Intermédiaire à la nourriture animale et à la nourriture végétale, il convient à cet âge et lui suffit, parce qu'il contient tous les éléments de réparation dont le nouveau-né a besoin pour s'accroître, et que sa facilité de digestion est en rapport avec les forces de son estomac, qui sont faibles encore. C'est par suite de cette nécessité d'un rapport exact entre les qualités de la nourriture et les forces digestives que, pendant la première enfance, le lait ne peut, sans plus ou moins d'inconvénient, être remplacé par rien.

En général, il devient nécessaire, vers cinq ou six mois, de faire manger l'enfant. Cependant si le lait de la nourrice, même en y adjoignant le lait de vache coupé avec l'eau d'orge, était évidemment insuffisant, on pourrait commencer, dès l'âge de trois mois, à donner, en petite quantité, une alimentation légère.

Lorsque les enfants deviennent assez forts pour que le lait ne leur suffise plus pour toute nourriture, ce qui, comme nous l'avons vu ci-dessus, n'a pas toujours lieu à la même époque, il faut y ajouter graduellement, jusqu'au sevrage, des aliments plus solides et pris en quantité de plus en plus grande.

C'est un abus malheureusement trop accrédité de leur donner de la bouillie. « Ce sont, à coup sûr, dit Saucerotte, les nourrices mercenaires qui ont inventé ou qui, du moins, perpétuent l'usage de cette colle indigeste, parce que l'estomac de ces malheureux petits êtres une fois gorgé, ils ont moins besoin du sein. »

Ces mères empruntées prétendent faussement aussi que la bouillie apaise les tranchées. Ce qui peut les fortifier dans ce préjugé, c'est que l'estomac de leurs nourrissons étant rempli de ce mets épais et indigeste, ils sont engourdis jusques après la digestion imparfaite de ce mauvais aliment. Mais lorsque cette espèce de stupeur est passée, ils annoncent par leurs cris le vice de leurs digestions. On ne peut trop répéter que l'usage de la bouillie affaiblit les organes digestifs, cause des saburres, des coliques, amène des selles verdâtres, dispose les enfants au gonflement et à la dureté du ventre, enfin au rachitisme et aux scrofules.

Les aliments qui conviennent le mieux aux enfants sont les soupes préparées au pain, parce que la fermentation qu'il subit le rend plus léger et plus facile à digérer. Ainsi, on doit placer en première ligne, et comme aliment ordinaire, les panades préparées un peu claires ou rendues telles avec du lait, et les soupes au lait faites avec du pain. Viennent ensuite les potages faits avec de la semoule ou des fécules, comme le tapioka, le salep, l'arrow-root, ou même la fécule de pomme de terre. On se trouve bien également d'introduire dans le régime des enfants les gruaux d'orge, d'avoine, ou le riz, cuits avec de l'eau et un peu de sel, puis éclaircis avec du lait. Une remarque qui s'applique à tous ces aliments, c'est qu'ils doivent être présentés très-peu chauds.

De six à sept mois on pourra donner place au bouillon dans l'alimentation des enfants et leur en faire un potage tous les jours ou tous les deux jours. On pourra aussi leur donner de la mie de pain trempée dans du jus de viande, et de l'eau sucrée légèrement rougie. Cette eau sucrée rougie, si on y trempe du pain, peut de temps en temps remplacer un potage ; elle est d'un usage commode pour les promenades de l'enfant.

Il y a des cas où la viande convient aux jeunes enfants; mais alors c'est pour eux un médicament que le médecin seul peut prescrire. Raisonnablement on ne doit permettre l'usage de la viande aux enfants que lorsque leur dentition est à peu près achevée.

Règle générale, il y a plus d'inconvénients à avancer le moment du sevrage qu'à le reculer. A moins de nécessité, il convient de ne sevrer les enfants qu'après l'entière sortie des douze premières dents, c'est-à-dire après la percée des canines. Ce qui doit faire retarder le sevrage jusqu'à cette époque, c'est le danger bien moindre des accidents de la dentition et des maladies qui peuvent survenir pendant son cours, lorsqu'en prenant le sein l'enfant peut y puiser en même temps qu'une boisson, celui de tous les aliments qui convient le mieux à ses besoins. Une autre considération vient se joindre à la précédente : c'est que, rarement avant cette époque, les enfants ont un appétit soutenu, parce que

leurs organes digestifs manquent encore de force, surtout pour la digestion des aliments solides.

L'allaitement prolongé est assurément le meilleur
moyen de fortifier la santé d'un enfant faible, et on ne
sait pas assez combien de santés débiles sont dues à un
allaitement d'une trop courte durée. En général, parmi
nous, on sèvre trop tôt les enfants; nos ancêtres les gar-
daient plus longtemps à la mamelle, et c'était en grande
partie la source de leur santé si belle, si ferme et si vivace.

Ce qui importe particulièrement pour que le sevrage
s'opère sans danger, c'est que la transition entre l'allaitement et le régime nouveau soit bien ménagée. Il faut
d'abord cesser d'allaiter pendant la nuit, puis présenter
le sein de moins en moins souvent dans le courant de la
journée, en accoutumant insensiblement l'enfant à une
nourriture plus solide, et en suppléant au lait maternel
par de l'eau d'orge ou de gruau coupée avec du lait; on
peut même de temps en temps donner de l'eau légèrement rougie.

Beaucoup de médecins pensent qu'il est plus convenable de sevrer au printemps ou à l'automne.

Quelques enfants ne se sèvrent qu'avec beaucoup de
difficultés, et on est obligé de les dégoûter du sein, en
appliquant sur le mamelon une substance d'une saveur
désagréable, comme la teinture d'absinthe, de gentiane
ou d'aloès.

Une fois l'enfant sevré, il convient d'unir dans son régime les substances animales et les substances végétales

dans des proportions raisonnables, et de manière à ne pas rendre le régime trop stimulant.

Si le sevrage a été bien conduit, la quantité de lait diminue tous les jours, à mesure que l'enfant prend le sein moins souvent. Si la sécrétion du lait continuait à être abondante, on ferait prendre matin et soir à la nourrice une cuillerée à bouche d'élixir américain dans une tasse d'infusion de tilleul, et une ou deux bouteilles d'eau de Sedlitz ou de limonade au citrate de magnésie.

Si la mère n'a pu nourrir, si on a été obligé d'enlever l'enfant à la nourrice d'abord choisie, ou s'il a été impossible d'en trouver une qui réunisse les conditions indispensables, on pourra recourir à l'allaitement artificiel ou à celui par les animaux.

Le premier consiste à faire boire l'enfant, à l'aide d'un vase dont la forme et le principe de construction peuvent varier, du lait de vache, d'ânesse ou de chèvre, coupé, selon les circonstances, soit avec de la décoction d'orge ou d'avoine, soit avec de l'eau de riz ou de l'eau panée.

Le lait d'ânesse, dont la composition se rapproche le plus de celui de la femme, devrait être préféré, s'il n'était si souvent difficile de se le procurer. Il est donc rare qu'on ait recours à un autre lait qu'à celui de vache.

Vers le deuxième ou le troisième mois, on peut se dispenser de couper le lait, et souvent même il devient nécessaire alors d'y joindre un ou deux petits potages par jour.

Il convient que le lait qu'on donne à un nouveau-né soit d'un animal ayant mis bas récemment, parce qu'alors il est plus en rapport avec les forces digestives de l'enfant. On doit avoir soin qu'il provienne toujours de la même bête ; il faut le conserver dans un endroit frais, sans avoir été bouilli, et ne le chauffer et le couper avec la décoction d'orge ou de gruau qu'au fur et à mesure de la consommation. Il vaut mieux le chauffer au bain-marie que de le soumettre à l'action directe du feu.

On fait boire le lait à l'enfant avec un biberon, ou plus simplement avec une *fiole à médecine*[1], fermée avec un petit morceau d'éponge fine recouvert de gaze. Ce petit appareil, qui peut s'improviser partout, constitue peut-être la meilleure espèce de biberon. La petite éponge en forme de bouchon doit être constamment tenue dans de l'eau fraîche fréquemment renouvelée, et remplacée par une autre, dès qu'elle est durcie par du lait caillé et qu'elle commence à sentir l'aigre.

Pour l'association des potages et des autres aliments aux boissons, il faut suivre les conseils donnés précédemment.

L'allaitement artificiel diffère essentiellement de celui par une nourrice, et on ne parviendra que rarement à

---

[1] Terme technique qui est appliqué dans les pharmacies à une bouteille d'une forme particulière.

élever par ce moyen un enfant d'une faible constitution.
Aussi est-il désolant de voir aujourd'hui tant de parents
l'adopter avec un incroyable légèreté, alors qu'il serait
possible de faire autrement. M. Villermé a établi par de
nombreuses recherches statistiques que la mortalité
des enfants nourris artificiellement était beaucoup plus
considérable que celle des enfants allaités au sein. Ainsi
donc, au lieu d'être si souvent préféré sans véritable
raison, il devrait constituer seulement une ressource
extrême, et n'être jamais appliqué à des enfants délicats ou d'une mauvaise constitution.

L'allaitement par des femelles d'animaux, qui était en
usage dans l'antiquité, l'est encore, dit-on, dans certaines
parties de l'Allemagne et de la Suisse. Le lait d'ânesse et
le lait de vache conviendraient mieux par leurs qualités
que le lait de chèvre, auquel on donne généralement la
préférence dans ce cas. Mais on choisit ce dernier parce
qu'il est plus facile de se procurer l'animal qui le fournit, de l'avoir à chaque instant sous la main, et qu'é-
tant d'une grande docilité, il s'habitue très-vite à l'enfant.

Ce mode d'allaitement, qui a de réels avantages sur
l'allaitement au biberon, a de commun avec lui de donner à l'enfant un lait disproportionné avec ses forces digestives, ce qui bien souvent n'est pas sans inconvénients. Mais, d'autre part, il permet de communiquer au
lait les propriétés de certains médicaments administrés
à l'animal. On est donc heureux, dans quelques cas
rares, d'y pouvoir recourir. Les inconvénients d'un lait

trop épais sont de beaucoup diminués, si la chèvre a mis bas récemment[1].

J'ai développé ailleurs les préceptes de l'hygiène des enfants depuis le sevrage jusqu'au moment où les parents s'en séparent pour les envoyer dans les écoles. Je ne puis que renvoyer le lecteur à ce que j'en ai dit, une plus longue digression étant ici hors de propos.

J'ai hâte de passer à ce qui touche leur éducation morale et intellectuelle.

Les personnes qui soignent les enfants pendant les premières années de leur vie ont la plus grande influence sur le développement de leur cœur, de leur intelligence et de leurs habitudes, aussi sont-elles naturellement et forcément leurs premiers précepteurs. Il ne saurait donc être hors de propos de placer ici quelques conseils sur l'éducation de l'esprit et du cœur pendant la première enfance. En général, on ne réfléchit pas assez sur l'importance de cette première éducation, on est trop porté à croire qu'elle peut être négligée impunément, et qu'il sera toujours temps de redresser les fausses notions et les mauvaises habitudes communiquées par une nourrice ignorante et grossière. Ces opinions sont funestes, car les premières impressions de l'enfant laissent des traces ineffaçables et leurs suites sont incalculables.

---

[1] Pour plus de détails, voir nos ouvrages : *de la Santé des petits enfants.* 1 vol. in-18, 1 fr.; — *les Préceptes du mariage*, 1 vol. in-18, 1 fr.

Aussi son éducation, c'est-à-dire le soin de former ses premières habitudes, doit-elle commencer avec ses premières sensations, c'est-à-dire avec sa vie.

C'est donc avec raison que Plutarque, ce bon conseiller que nous aimons tant à citer parce qu'il unit la grâce à la sagesse, a écrit : « Si la faiblesse de son tempérament empêche une mère de nourrir elle-même son enfant, elle doit au moins mettre tous ses soins à bien choisir la nourrice qu'elle en charge. En effet, s'il est nécessaire, aussitôt après la naissance des enfants, de les surveiller afin de ne laisser se développer aucun défaut corporel, on ne peut aussi former trop tôt leur caractère et leurs mœurs. Les sceaux se gravent aisément sur la cire molle; de même les préceptes qu'on donne à ces esprits encore tendres s'y impriment facilement et y laissent des traces profondes. C'est pour cela que le divin Platon recommande si expressément aux nourrices de ne point entretenir les enfants de contes ridicules qui remplissent leur esprit d'idées fausses et absurdes. On doit encore, par le même motif, choisir avec soin leurs jeunes compagnons : qu'ils aient des mœurs pures, parlent correctement, sans accent vicieux, car, s'il en est autrement, ils leur communiqueront certainement les vices de leurs mœurs et ceux de leur langage. Le proverbe a raison : on apprend à boiter en vivant avec les boiteux[1]. »

[1] Plutarque, *de l'Éducation des enfants*.

S'il est vrai que l'action des agents extérieurs qui servent à l'entretien de la vie est émoussée par l'habitude, il en est tout autrement des habitudes morales. Elles fortifient en nous le sentiment et l'amour du bien, nous rendent plus puissants pour le pratiquer, et, en nous liant à lui par des chaînes plus fortes, elles nous dégagent peu à peu de la pernicieuse influence des sens et des passions. En rendant la domination des facultés supérieures sur les facultés inférieures plus complète et plus rapide, les habitudes morales deviennent les plus naturels auxiliaires de l'éducation et du perfectionnement de l'homme.

Il en coûte presque toujours pour accomplir un acte moral pour la première fois, et si l'habitude ne venait promptement nous le rendre plus facile, il faudrait chaque jour recommencer les mêmes efforts, et jamais nous ne serions meilleurs que la veille. L'habitude, en supprimant la lutte qui précède toujours une première victoire du sens moral, est donc la vraie cause de notre avancement vers la perfection.

Ce n'est pas une faible erreur de croire que le naturel vicieux de certains enfants ne puisse être corrigé, et ceux qui les élèvent ne sauraient avoir une trop grande foi dans la puissance de l'homme sur lui-même quand il fait appel à la volonté et à l'habitude. Si le meilleur naturel se corrompt faute de culture, l'éducation peut aussi réformer celui qui est mauvais. Quel arbre négligé ne devient sauvage ? quel arbre bien cultivé ne donne de doux fruits? Socrate, cet homme divin qui, suivant l'expression de Cicéron, fit descendre la philosophie du ciel sur la terre, est le plus bel exemple de transformation que l'on puisse citer. Il était né avec tous les vices, et la force de la volonté, unie à un jugement droit et aidée par l'habitude, avait seule asservi et corrigé en lui les penchants les plus pervers. Aussi, comme les Athéniens irrités contre Zopyre, qui l'avait deviné, étaient prêts à le lapider : « Arrêtez, s'écria Socrate, j'avais vraiment le germe de toutes ces passions, la raison seule en a suspendu les effets. »

L'obéissance est la première et la meilleure de toutes les habitudes morales que l'on puisse faire prendre à un enfant, parce que sur elle on peut greffer toutes les autres.

C'est pour ainsi dire dès les premiers jours qu'il faut les plier à l'obéissance. Si la volonté qui les gouverne est douce et ferme à la fois, le succès est aussi assuré que prompt. Si l'enfant remarque que par des larmes et des cris il obtient la satisfaction de tous ses caprices, il est de suite transformé en un petit despote qui, sans être heureux lui-même, fait le malheur de tous ceux qui l'entourent. Qu'on lui enseigne donc l'obéissance pour assurer son bonheur et sa santé!

Une femme de beaucoup d'esprit et de mérite, dit M. le docteur Donné, a très-bien élevé ses enfants avec ces deux seuls mots : *Il le faut*, et : *Cela ne se peut pas.*

C'est un bien grand tort de compter sur la raison de l'enfant et de prétendre qu'elle doive être la base de son éducation. La raison vient tard, et l'enfant est raisonneur bien longtemps avant d'être raisonnable. Si vous le laissez faire, il discutera votre autorité, contestera vos ordres, vos préceptes, et vous ne tarderez pas à être sans crédit sur son esprit, sans empire sur sa volonté.

C'est donc à l'autorité, et non à des discussions inutiles et dangereuses, qu'il faut recourir pour élever les enfants. L'habitude d'obéir toujours à temps et de ne jamais faire que ce qui a été jugé convenable par les parents leur épargne des chagrins qui sans cela renaîtraient à chaque instant. On n'entend presque jamais pleurer dans une famille où les enfants savent obéir.

En aucun cas on ne doit employer la ruse pour faire obéir les enfants. Méritez leur confiance jusque dans les plus petites choses, votre autorité est à ce prix. Ce qui brille avec le plus d'éclat dans ces jeunes âmes, c'est l'amour du vrai et du juste ; ils s'inclinent sur-le-champ devant une volonté qui est d'accord avec le vif sentiment de la justice qui est en eux, surtout quand l'action de cette volonté est régulière, et que le lendemain ne vient pas effacer le bon effet des conseils de la veille.

On ne doit jamais revenir sur un refus ou une défense qui a été faite une fois dans le but de prévenir le développement d'une passion naissante. D'abord, en raison de l'importance du motif, et aussi parce qu'il faut que l'enfant sache supporter un refus, et vaincre lui-même son désir toutes les fois que celui qui l'élève le juge à propos.

Que l'enfant sache supporter, sans se venger, les griefs et même les mauvais traitements de ses camarades. Qui sait jusqu'où pourrait le conduire l'habitude de céder au penchant de la vengeance ? Certains enfants violents et passionnés peuvent être conduits ainsi jusqu'à blesser leurs camarades ou leurs frères.

Un enfant ne doit ni mentir, ni tromper, ni voler. Tout ce qui pourrait lui faire perdre sa candeur, le conduire au mensonge, ou à s'approprier ce qui appartient à autrui, doit être promptement, et, au besoin, sévèrement réprimé.

On ne doit ni frapper les enfants lorsqu'ils ont mal fait, ni les gronder quand ils font des chutes. On a vu de pauvres enfants cacher leurs maux dans la crainte d'être punis, et rester estropiés ou mourir, alors qu'au premier moment on aurait pu facilement les guérir.

Les enfants doivent être parfaitement égaux aux yeux de leurs parents. Toutes préférences de la part de ceux-ci sont injustes, et causent aux sujets qui ont à s'en plaindre des impatiences, de la colère et de la taciturnité qui aigrissent leur caractère et influent d'une manière fâcheuse sur leur santé. Puisque c'est aux bons exemples des parents qu'il faut surtout demander la sagesse et la vertu des enfants, combien sont

coupables ceux qui, par des paroles et des actions im-
morales, se font les corrupteurs de petits êtres dont
ils ont mission d'être sur la terre les guides et les pro-
tecteurs! Ne sont-ils pas plus coupables en empoison-
nant leur cœur qu'ils ne le seraient en donnant la
mort à leur corps? Pères et mères, veillez donc sur
vous, et devenez pour vos enfants des modèles de toutes
les vertus !

Il est important de recommander aux nourrices et
aux bonnes de ne pas taquiner les enfants, de ne leur
causer ni peurs ni surprises, et de ne pas les épouvanter
par des contes de revenants, d'ogres, de loups-garous,
etc. C'est remplir leurs jeunes esprits de sottes idées
ou de principes dangereux. De plus, leurs digestions,
leur sommeil, etc., peuvent en être troublés, et souvent
on leur enlève ainsi l'assurance et la hardiesse dont on
a besoin dans la vie.

Il est des enfants naturellement peureux, et quelques
personnes prétendent les habituer de force aux choses
qui causent leur frayeur. On ne saurait trop recommander de ne pas imiter un pareil exemple, car les
effets en pourraient être déplorables; il faut beaucoup
de douceur, d'habileté et de patience, pour dissiper
des craintes involontaires. La prudence conseille même
de ne pas trop s'y attacher, et d'attendre tout du temps
et de la raison.

« Ne montre pas à tes enfants un visage sévère, que
ta douceur gagne leur cœur, » dit un des sages de l'an-

tiquité. » En effet, ni une sévérité trop grande, ni surtout la dureté, ne sont jamais opportunes dans l'éducation ; la dignité, la fermeté, la raison, et même l'indulgence et la tendresse, y suffisent toujours et sont bien préférables.

Il faut souvent de l'indulgence pour les fautes des enfants. Il convient parfois de ne pas tout voir ni tout entendre, car il est des choses sans gravité auxquelles on donnerait de l'importance en les remarquant.

Il est sans doute des cas où un père doit réprimander sévèrement son enfant, mais il ne doit pas tarder à s'apaiser ; sa colère ne doit être qu'une vivacité d'un moment, et jamais un ressentiment profond qui pourrait ressembler à de la haine.

On doit tout à fait laisser de côté l'éducation intellectuelle jusqu'à ce qu'ils aient assez de force et d'énergie, et que leur constitution soit suffisamment formée : il faut bâtir avant de meubler. La santé est la base de toutes les dispositions heureuses. Un esprit gai, vif, pénétrant, ne se trouve que dans un corps souple, léger, actif. Si on prend soin de former le corps, l'esprit est toujours de moitié dans le bénéfice.

Les bienfaits de l'éducation de la famille ne doivent pas être trop tôt ravis aux enfants, et il n'est pas bon qu'ils soient envoyés à l'école dans un âge trop tendre. En déposant prématurément dans leur intelligence les premiers éléments de la science, on fatigue et souvent on affaiblit pour toujours des facultés qu'il n'était pas encore temps de soumettre à une discipline sévère ; et bien souvent, au lieu de leur donner le goût de l'étude on leur inspire de l'aversion pour les choses qu'il faudrait leur faire apprendre plus tard.

Si on demande aux enfants une application soutenue avant que leur organisation soit parvenue à un degré de développement assez avancé, on enlève à leur corps une partie des forces dont il avait besoin pour croître encore. Il en résulte un trouble général des fonctions et une prédominance du système nerveux, qui devient pour le reste de la vie une source intarissable de maux de nerfs, de mélancolie et d'hypocondrie. Le danger est d'autant plus grand, que les enfants sont doués d'une intelligence plus vive et plus précoce. « Distribuée avec modération, l'eau nourrit les plantes, dit Plutarque ; prodiguée avec excès, elle les étouffe. Il en est de même de l'esprit : un travail mesuré contribue à son accroissement ; il est abattu par l'excès du travail. »

Les écoles ont en outre l'inconvénient de faire vivre les enfants dans un air corrompu par la respiration d'un grand nombre d'individus.

Enfin, si l'application de l'esprit est nuisible en elle-même et directement, elle ne l'est pas moins en assujettissant les enfants à une sorte d'immobilité, et en

les privant d'un exercice salutaire dont ils ne sauraient
se passer sans dommage.

Il n'est pas non plus raisonnable de parler aux enfants plusieurs langues à la fois, en plaçant près d'eux
des bonnes ou des gouvernantes étrangères. Il en résulte
un travail de tête que bien peu d'enfants sont en état de
supporter. Beaucoup de ceux qu'on élève de cette manière sont d'un sérieux qui n'est pas de leur âge ; ils
paraissent préoccupés, et demeurent la plupart du
temps silencieux.

Pour toute instruction, on devrait se borner à donner
aux petits enfants des idées justes et claires sur les
choses qui les entourent. Les leçons seraient faites en
plein air, pendant la promenade. En les faisant lire
ainsi dans le grand livre de la nature, ils prendraient
l'habitude d'observer et de réfléchir. Ce sont les choses,
en effet, et le mot propre à chaque chose, qu'il faut
apprendre aux enfants, plutôt que de les appliquer à
des connaissances abstraites qui ne sont pas à leur portée. Si on les occupe d'objets présents, appréciables
par les sens, et sur lesquels leur curiosité se porte naturellement, ils en reçoivent des connaissances précises,
et l'instruction acquise avec plaisir leur laisse le désir
de s'instruire davantage.

Cette méthode qui, en fournissant un aliment à l'intelligence, discipline l'imagination, ne laisse dans l'esprit que des idées positives et saines.

Apprendre à l'enfant à bien voir, à réfléchir, à comparer, à juger, à reconnaître les rapports et les différences des choses, n'est-ce pas, en lui enseignant l'usage de son intelligence, lui donner la plus précieuse de toutes les sciences?

Pères et mères, n'oubliez jamais que c'est la bonne éducation qui seule peut conduire à la vertu, qui seule est capable de procurer le bonheur. Les autres biens ont toute la fragilité de la nature humaine, et méritent peu d'être recherchés. L'éducation seule est divine, seule elle est immortelle.

Faites-vous aimer de vos enfants, si vous voulez qu'ils vous écoutent.

Soyez bons, et ils vous aimeront. L'affection crée l'affection et gagne les cœurs.

Ne vous lassez jamais de leur curiosité; elle est pour eux le chemin de la science.

Répondez à leurs questions avec bienveillance et clarté, et ils vous consulteront toujours.

Ne les trompez jamais, redressez leurs erreurs, et ils auront confiance en vous.

Si votre élève s'égare, l'amour seul vous donnera la puissance de le ramener dans la bonne voie; s'il ne vous aime pas, vous ferez de vains efforts, et il vous échappera.

Sachez bien que ce qui forme le cœur des enfants, ce sont les exemples qu'ils ont sous les yeux plutôt que les leçons qui frappent leurs oreilles.

Accoutumez vos élèves à être affables et polis, car

rien n'est plus désagréable que le manque d'amabi-
lité.

Faites-leur horreur de prononcer des paroles malhon-
nêtes : « Le discours, disait Démocrite, est l'ombre des
actions. »

On doit prendre garde de rebuter l'enfant en le pres-
sant trop d'apprendre, en le punissant, et surtout en
l'humiliant. La contrainte ne peut produire que le dégoût de la science, en inspirant de l'éloignement pour
ceux qui la communiquent.

Ne souffrez jamais qu'un enfant reste oisif. Entrete-
nez sans cesse, par des occupations variées et en rapport
avec son âge, l'activité de son corps et de son esprit.

Soyez convaincu que si votre jeune disciple ne comprend pas, c'est presque toujours parce que vous vous
expliquez mal.

La vie des enfants doit être simple, calme, régulière.
On doit varier leurs occupations et chercher à les leur
rendre agréables. La raison veut qu'on ne leur donne
pas plus le goût des vêtements luxueux que des aliments recherchés. « Que la vie des enfants soit frugale,
dit Sénèque, que leurs vêtements soient simples et, en
tout, semblables à ceux de leurs camarades. »

Un enfant doit être toujours gai, vif et content. S'il
n'en est pas ainsi, il faut en accuser ceux qui le diri-
gent, et certainement ils s'y prennent mal.

Une des plus grandes préoccupations des parents doit

être de préparer un avenir à leurs enfants et de leur
choisir une carrière.

Assurément l'espèce humaine est une, mais dans
cette unité il y a des différences dont le nombre, à proprement parler, est égal à celui des individus. Car en
même temps que les facultés humaines sont égales en
chaque être particulier par leur nature et leur nombre,
elles diffèrent tellement par leur force et leur groupe-
ment autour de l'une d'elles qui domine les autres et
détermine le caractère, qu'on est en général plus frappé
des différences et inégalités que des analogies.

Une éducation habilement dirigée peut modifier les
différences qui séparent les hommes, mais jamais elles
ne peuvent être complétement effacées. Le cultivateur
ne recherche dans les plantes que les propriétés qui y
sont naturellement prédominantes; il ne va pas demander du sucre à celle qui ne peut fournir que des
fibres textiles, ni de l'huile à celle qui ne contient que
de la fécule. Pourquoi donc, quand il s'agit de l'homme,
négligeant les facultés innées, les prédominances naturelles, prétend-on si souvent créer par l'éducation des
aptitudes étrangères à sa nature pour lui confier plus
tard, dans la société, des fonctions qui ne lui étaient pas
destinées, et pour lesquelles il n'avait pas de véritable
vocation ?

Les aptitudes spéciales sont le fondement naturel de
la spécialité des fonctions que chaque homme est appelé à remplir dans le monde. Il n'est donc rien de

plus digne de l'attention des parents, des maîtres et des
enfants eux-mêmes, car il ne peut arriver à l'homme de
plus grand malheur que de se fourvoyer dans le choix
d'une profession. Quelle plus triste découverte peut-on
faire que de se reconnaître impuissant à satisfaire sa
conscience, en accomplissant tous les devoirs de sa position, parce que les facultés dont on est doué ne sont
pas en harmonie avec elle? Les natures bonnes et dis-
tinguées ne sont pas à l'abri de ce malheur, auquel
leur esprit de soumission les conduit souvent. Combien
de ceux qui près de nous, atteints sans cause apparente
d'une incurable tristesse, passent dans la vie comme des
vaincus qui connaissent leur défaite, sont ainsi frappés
dans la source de la vie, et gardent le secret de ce mal
auquel trop souvent il n'est pas de remède!

Mais, quelle que soit l'importance des aptitudes spéciales et le soin qu'il en faut prendre, elles ne doivent
cependant pas être seules cultivées. Tout en s'occupant
des dispositions prédominantes, on doit encore ne pas
négliger celles qui ne sont que secondaires, toutes les
facultés s'entr'aidant et se prêtant un réciproque appui.
D'ailleurs, les dispositions spéciales n'ont toute leur valeur et ne sont exemptes de danger que lorsqu'elles ne
rompent pas trop sensiblement l'harmonie, car il est
une limite au delà de laquelle on trouve le stérile et dangereux royaume de l'excentricité, limitrophe de celui de
la folie. De plus, les aptitudes spéciales ne se révélant
pas toujours dès l'enfance, ni à la même époque de la

vie, il est prudent de donner à l'éducation générale
tous les soins qu'elle mérite.

Ainsi toutes les facultés de l'homme doivent être cultivées et fortifiées par l'éducation : celles du corps
comme bases de toutes les autres ; celles de l'intelligence
pour la justesse de l'esprit ; et celles du cœur pour la
vertu, la paix de l'âme et le vrai bonheur.

Élever un enfant, c'est présider à la croissance, au
développement graduel de toutes ses facultés, en leur
laissant leur coordination normale, c'est-à-dire en respectant sa personnalité et faisant mûrir tous les fruits
divins dont les germes sont en son âme. Détruire la
nature propre d'un homme pour le transformer en un
être factice, c'est une faute irréparable ; le prendre à sa
sortie du moule divin, toujours divers en sa parfaite
uniformité, et vouloir le jeter en un moule humain
toujours trop étroit et difforme, c'est méconnaître
l'œuvre de Dieu et y porter atteinte ; c'est l'altérer en
voulant la réformer, quand il faudrait seulement veiller
à ce qu'elle se montrât conforme à sa volonté et à ses
desseins.

Nulle connaissance pour cela n'est plus sûre que l'instinct maternel, nul initiateur n'est supérieur à la mère
et ne la peut remplacer, car l'allaitement moral n'est
pas pour elle un devoir moins impérieux, une fonction
moins particulière que l'allaitement physique. Malgré
leurs difficultés, la mère, s'y sentant appelée par Dieu,
accomplit avec bonheur ces fonctions sublimes. Ce fut

Marie qui éleva Jésus et qui « par lui écrasa la tête du serpent; » énergique expression de ce que l'homme dont l'âme a été façonnée et inspirée par la femme peut avoir de puissance pour vaincre le mal.

L'éducation publique prématurée efface souvent dans l'homme le trait caractéristique, détruit sa nature propre. C'est surtout dans les années d'enfance qu'on peut aisément briser dans l'âme humaine la pièce principale, le ressort le plus précieux, le germe de toute son originalité, de toute sa valeur, par conséquent. Alors l'éducateur doit être doux, aimant, tendre et patient, régler son pas sur celui de son élève, s'accommoder à ses forces, posséder le secret de son caractère, s'occuper de l'individu, de son cœur bien plutôt que de son esprit, en un mot avoir les qualités spéciales de la femme, et sortir d'un cœur maternel. Ce qui est déplorable, c'est que l'éducation publique, instrument toujours un peu aveugle et brutal, brise ainsi, quand il est appliqué trop tôt, les natures fines et délicates. Qui pourrait dire combien d'organisations d'élite ont été ainsi perdues à jamais?

Que l'enfant ne soit donc appelé à recevoir la forte nourriture morale de l'éducation publique qu'au moment où sa personnalité sera suffisamment développée, quand le jeu régulier et normal de toutes ses facultés sera assuré, et que déjà elles commenceront à être assez puissantes pour qu'il sache voir, penser et agir conformément aux particularités de sa nature.

Mais que jamais l'influence familiale ne soit interrompue complétement, car la vie pratique du père et de
la mère ne saurait ni trop tôt ni trop souvent frapper les
regards et l'esprit de l'enfant. Ce n'est pas à dire que
les actes qui la composent doivent lui être expliqués,
— l'enfant est observateur : il apprend par ce qu'il voit
autant et plus que par ce qu'on lui enseigne, — s'il est
témoin de la vie exemplaire de son père et de sa mère,
elle influe sur lui et forme son caractère bien mieux que
les plus éloquentes leçons. Rien ne peut remplacer
cette action précieuse de la famille comme moyen d'é-
ducation morale, et il est toujours regrettable que l'enfant qui devrait la subir tous les jours passe de longues
années sans la ressentir.

CHAPITRE V

DU CÉLIBAT

Influence du célibat au point de vue général et au point de vue privé. — Célibat religieux. — Ses dangers. — Anaphrodisiaques. — Vieux garçons et vieilles filles. — Prostituées. — Eunuques. — Veuvage.

I. Le célibat est l'état des gens qui, ayant atteint l'âge nubile ne sont pas soumis au joug du mariage. On doit ranger dans cette catégorie non-seulement ceux qui, entrés en religion, ont fait vœu de garder la chasteté, mais les eunuques, les vieux garçons, les prostituées, les veufs et les veuves.

Considéré à un point de vue général, le célibat est contraire à notre nature et à nos destinées. « Il n'est pas bon que l'homme soit seul » a dit l'Éternel (*Genèse II*, 20) ; appliqué sur une grande échelle, il serait attentatoire à la conservation de l'espèce et en contradiction formelle avec le plus ancien des préceptes que Dieu donna à nos premiers pères : *Crescite et multiplicamini et replete terram ;* croissez, multipliez et remplissez la terre. Mais ce résultat n'est guère à craindre, l'instinct de chacun de nous en est un sûr garant, et c'est avec raison qu'un moraliste a pu dire en ce sens : « Partout où il se trouve une place où un homme et une femme peuvent vivre commodément, il se fait un mariage[1]. » Cependant les lois des anciens peuples, tendaient toutes à faire considérer le célibat comme abject.

Les Spartiates instituèrent une fête où ceux qui n'étaient pas mariés étaient fouettés par des femmes comme indignes de servir la république et de contribuer à son honneur et à ses progrès. Les lois de Lycurgue n'étaient pas moins rigoureuses ; elles excluaient les célibataires des emplois civils et militaires ; ils étaient même, comme les Spartiates, exposés tous les ans à une petite cérémonie assez désagréable. Les femmes de Lacédémone allaient les prendre chez eux, le premier jour du printemps, les conduisaient au temple de Junon en les accablant de plaisanteries, et leur donnaient le fouet au pied de la statue de cette déesse. Les anciennes lois de Rome cherchèrent pareillement à déterminer les citoyens au mariage. César donna des récompenses à ceux qui avaient beaucoup d'enfants ; il défendit aux femmes qui avaient moins de quarante-cinq ans, sans mari, ni enfant, de porter des pierreries et de se servir de litière. On trouve dans notre histoire, sur le même sujet, les célèbres ordonnances de Louis XIV. « Nous voulons, dit

---

[1] MONTESQUIEU, *l'Esprit des lois*.

le grand roi, que dorénavant tous nos sujets taillables
qui auront été mariés avant, ou dans la vingtième année
de leur âge, soient et demeurent exempts de toutes
contributions ou tailles, impositions et autres charges
publiques, sans y pouvoir être compris ni employés,
qu'ils n'aient vingt-cinq ans révolus et accomplis.
Comme aussi voulons que tout père de famille qui aura
dix enfants, vivants, nés en loyal mariage, non prêtres,
religieux ni religieuses, soit et demeure exempt de la
collecte de toute taille et autres impositions, guet, garde
et autres charges publiques. Voulons que les gentils-
hommes et leurs femmes, qui auront dix enfants, jouissent de mille livres de pension par chacun an, et ceux
qui en auront douze, deux mille livres. »

Au point de vue individuel le célibat offre également
plus d'inconvénients que d'avantages.

Il est nécessaire que l'homme obéisse aux lois de la
nature, pour que l'équilibre des fonctions, d'où résulte
la santé, s'établisse. La continence absolue est une déso-
béissance aux lois de Dieu et en quelque sorte une impiété.

En général, les gens mariés vivent plus longtemps
que les célibataires. Suivant Casper, dans un temps donné,
sur 100 personnes mariées, il en meurt 3, tandis que la
mortalité s'élève au chiffre de 31 pour le même nombre
de personnes non mariées. Hufeland affirme de même
que jamais un célibataire n'a passé cent ans.

Ce n'est pas non plus sans raison qu'on accuse le célibat de développer l'égoïsme, d'exposer aux passions

basses, brutales et contre nature. « Chez les femmes, dit M. des Vaulx[1], le défaut de satisfaction des besoins physiques et moraux de l'amour entraîne souvent la perte de la fraîcheur, de l'embonpoint, de l'énergie musculaire; une sorte de chlorose lente les consume, et l'on peut établir en thèse générale que s'il y a quelques maladies qui s'aggravent chez elles sous l'influence des devoirs du mariage, il y en a un nombre triple que le célibat fait naître ou développe; chez l'homme, le célibat met non-seulement obstacle à la satisfaction de désirs souvent impérieux, mais il l'entraîne dans les cabarets, les tripots, les lieux suspects, et on peut se convaincre, en consultant les statistiques criminelles, qu'il fait naître en lui la pensée du suicide, du meurtre et du duel, et l'éloigne des idées religieuses et des sentiments de tolérance.

II. Célibat religieux. — Sans doute le christianisme a vanté l'état religieux dans lequel le célibat est prescrit. Mais il n'appelle à cet état que le petit nombre des parfaits, et si l'Église désigne comme bienheureux ceux qui vivent comme les eunuques, en beaucoup d'autres endroits on y fait l'éloge du mariage et saint Paul y exhorte particulièrement ses disciples.

Le christianisme né au sein de la grossière antiquité, où les femmes n'étaient considérées que comme des in-

---

[1] *Guide pour le traitement des maladies vénériennes à l'usage des gens du monde.* 1 vol. in-32, avec planches coloriées. Prix : 1 fr.

struments de volupté, les proscrivit comme il proscrivit l'intempérance et le luxe ; il les proscrivit en leur qualité d'attaches matérielles et parce qu'il voulait dégager les hommes du bourbier de la terre et leur faire de nouveau lever les yeux vers le ciel ; il recommande la chasteté du corps, parcequ'elle lui semble l'indispensable garantie de celle du cœur.

Le détachement du monde périssable et l'attachement immédiat au monde parfait et éternel, voilà la doctrine du Christ.

Le monde a besoin du concours de deux ordres divers d'existence. Soumis, d'une part, à vivre pleinement dans le présent, il est soumis aussi à marcher constamment vers un avenir nouveau. Ceux qui sont destinés à présider à sa marche, les guides de cette caravane de l'humanité, n'ont-ils pas des devoirs nouveaux qui seraient incompatibles avec ceux qu'impose le mariage ? C'est précisément ce qui a lieu et ce qui assure la sainteté des paroles de Jésus-Christ.

Voyez, en effet, tant de grands hommes qui, par leurs efforts, ont contribué à faire arriver le genre hmain au point où il est aujourd'hui ; imaginez pour un instant que leur indépendance soit changée ; donnez-leur charge de femmes et d'enfants, l'orbite superbe de leur vie s'infléchit aussitôt vers un centre nouveau ; des intérêts d'un ordre secondaire jusqu'alors se font jour jusqu'à eux, et leur imposent obéissance. Ils ont une famille et leur devoir de chef est de l'abriter et de lui élever de leurs mains une maison; ils ont des enfants, et leur devoir de père est de songer à la sûreté de leur existence, de développer leur éducation, de préparer particulièrement leur avenir. Il ne leur est plus permis de considérer l'humanité face à face, et un intermédiaire qui a droit aussi de réclamer leur dévouement s'est installé entre elles et eux.

Au reste, de l'avis de tout le monde, la continence entretient la vigueur dont notre esprit a besoin pour l'étude.

L'homme qui a du sperme en résorption dans son économie est sous l'empire d'un puissant tonique, et jamais il n'est aussi apte aux grandes résolutions et aux pensées élevées que quand il a économisé au profit de son intelligence.

Caton disait que si les hommes étaient sans femmes, ils converseraient avec les dieux.

Dans le but de conserver leur vigueur corporelle, les athlètes se condamnaient à la continence.

Nul doute que le célibat imposé aux ministres des différents cultes n'ait eu pour but de maintenir leur intelligence à la hauteur de leur mission.

Comme on reprochait à Épaminondas d'être sans enfants : « Les victoires de Leuctres et de Mantinée, répondit-il, sont mes deux filles. »

Diogène se présenta aux jeux Isthmiques couronné de sa propre main, et se proclama lui-même vainqueur de l'ennemi le plus redoutable à l'homme : *la Volupté*.

Depuis le divin exemple donné par Jésus, le nombre des célibataires voués à la continence s'est multiplié. On cite parmi les plus célèbres Origène, saint Chrysostome, saint Benoît, saint Bernard, Bossuet, Descartes, Newton, etc.

Mais l'exemple des saints même devrait servir de leçon à ceux qui, en si grand nombre, s'engagent chaque jour imprudemment, et dans la force de la jeunesse, dans l'état religieux.

« Je trouve plus aisé de porter une cuirasse toute la vie qu'un pucelage, » dit Montaigne.

Les célèbres tentations de saint Antoine, tourmenté au milieu du désert par le satyriasis et les hallucinations de toutes sortes, sont connues de tout le monde.

Qui de nous n'a présent à l'esprit ce saint Jérôme qui, né avec une âme de feu, passa quatre-vingts ans à écrire, à se combattre et à se vaincre, dont les mœurs furent probablement plus austères que les penchants, et qui, retiré en Palestine, étant encore poursuivi par ce qu'il avait quitté, tourmenté sous la haire et dans le calme des déserts, entendait retentir à ses oreilles le tumulte de Rome ?

Buffon a publié dans ses œuvres le mémoire qui lui fut adressé par un curé qui, né avec un tempérament érotique, sut résister aux conséquences de son organisation, mais non sans de terribles luttes.

« Il n'est pas en mon pouvoir, dit Luther, de n'être point homme ; il n'est pas non plus en ma puissance

de vivre sans femme, et cela m'est plus nécessaire que
de boire et de manger. »

Cette parole du célèbre hérésiarque mérite d'être profondément méditée. Je ne doute pas qu'il y ait des personnes pour lesquelles la continence est absolument
impossible, et ce nombre est fort grand.

Dans la plus grande partie des couvents, on étudie
plus le moral que le physique des novices, et c'est
presque toujours l'opposé qu'il faudrait faire. Les longues lectures, les méditations, les prières, la solitude,
peuvent donner le désir de la vie du cloître et le mépris
du monde, mais les passions du tempérament ne s'y dé-
truisent point. Elles minent peu à peu l'économie animale et accélèrent les infirmités d'une vieillesse hâtive.

C'est alors qu'on voit apparaître le cortége douloureux des tristes infirmités dont les cloîtres sont le séjour de prédilection : les hallucinations des succubes et
incubes, les apparitions, l'hystérie sous toutes ses formes.

On sait qu'Eusébie, femme de l'empereur Constance, mourut victime de sa chasteté ; le prince
Casimir, fils du roi de Pologne, éprouva le même sort.
De Lignac cite deux observations de jeunes religieux
qui, continuellement tourmentés par les besoins de la
chair, détruisirent en eux les signes de la virilité sans
pouvoir amortir le feu d'une imagination lubrique[1].
Hoffman nous a conservé l'histoire d'une religieuse qu'on

---

[1] De Lignac, *de l'Homme et de la femme*.

ne pouvait tirer du paroxysme hystérique qu'en simulant le congrès amoureux, et Tissot cite l'exemple d'une pauvre fille qui, dévorée par le feu de la concupiscence et conservant son âme pure avec une force étonnante, était sujette à des pollutions, même dans le temps qu'elle gémissait de ses malheurs au pied d'un confesseur décrépit et dégoûtant[1]. Cabanis, Esquirol, Leuret, assurent que le plus grand nombre des fous et des folles fournis par les couvents sont érotiques. Hecquet rapporte que beaucoup de *convulsionnaires* lui ont avoué avoir éprouvé de vives sensations vénériennes pendant leurs convulsions, et Bossuet, parlant des hallucinations des ascètes, les appelle également des extravagances amoureuses.

Que dira-t-on après de pareils exemples, de ces électuaires de virginité, ces opiats de sagesse, dont on trouve les formules dans chaque couvent? Qu'est-ce que l'*agnus castus* auquel les dames d'Athènes donnaient à garder leur chasteté, en en tressant des guirlandes autour de leur lit; le *nénufar*, auquel les Turcs ne craignent pas de recourir pour produire l'effet opposé à celui que lui demandent nos dévots; la *laitue*, qui doit surtout sa réputation à ce que, au rapport des poëtes, Vénus, voulant oublier ses amours illicites, ensevelit son cher Adonis sous ses feuilles; le *camphre* qu'on faisait sentir et mâcher aux moines, au rapport de Scaliger,

---

[1] Voir, pour plus amples renseignements, la thèse sur *la Virginité laustrale*, par Rencaume.

pour éteindre le cri de la nature, en leur répétant ce fameux vers :

Camphora per nares castrat odore mares,

et qui a tout au plus le mérite de faire tomber la gorge des femmes et d'apaiser les érections chez l'homme, sans agir le moins du monde sur le tempérament ; le *nitre*, réputé aphrodisiaque chez nous, mais que les anciens célébraient comme fécondant, et auquel Sénèque et Pline attribuent la fécondité des Égyptiennes ; la *fustigation*, que tant de vieux libertins emploient au contraire pour raviver une vigueur éteinte ; enfin la *saignée*, qui a pu faire des chlorotiques, mais n'a jamais mené personne en paradis.

Laissons donc le célibat à ceux dont la *vocation* est de servir directement et exclusivement le genre humain, considérons-le comme un vœu de fidélité envers ses intérêts ; cette condition est la seule qui puisse le rendre honnête, et le mettre au-dessus des atteintes de la réprobation publique. Mais rappelons-nous qu'il mérite ou le blâme, ou l'honneur, et qu'entre ces deux extrémités on ne saurait lui donner place nulle part, car c'est un état qui ne convient et n'appartient qu'aux grandes âmes.

Ce n'est point en ceux qui sont dignes de se tenir dans les rangs de cette cohorte sainte que germera jamais l'amour de la débauche et de l'iniquité. Ce ne sont point eux qui se plaisent à partager l'opprobre des virginités brisées et couchées dans la fange ; ce ne sont point eux qui feront métier de distribuer la souillure au front des mariages ; ce n'est point sur eux que tombera jamais le nom de corrupteurs du monde.

III. Vieux garçons. — Mais sur quelle raison se fondent les célibataires laïques pour se tenir en dehors de l'usage commun? Demandent-ils, comme les solitaires de la Thébaïde, à demeurer sans distractions, seul à seul avec Dieu? Demandent-ils, comme ces guerriers antiques marqués pour l'expiation, de demeurer libres de se précipiter à tout instant, tête baissée, dans la mort pour le salut de leur patrie? Non, ni Dieu, ni la patrie ne vivifient leur âme; sommez-les dans leurs derniers retranchements, et presque partout vous ne trouverez que l'égoïsme. Ce n'est point une prédominance des affections supérieures qui les enlève de vive force au-dessus des affections domestiques; c'est une faiblesse de cœur qui ne permet pas même à leurs sympathies de s'élever jusqu'à cette hauteur. Délivrés des devoirs du mariage, ils ne sont que plus effrénés dans la licence de leurs amours. Ils ne vivent que de désordres et de corruption; l'adultère et la prostitution, ces deux fléaux marchent devant eux comme deux mauvais anges, et leur ramassent dans la foule le cortége qu'ils demandent. Que la honte pèse donc sur eux comme elle pesait sur les stériles durant l'antiquité, et que l'opinion publique les étouffe!

IV. **Vieilles filles**. — Il m'en coûte de parler des vieilles filles, car personne n'est mieux persuadé qu'elles de l'irrégularité de leur état, et en général c'est contre leur gré qu'elles sont restées célibataires. C'est surtout à elles que s'applique l'adage antique : « L'hymen retarde la vieillesse. » Croire que la virginité conserve la fraîcheur du teint est une funeste erreur dont les vieilles filles sont les victimes. Une fille qui reste vierge après avoir atteint le développement complet de son physique ne tarde pas à être assaillie d'une foule d'indispositions, d'éruptions cutanées, de vapeurs, mortelles ennemies de sa beauté. Sa fraîcheur décroît, ses charmes se fanent, et sa santé s'altère à mesure qu'elle tarde à remplir le but de la nature. Au contraire, la femme mariée, celle surtout qui a conçu, puise une nouvelle fraîcheur dans les plaisirs dont la vierge est sevrée, et tandis que l'une, brillante fleur épanouie, reçoit du mariage le développement de toutes ses facultés, l'autre, d'humeur difficile et toujours affligée de malaises divers, traîne une vie languissante et inutile, sans aimer et sans être aimée.

V. **Prostituées**. — Quant aux prostituées, qu'en dirai-je qui n'ait déjà été dit cent fois, sinon que leur nombre d'aujourd'hui dépasse celui d'hier, et que cette lèpre tend constamment à s'étendre? L'excès de misère, le dénûment absolu, l'abandon, souvent la paresse et un naturel pervers, sont les causes qui portent tant de jeunes filles à recruter cette honteuse cohorte. On compte à Paris seulement plus de dix mille prostituées. Si les malheureuses que l'aveuglement entraîne sur cette pente rapide, qui commence à la femme entretenue pour finir au lupanar, pouvaient connaître et voir comme en un tableau la fin de leurs pareilles, il n'est pas douteux qu'elles reculeraient d'épouvante, et que, déchirant les toilettes banales sous lesquelles elles s'imaginent cacher leur déshonneur, elles iraient demander au travail, à la vie de famille, les ressources que la société ne refuse qu'à l'oisiveté et à l'inconduite.

Le libertinage de la femme, comme l'a si bien établi Parent-Duchâtelet, ne se borne pas à corrompre les sources de la procréation, il dispose à la folie. Les relevés dressés par Esquirol démontrent que les prostituées fournissent à la Salpêtrière le vingtième du nombre des folles; il conduit à la criminalité. Vingt-quatre sur cent, parmi les femmes qui passent en cour d'assises, ont violé la loi de la pudeur antérieurement aux poursuites de la justice. Il est presque fatalement l'origine de l'infection syphilitique, dont les suites sont si terribles. En dix ans, Paris a fourni trente mille prostituées atteintes de syphilis. Enfin, il n'est point de fléau qui ne s'abatte sur ces malheureuses, en attendant qu'une vieillesse honteuse, en leur enlevant leurs funestes attraits, ne les réduise à mourir de misère en pleurant leurs égarements passés.

VI. Eunuques. — Il me reste un mot à dire sur les eunuques. On appelle ainsi, comme chacun sait, ceux qui ont été privés des organes de la génération par une opération sanglante. C'est en Orient que cette pratique honteuse a pris naissance. Dans la Rome dégradée des Césars les castrats étaient fort recherchés. Cette coutume s'est maintenue en Italie jusqu'en ces derniers temps, et elle existe encore chez toutes les castes mahométanes. Parmi nous on en a peu d'exemples[1].

Chez la plupart de ces malheureux, l'appareil sexuel, même lorsqu'il a été retranché en totalité ou en partie, laisse après lui une sorte de traînée. C'est ainsi que les eunuques, ceux surtout qui ont été opérés après la puberté, conservent une ombre indestructible de virilité; aussi les désirs vénériens ne sont-ils point absolument éteints en eux. — « Chaste par nécessité, je n'en ressens pas moins toute la violence des passions ; et l'image de Vénus dans les bras de Mars tourmente mon imagination[2]. » — Roussel dit à propos de l'eunuque : « Le malheureux voit encore en lui, sinon le bonheur, du moins l'image du bonheur. Il tourne en frémissant autour de ce fantôme. En effet, l'impulsion primitive que nous recevons de la nature ne s'efface jamais et subsiste indépendamment des accidents que notre corps peut éprouver[3]. »

Non-seulement ils sont habituellement très-laids,

---

[1] CLAPARÈDE, *de la circoncision, ce son importance dans la famille et dans l'État.* 1 vol. in-4°, avec planches teintées. Prix : 1 fr.

[2] SHAKSPEARE, *Antoine et Cléopâtre.*

[3] ROUSSEL, *Système physique et moral de la femme.*

mais leur état moral répond à leur laideur physique ; il semble, dit Virey, qu'on leur ait coupé les nerfs de la pensée, etc. »

Le plus célèbre exemple de cette mutilation est celui d'Origène. Ce grand écrivain cherchait une existence aussi pleinement détachée de la terre et sacrifiée à Dieu qu'elle eût pu l'être par la mort. Il aurait voulu vivre dès ce monde comme ces chérubins du trône de l'Éternel qui ne vivent que d'esprit et ne sont eux-mêmes que réflexion de l'esprit. Du moins prit-il à tâche de chasser loin de lui, à force de volonté, toute préoccupation de cette matière dans laquelle il se sentait comme incarcéré. Entraîné par une ambition démesurée d'affranchissement et aveuglé par les fausses idées des platoniciens et des orientaux sur la réprobation du corps, il glissait à la suite des ascètes sur les pentes fatales de l'inhumanité. — Il lui restait à triompher de celui de tous nos instincts qui est le plus vivace, le plus sauvage, le plus impérieux. Par quel moyen faire taire ce tigre ? Si on l'écoute, il envahit ; si on le refuse, il s'exaspère, s'exalte et fait vacarme dans l'esprit : la liberté n'a pas de plus cruel ennemi. Combien Origène, du naturel ardent dont il était, dut souffrir de ses attaques ! que de fois il dut s'écrier avec saint Paul : « *Qui me délivrera de ce malheureux corps de mort !* » Désespérant de terrasser la chair par l'esprit, il se résolut à la tuer par elle-même en l'arrachant et la jetant hors de lui.

Cet acte est tout à fait culminant dans la vie d'Ori-

gène. En même temps que toutes ses infortunes s'y rat-
tachent, on peut y ramener, d'une certaine manière,
toute sa doctrine philosophique et religieuse, écrite ainsi
de sa main sur sa personne. En effet si ce corps avec
lequel nous vivons n'est, comme l'enseignent les platoniciens, qu'une prison dans laquelle notre âme se do-
lente, quelle raison opposer au captif qui cherche à s'y
donner un régime moins dur, surtout s'il ne veut qu'obtenir par là plus de facilité dans ses rapports avec
Dieu ? La tradition chrétienne venait confirmer cette
doctrine, il voyait dans l'Évangile : « Si ton œil droit se
scandalise, arrache-le et jette-le loin de toi ; il vaut
mieux perdre un membre que de mettre tout son corps
dans l'enfer. » Bien plus, dans un autre discours, Jésus,
comme pour compléter celui-ci et n'y laisser aucun
nuage, entrait à découvert dans la question même : « Il
y a, disait-il, des hommes qui sont eunuques dès le sein
de leur mère ; il y en a d'autres qui sont faits eunuques
par les hommes ; il y en a enfin qui se sont faits eunuques eux-mêmes en vue du royaume du ciel : que celui
qui peut comprendre comprenne. » Plus tard, Origène
avoue que c'est ce passage qui l'a trompé, d'autres
autorités encore s'y joignant, entre autres cette sen-
tence de Sextus : « Quelle que soit la partie de ton
corps qui te porte à l'intempérance, rejette-la loin
de toi, car il vaut mieux vivre dans la chasteté, privé
d'une partie de son corps, que vivre dans l'impureté
en conservant cette partie. »

Enfin, outre la séduction des paroles, il avait la séduction plus entraînante des exemples. Beaucoup de chrétiens, comme il l'indique, soit de son temps, soit avant lui, même des sectes entières, avaient poussé le fanatisme jusqu'à pratiquer en effet cette circoncision redoutable. Il se laissa donc aller ; et bouleversé par les passions, sollicité par le zèle du travail et par la dévotion, égaré à la fois par Platon et par Jésus, cherchant, comme dit saint Épiphane, à fuir l'incendie, il porta sur lui une main téméraire et se donna un autre corps que le commun des hommes.

Qu'Origène se soit repenti plus tard de son emportement, c'est ce dont il n'est pas permis de douter. Ainsi, dans ses Commentaires sur saint Matthieu, à propos du texte que nous avons cité tout à l'heure, il écrit : « Nous n'aurions pas passé tant de temps à réfuter l'erreur de ceux qui veulent que ce genre de castration soit entendu charnellement, si nous n'avions trouvé des personnes qui ne craignent point de l'entendre de cette manière, si nous n'en avions même vu qui d'une âme trop ardente, pleine de foi, à la vérité, mais en dehors de la raison, ont eu l'audace d'aller jusqu'à cette action téméraire. » Il saisit cette occasion de mettre les fidèles en garde contre ce funeste et illusoire remède, la nature trouvant toujours bien moyen de se revancher avec d'autant plus de violence qu'on lui en a fait à elle-même davantage. Combien il souffrit peut-être, dans ces terribles luttes, au delà de tout ce qu'il avait souffert auparavant, c'est ce qu'il semble permis d'inférer d'un passage où il décrit, comme par expérience, ce triste état dans lequel la surabondance de la vie, détournée de son cours et se rabattant au cerveau, y engendre plus de transports et de folies, que, dans l'état normal, l'organisation la plus ardente ne l'eût jamais pu faire.

Il y avait près de vingt-cinq ans qu'Origène vivait ainsi, privé de sexe. Le monde ignorait son état, car il avait eu la précaution de le tenir aussi caché que possible. En passant à Césarée, il est ordonné prêtre par surprise par Théotiste, évêque de cette ville, et saint Alexandre, évêque de Jérusalem. A cette nouvelle l'évêque d'Alexandrie, autrefois si bienveillant pour Origène, s'emporte avec violence et entame une guerre sans miséricorde ; il attaque l'ordination de Césarée, la déclare contraire aux canons, entachée de nullité.

La raison invoquée par lui pour faire rejeter Origène comme indigne de la lieutenance du Christ sur la terre, c'est que l'humanité était outragée dans Origène. Comment, en effet, celui qui avait porté atteinte à cette forme humaine que le christianisme déclarait ressuscitée du tombeau dans la personne de Jésus et transportée dans le ciel à la droite du père, aurait-il pu être agréé par Dieu pour le service de ses autels ? Son corps n'était-il pas devenu en quelque sorte un blasphème vivant ?...

C'est une assez belle mesure de la valeur d'Origène

qu'une moitié de la terre ait considéré cette action comme assez capitale pour appeler l'anathème sur un homme aussi grand et pour déterminer l'annulation d'un sacrement conféré d'ailleurs suivant toutes les formes canoniques. S'il est vrai qu'il n'y avait encore à cette époque aucune décision ecclésiastique dont on pût arguer légalement contre Origène, la grandeur de l'impression causée par un tel attentat dans tout l'Occident ne s'en manifesta que mieux, puisque de lui-même, par l'effet de ses instincts, tout l'Occident se souleva contre le mutilé. Plus tard le concile de Nicée jugea nécessaire de légiférer sur cette question et de rédiger un canon spécial, pour déclarer l'intégrité sexuelle indispensable à la régularité du sacerdoce. Le monde romain a donc bien mérité du genre humain en rejetant cette croyance sur l'Orient qui l'avait vue naître dans des temps de décadence et en nous délivrant ainsi, malgré Platon, de ce faux spiritualisme qui ne se peut soutenir qu'en faisant injure à la terre.

VII. Veuvage. — Un mot encore sur le veuvage. Quelquefois la mort vient séparer prématurément les deux êtres que l'amour avait unis. Celui des deux compagnons qui survit à cette triste et fatale séparation se retrouve-t-il, quand l'union est brisée, dans les conditions qui en ont précédé la formation? Non sans doute, et l'amour survit à la mort quand il a été vrai, et qu'il

a eu pour séjour une âme grande et forte. A la vérité,
on ne peut faire du veuvage une règle stricte, et l'on
voit tous les jours dans la société des conditions qui ex-
cusent et légitiment de nouvelles alliances. Mais « on
n'est avec dignité épouse et veuve qu'une fois[1], et le
veuvage seul convient à un grand cœur que l'amour a
rempli : « Je conserve vivante dans mon sein l'image
de ta pureté, » dit Dante à Béatrix. « J'aimais sa vertu
qui vit encore, » dit Pétrarque. Enfin, la mère de saint
Jean Chrysostome écrit à son fils ces belles paroles :

« Mon fils, Dieu vous rendit orphelin, et me laissa
veuve plus tôt qu'il n'eût été utile à l'un et à l'autre.
Il n'y a point de discours qui puisse vous représenter
le trouble et l'orage où se voit une jeune femme qui ne
vient que de sortir de la maison paternelle, qui ne connaît point les affaires, et qui, le jour même où la volonté
divine la plonge dans la plus grande désolation qui soit
au monde, se voit forcée de prendre de nouveaux soins
dont la faiblesse de son âge et celle de son sexe sont
peu capables. Il faut qu'elle se garde des mauvais traitements de ses proches, qu'elle supplée à la négligence
de ses serviteurs, se défende de leur malice, qu'elle
souffre constamment les injures des partisans, l'inso-
lence et la barbarie qu'ils exercent dans la levée des
impôts. Malgré tous ces maux, mon fils, je ne me suis
point remariée ; je suis demeurée ferme parmi ces ora-

---

[1] J. JOUBERT, *Pensées, Essais et Maximes.*

14.

ges et ces tempêtes, me confiant à la grâce de Dieu, résolue de souffrir tous ces troubles du veuvage, et soutenue par une seule consolation, la joie de vous voir sans cesse, mon cher enfant. »

Nous ne mettons donc point les veufs et les veuves au rang des vieux garçons et des vieilles filles. Nous ne blamons point ceux qui se remarient, mais nous respectons la douleur de ceux qui conservent éternellement dans leur cœur le deuil de ce qu'ils ont aimé. Presque toujours, du reste, le mariage a laissé des rejetons, et les soins que demandent ces douces images de la personne aimée sont une occupation suffisante pour éloigner du cœur et de l'esprit les tentations et les instincts pervers qui tourmentent les célibataires.

DEUXIÈME PARTIE

IMPUISSANCE ET STÉRILITÉ

—

La fonction de reproduction se compose dans chaque sexe d'un acte animal ou de relation, le rapprochement, et d'une action organique ou interne, la génération, également indispensable à la procréation de l'enfant. C'est en se basant sur cette distinction que la plupart des physiologistes ont nommé *impuissance* l'état morbide qui, chez l'homme ou chez la femme, s'oppose au rapprochement des sexes, et *stérilité*, celui qui met obstacle à la fécondation. Cette division est très-logique, mais il est difficile de la suivre dans un livre de la nature de celui-ci, sans s'exposer à des redites fatigantes pour le lecteur ; c'est pourquoi j'y ai renoncé.

On n'en trouvera pas moins dans cette partie de mon travail tout ce qui a rapport aux causes, aux effets et au traitement des obstacles de toute nature qui font qu'un couple, souvent jeune, vigoureux, et en apparence doué de toute l'énergie vitale nécessaire à la reproduction, se trouve dans l'impossibilité d'avoir des enfants, et demeure privé de la plus grande joie de la famille.

Une maison sans enfants a longtemps été regardée comme un opprobre et une malédiction du ciel. Dans les cultes des anciens peuples, les femmes aimaient mieux fouler aux pieds les lois de la pudeur que de demeurer infécondes. Chez nous on en a vu, jusqu'en ces derniers temps, recourir dans le même but à de longs pèlerinages où la vertu fécondante ne venait pas toujours du saint que l'on invoquait. Les lois de nos aïeux accordaient le divorce aux unions stériles, et il a fallu arriver à une époque de décadence et de corruption comme la nôtre pour rencontrer des femmes qui redoutent de devenir mères.

Comme il n'y a qu'un pas du précepte à l'abus, il fut un temps où toutes les fois que le but du mariage ne pouvait être atteint on prononçait sa nullité. Alors une femme, pour trouver un prétexte de divorce, n'avait qu'à accuser son mari d'impuissance. On avait recours à l'épreuve du *congrès*, usage qui consistait à faire rendre par un mari, devant plusieurs témoins, le devoir conjugal à son épouse. C'était une probation dans laquelle, sur mille hommes, un seul peut-être était en état de se montrer victorieux. Croirait-on que cette absurde coutume subsista en France jusqu'en 1677, époque où elle fut abolie par arrêt du parlement, à propos du congrès de messire René de Cordouan et de Marie de Saint-Simon, dont le détail se trouve au long dans l'ouvrage de de Lignac?

Nous étudierons dans les cinq chapitres suivants : 1° *la conformation vicieuse des organes ;* 2° *la syncope génitale ;* 3° *l'atonie ;* 4° *les névroses des organes reproducteurs ;* 5° *l'absence ou le vice de composition des germes.*

Pour ce qui est de la vieillesse, l'anaphrodisie à cet âge n'a rien que de physiologique et ne peut être considérée comme une maladie. Chaque âge a ses prérogatives, comme chaque saison a ses fleurs.

Je m'estimerai heureux si la lecture de ces consciencieuses études peut calmer les frayeurs, ou faire renaître l'espérance dans le cœur de quelque mari impuissant ou de quelque femme stérile ; il y a assez de gens qui cherchent à éluder les charges de la vie, il faut rendre honneur et prêter secours à ceux qui désirent rentrer sous les lois de la nature.

« C'est être utile à son siècle et à la postérité, dit de Lignac, que d'indiquer aux hommes les moyens de se régénérer, et jamais la France n'oubliera que Henri II serait mort sans laisser de lui aucun successeur, s'il n'eût eu recours au célèbre Fernel. Ce prince, ayant épousé la duchesse d'Urbin, son mariage fut stérile pendant dix ans, et il était sur le point de la répudier, quand on appela à la cour Jean Fernel, médecin picard, pour traiter la reine. Étant arrivé, le roi lui demanda en souriant : Ferez-vous bien des enfants à ma femme ? Fernel lui répondit sagement : C'est à Dieu, sire, à vous donner des enfants par sa bénédiction ; c'est à vous de les faire, et à moi d'y apporter ce qui est de l'art de la médecine, ordonnée de Dieu pour donner remède aux infirmités humaines. Fernel rendit la reine féconde en donnant à Henri des conseils qu'il suivit avec tant d'exactitude, qu'il devint père de dix enfants. La reine, en reconnaissance d'un si grand bien, donnait dix mille écus à son médecin à la naissance de chacun de ses enfants.

CHAPITRE PREMIER

CONFORMATION VICIEUSE DES ORGANES REPRODUCTEURS

Absence de la verge. — Dimension extrême du pénis. — Vicieuse direction de la verge ou du gland. — Phimosis. — Paraphimosis. — Hypertrophie. — Hypospadias et épispadias. — Maladies de l'urèthre. — Maladies de la prostate. — Maladies de la vessie. — Absence de testicules.—Atrophie des testicules. — Sarcocèle. — Occlusion de la vulve. — Tumeurs. — Éléphantiasis de la vulve. — Absence du vagin. — Rétrécissement du vagin. — Bifidité. — Communication du vagin avec le rectum. — Vice de conformation du col. — Déplacement de la matrice. — Cancer de la matrice. — Absence de la matrice. — Atrophie des ovaires. — Oblitération des trompes. — Hermaphrodisme.

I. Les infirmités de ce genre ne sont point aussi rares qu'on le croit. Si, avant le mariage, par de discrètes observations, les parents cherchaient à s'éclairer sur cette matière, on éviterait bien des unions malheureuses, et l'on exposerait beaucoup moins d'époux ou d'épouses à la terrible alternative d'une vertu héroïque ou d'un public scandale. Les vices de conformation sont plus fréquents chez l'homme que chez la femme. Dans quelques cas, ils sont portés si loin, que la sexualité est douteuse : c'est ce qui arrive aux sujets que l'on nomme improprement hermaphrodites.

Absence de la verge.—La médecine est impuissante devant cette infirmité qui, heureusement, est la plus rare de toutes. Fodéré parle d'un jeune soldat qui, depuis sa naissance, n'avait à la place de la verge qu'un bouton[1]. Schenk et Cattier en ont rapporté d'autres observations. Mais c'est surtout à la suite d'accidents ou de crimes que l'absence de la verge est constatée. Il s'est jugé dernièrement à Bourges un procès dans lequel une servante avait coupé la verge à son maître d'un coup de rasoir. Le même cas s'est présenté plusieurs fois à la suite d'éclats d'obus pendant la dernière guerre de Crimée. La *Gazette des hôpitaux* a raconté le malheur d'un ouvrier qui avait eu le pénis enlevé par la chute d'une fenêtre à guillotine. Vidal (de Cassis) a connu un cordonnier qui, pour calmer les transports jaloux de sa femme, voulut se couper le pénis avec un tranchet, et un autre homme marié qui, ayant contracté une gonorrhée, se trancha la verge au niveau du pubis, dans un moment de désespoir.

On conçoit jusqu'à un certain point que cette infirmité ne soit pas un obstacle absolument insurmontable au rapprochement sexuel et à la fécondation, si d'ailleurs les organes sécréteurs et conducteurs du sperme n'ont pas été endommagés; car il suffit, dans quelques cas, que le fluide séminal ait été déposé à l'entrée des organes génitaux de la femme

____
[1] Fodéré, *Médecine légale.*

pour que la fécondation s'accomplisse; mais ce qui a été dit plus haut de la physiologie de cette fonction suffit pour faire comprendre combien, après de pareilles relations, la conception doit être rare. Le malheureux ainsi conformé est d'ailleurs inhabile, non-seulement à goûter pour son compte, mais à procurer à sa femme les plaisirs du mariage.

Dimensions extrêmes du pénis.— La longueur excessive, la grosseur démesurée ou la petitesse extrême du pénis ont été généralement regardées par les auteurs, sinon comme une cause absolue, du moins comme une raison relative d'impuissance. C'est tout au plus une cause de difficultés dans la copulation, et il suffira de quelques soins pour y remédier. Il serait vraiment malheureux qu'il en fût autrement, car, dans les projets de mariage qui se font tous les jours, ce serait une préoccupation continuelle de la part des futurs, si cet obstacle de la dimension réciproque des parties était insurmontable.

Lorsque la verge est trop longue et va frapper violemment, pendant la copulation, sur les lèvres du museau de tanche, où elle produit une sensation douloureuse, le mari doit se condamner à n'introduire qu'une partie de l'organe. J'en ai connu qui, pour modérer leur ardeur, entouraient la base du pénis d'un bourrelet élastique ou d'un large pessaire.

Quand l'obstacle naît de la différence des diamètres, il n'est que momentané, puisqu'il doit cesser forcément à la première couche. Quelques onctions d'huile feront patiemment attendre le moment où la convenance anatomique devra s'établir.

Le troisième cas est plus grave. On a beau dire que l'exercice amène le développement du membre viril; l'expérience prouve que ce résultat est rarement atteint. Il est vrai que, dans les familles, le nombre des enfants ne semble pas conserver de rapport avec la dimension du pénis paternel ; mais on doit avouer que, pour le mari comme pour la femme, cette anomalie diminue sensiblement la vivacité des plaisirs vénériens. M. Roubaud en cite un cas remarquable chez un étudiant en médecine, originaire d'Amérique[1]. Le docteur Mondat a inventé un congesteur auquel il attribue une action énergique dans le traitement de cette infirmité. Je ne conseillerai à personne de s'en servir avant d'avoir pris l'avis d'un médecin.

Vicieuse direction de la verge ou du gland.—J. L. Petit s'exprime ainsi sur le premier chef : « Un étranger me consulta pour savoir si la mauvaise conformation de sa verge, qu'il avait apportée de naissance, pouvait se réparer, ou si telle qu'elle était elle le rendrait impropre au mariage qu'il était près de contracter. Il avait la verge si considérablement recourbée, que la peau du scrotum lui servait d'enveloppe dans toute sa partie inférieure. Le gland était la seule partie saillante

---

[1] ROUBAUD, *Traité de l'impuissance.*

lors de l'érection, ou plutôt lors du gonflement des corps caverneux et du gland. L'ouverture de l'urèthre était placée à l'endroit de la fosse naviculaire, de manière que, quand il rendait son urine, elle sortait en nappe et mouillait tout le scrotum. Je le jugeai impropre au mariage, et lui conseillai de ne point se rendre aux raisons de ceux qui auraient envie de le délivrer de son incommodité par quelque opération. »

La brièveté du frein donne naissance à des accidents analogues. En tenant le gland recourbé, elle s'oppose à ce que, pendant la copulation, le sperme soit lancé directement vers l'orifice de l'utérus, et c'est une chance de moins pour que les spermatozoïdes pénètrent dans cette cavité où doit se faire leur rencontre avec l'ovule. Mais ici le mal est facilement remédiable. La rupture du frein se fait presque toujours d'elle-même aux premières approches de la femme. Quand il résiste, il suffit de le couper. C'est une opération des plus vulgaires en chirugie.

Phimosis et paraphimosis.—On dit qu'il y a *phimosis* quand le prépuce ne permet pas de mettre le gland à nu. Ce vice de conformation se montre sous différents aspects [1]. Quelquefois il y a adhérence du prépuce et du gland; d'autres fois le gland est mobile dans sa gaîne, mais ne peut en sortir à cause de l'étroitesse de l'orifice préputial; quelquefois, enfin, il y a excès de développement de la gaîne, qui forme au-devant du gland comme

[1] *Traité théorique et pratique des maladies vénériennes,* par le docteur Ed. Langlebert.

un long cylindre comparable à la membrane qui enveloppe les fleurs du poireau avant leur épanouissement.

Dans un travail lu à l'Académie de médecine, M. Fleury a développé les inconvénients et les dangers du phimosis [1]. Les principaux sont : l'amas de matières sébacées irritantes qui s'accumulent entre le prépuce et le gland, sans qu'il soit facile de les nettoyer, et dont la présence est une cause ordinaire d'inflammation (balanite); la formation ou l'arrêt de calculs dont la présence détermine de vives douleurs; la prédisposition aux écorchures pendant le rapprochement sexuel, cause ordinaire des cancers de la verge; enfin la difficulté pour le jet spermatique de franchir deux ouvertures dont l'axe est différent ou peut facilement le devenir, et par suite l'obstacle à l'émission de ce liquide dans les parties profondes du vagin de la femme.

Ces inconvénients n'avaient point échappé aux anciens, et l'usage oriental de la circoncision, adopté comme pratique religieuse par les Juifs et les Arabes, ne paraît pas avoir d'autre origine. C'est encore à la même opération qu'il faut avoir recours dans la plupart des cas de phimosis. Plusieurs procédés ont été inventés par les chirurgiens pour simplifier cette petite opération, qui consiste à enlever complétement la calotte préputiale. Ce n'est pas ici le lieu d'en donner le manuel opératoire.

---

[1] *Bulletin de l'Académie de médecine*, 1851.

Dans les efforts exagérés pour faire sortir le gland de l'orifice d'un prépuce étroit, il se produit quelquefois un étranglement qui porte le nom de *paraphimosis*. On pourrait avoir à redouter la gangrène, si on ne s'empressait de recourir, pour en opérer la réduction, aux lumières de la médecine.

Hypertrophie. — Une maladie assez étrange, dont les anciens ne parlent pas, est l'*hypertrophie du pénis*. Delpech et surtout M. Rigal (de Gaillac) en ont observé des cas remarquables. Dans le sujet traité par ce dernier médecin, l'hypertrophie était devenue un véritable éléphantiasis, et ses dimensions excessives s'opposaient à toute espèce de rapports sexuels. Il est évident que l'ablation seule peut présenter quelques chances de rendre à ceux qui sont affectés de cette bizarre difformité les dimensions naturelles et l'usage de leur membre viril.

Hypospadias et épispadias. — On rencontre chez certains sujets le méat urinaire oblitéré. Il arrive alors que les liquides qui ont parcouru le canal en sortent par une ouverture située sur le trajet du pénis, en un point plus ou moins rapproché des bourses. Quand cette ouverture se trouve à la face inférieure, elle prend le nom d'*hypospadias*, et celui d'*épispadias*, au contraire, quand elle est à la face supérieure de la verge. Dans quelques cas, cette infirmité existe conjointement avec l'ouverture naturelle du méat; dans d'autres, le gland est perforé de plusieurs orifices communiquant profondément ensemble. Ces variétés de la même affection présentent une gravité égale au point de vue qui nous occupe. Elles constituent une cause radicale de stérilité pour le plus grand nombre des médecins ; cependant, Fabrice d'Acquapendente, Franck, Sédillot, Morgagni, Ricord, assurent avoir connu des hypospades dont les femmes étaient devenues mères. Ces différentes infirmités peuvent, dans des cas rares, être guéries, ou heureusement modifiées, par le secours de la chirurgie.

Maladies de l'uréthre. — Je pourrais encore citer, parmi les causes qui s'opposent à la bonne exécution du coït et à l'émission régulière du liquide séminal, plusieurs affections pathologiques fort répandues, telles que les *rétrécissements du canal*, suite ordinaire de l'uréthrite, les *fistules*, les *fausses routes*, les *calculs uréthraux* et les *blessures diverses*. Il n'est pas nécessaire d'une grande attention pour se rendre compte de l'influence que ces divers obstacles peuvent avoir sur la fécondité.

Maladies de la prostate, des canaux et des vésicules. — Il existe dans les observations des anatomistes quelques exemples de vices de conformation de la prostate ; mais ils sont rares relativement à la fréquence des maladies dont elle peut être atteinte. Les plaies de la prostate, ses calculs, les abcès, les fausses routes, l'hypertrophie, l'atrophie, les tubercules, les kystes, sont autant d'infirmités graves qui nuisent non-seulement d'une façon directe à l'accomplissement régulier de la fonction génératrice, mais agissent avec plus ou moins d'énergie sur les conduits éjaculateurs logés dans l'épaisseur de cette glande, et sur les vésicules sémi-nales qui l'avoisinent; en sorte qu'on ne saurait sépa-rer ces trois ordres d'altérations qui ont pour caractère commun d'apporter obstacle à l'excrétion normale du sperme, ou, au contraire, de contrarier les conditions dynamiques par lesquelles s'accomplit la marche de ce fluide en relâchant les sphincters destinés à le retenir temporairement. C'est ainsi que la spermatorrhée et l'aspermatisme peuvent être également le résultat des altérations de ces organes. De la Peyronie cite le cas remarquable d'un homme qui, après avoir été père de trois enfants, fut atteint d'un de ces accidents à la suite d'une gonorrhée dont il avait négligé le traitement; il faisait de vains efforts pour éjaculer le sperme. A l'ou-verture du cadavre, on trouva une cicatrice sur le *veru-montanum*, dont les brides avaient changé la direction des vaisseaux éjaculatoires, de manière que les ouver-tures, au lieu d'être dirigées comme elles le sont natu-rellement vers le bout de la verge, l'étaient dans le sens contraire. On conçoit parfaitement que les désor-dres causés par l'inflammation dans ces régions amè-nent un résultat pareil; il n'est pas rare même de rencontrer des cas dans lesquels l'ouverture des canaux éjaculateurs dans l'urèthre a été complétement obli-térée, et ce désordre explique parfaitement pourquoi tant d'individus sont devenus incapables de féconder leur femme après une simple gonorrhée.

Toutes ces affections ont une gravité incontestable et la médecine ne suffit pas toujours à réparer les désordres causés par la maladie : cependant beaucoup d'entre elles cèdent à un traitement bien entendu.

Maladies de la vessie. — Parmi les maladies de la vessie, la plus grave au point de vue qui nous occupe paraît être l'extrophie, car la *pierre* si fréquente et si pénible pour celui qui en est atteint, l'*hypertrophie*, l'*incontinence*, les *polypes*, les *tubercules* ne semblent pas modifier bien vivement la fonction génératrice. L'*extrophie*, au contraire, est un obstacle capital. Cette difformité, heureusement très-rare, est signalée par une tumeur d'un rouge vif faisant hernie à travers l'abdomen au-dessus des os pubiens. La tumeur est formée par la partie postérieure de la vessie renversée et adhérente ; on conçoit qu'un pareil déplacement ne puisse se faire sans que la verge éprouve une rétraction considérable qui la fait ressembler à un petit tubercule. Mais les désordres ne se bornent pas là : le pénis des extrophiques porte une gouttière à la partie supérieure et c'est dans cette gouttière que se voient la fosse naviculaire, le verumontanum et l'ouverture des canaux éjaculateurs ; tout cela forme un ensemble hideux, incapable de se prêter aux fonctions génitales, quelque désir qui puisse tourmenter les malades. Il est pénible de dire que jusqu'à présent les efforts tentés pour remédier à cette infirmité sont restés impuissants.

Absence des testicules. — On s'est beaucoup préoccupé autrefois du nombre et de l'apparence des testicules : Blasin prétend en avoir rencontré trois sur le même sujet; Page, Fischer, Thurnam, Cabrol, soutiennent avoir eu occasion, après nécropsie, d'en constater l'absence complète ; Blandius et beaucoup d'autres ont rencontré des sujets qui n'en présentaient qu'un seul.

Le mal n'est pas grand dans le premier et dans le troisième cas. A la suite de l'ablation d'un testicule, faite par blessure de guerre, il a été démontré péremptoirement que le monorchide peut parfaitement engendrer, et même, quoi qu'en pense une certaine école, obtenir des garçons et des filles ; il n'est pas rare non plus que les testicules existent sans être apparents ; ils demeurent alors dans l'abdomen et n'en exécutent pas moins une partie de leurs fonctions, quoique leur énergie soit notablement diminuée, ainsi que l'ont constaté MM. Goubaux et Follin ; mais quand ils font défaut, le mal est irréparable, puisque la secrétion ne peut avoir lieu sans la présence de l'organe sécréteur.

Il est vrai que les exemples en sont si rares, que M. Follin a nié l'authenticité des observations sur lesquelles repose cette doctrine. « Étant à Beaucaire, dit à son tour Cabrol[1], je fus appelé, pour avoir advis de moy, par les parents d'un jeune homme de ladicte ville, adgé de vingt-deux ans environ, pour sçavoir si on le marieroit ou si on le feroit d'Église, veu qu'il n'avoit point aucun testicule. Je leur conseillai de le marier, le voyant

---

[1] CABROL. *Alphabet anatomique.*

gaillard, non efféminé; il est encore en vie et a deux enfants de son mariage. » Le conseil de Cabrol est peut-être bien un peu risqué; mais on peut citer à côté de lui l'exemple, rapporté par M. Roubaud, d'un étudiant en médecine qui, désespéré de n'avoir aucun testicule dans les bourses, se suicida, et auquel on trouva retenues près de l'anneau inguinal les deux glandes séminales normalement constituées et remplies.

Atrophie des testicules. — Hunter a parfaitement décrit cette maladie dans l'observation suivante[1] : « Un jeune homme d'environ dix-huit ans qui n'avait jamais eu aucune maladie suspecte a perdu ses deux testicules de la manière suivante ; le 3 février 1776, après avoir patiné pendant quelques heures, sans avoir, à sa connaissance, reçu aucune lésion, il éprouva une violente douleur dans le testicule gauche qui s'enflamma et qui, en peu de jours, acquit un volume considérable. Un chirurgien qui fut appelé auprès du malade employa les moyens de traitement ordinairement usités en pareil cas. L'inflammation et le gonflement se dissipèrent graduellement dans l'espace d'environ six semaines et il ne resta plus qu'un peu d'induration. On appliqua alors un emplâtre mercuriel qui fut abandonné après avoir été porté pendant quelque temps. Depuis cette époque le testicule a continué à décroître graduellement, et maintenant il n'est pas plus gros qu'une fève de marais. Le corps du testicule est entièrement détruit, et ce qui

---

[1] HUNTER, *Traité de la maladie vénérienne.*

reste paraît n'être autre chose qu'une partie de l'épididyme. Cette portion n'est le siége d'aucune douleur, à
moins qu'on ne la comprime ; elle est très-dure et inégale à sa surface. Le cordon spermatique n'est pas le
moins du monde altéré. Le 20 octobre 1777, le malade fut
pris des mêmes symptômes dans le testicule droit sans
cause appréciable et je fus appelé à lui donner des soins;
il fut saigné immédiatement, prit une mixture laxative,
puis une mixture saline avec le tartre stibié. On fit des
fomentations et des embrocations sur le testicule avec
l'esprit de Mindererus et l'alcool. Le 27, on appliqua un
cataplasme de farine de graine de lin arrosé d'eau vé-
géto-minérale; le traitement fut continué jusque vers le
milieu du mois de novembre. L'inflammation se dissipa
et le testicule parut être dans son état naturel. Le 19 décembre, on m'appela de nouveau. Le testicule paraissait
s'indurer et diminuer de volume de la même manière
que l'autre, ce qui affectait vivement le malade; je pres-
crivis quelques pilules de calomel et d'émétique dans
l'espoir d'accroître la secrétion des glandes en général
et de déterminer quelque modification dans le testicule.
Le traitement parut d'abord produire un bon effet, mais
il ne tarda pas à devenir inefficace et le testicule commença à s'atrophier comme avait fait l'autre. Je fus
appelé en consultation avec Adair et Vott, mais nous ne
trouvâmes rien qui pût offrir quelque chance de succès.
Le testicule continua à décroître, jusqu'à ce qu'enfin il
n'en resta plus aucun vestige. »

La cause de l'atrophie peut être ici rapportée à une inflammation d'origine inconnue, mais les pathologistes en admettent plusieurs autres également actives : telles sont les lésions du cerveau et du système nerveux en général, comme l'indiquent les accidents survenus devant Larrey et Wardrop à la suite d'une blessure de tête et d'un coup dans la région lombaire ; la compression, comme celle produite par le varicocèle chez un malade opéré par Vidal (de Cassis), et surtout l'iode si fréquemment employé de nos jours dans le traitement des maladies vénériennes, et celui de la phthisie pulmonaire. M. Roubaud dit avoir eu un malade chez lequel les inhalations de vapeur d'iode avaient amené dans l'espace de six à huit mois la fonte totale des testicules. Chez lui l'impuissance était complète et la stérilité absolue. J'ai eu occasion de constater le même fait chez un officier qui s'était soumis à un traitement d'iodure de potassium pour une vérole imaginaire. Il ne perdit pas complétement ses facultés viriles, mais trois mois d'ioduration à une dose pourtant assez faible avaient suffi pour les diminuer très-sensiblement et pour opérer sur ses testicules une réduction de volume de moitié.

Quand un seul testicule est atteint, le pronostic peut consoler le malade ; mais il devient extrêmement grave au point de vue de la fécondité, quand l'atrophie s'étend sur les deux glandes, car le sens génital ne tarde pas à disparaître, sans que la médecine puisse retarder ce funeste résultat.

Sarcocèle. — Plusieurs diathèses ont la funeste propriété de faire disparaître pour ainsi dire le tissu propre du testicule pour en substituer un autre qui, étant anormal, se trouve impropre à la secrétion fonctionnelle de cet organe.

On doit citer surtout la syphilis, les tubercules et le cancer. La dégénérescence que détermine la vérole ne commence guère à se montrer que six mois après l'infection, et lorsque déjà d'autres symptômes ont été traités et guéris. Souvent le testicule grossit sans douleur, l'épididyme participe le plus ordinairement au mal. Le toucher donne la sensation d'un corps dur, résistant ; l'affaiblissement des fonctions génitales ne tarde pas à se manifester, et l'examen du sperme y démontre l'absence des spermatozoïdes. Selon M. Ricord, ce tissu a une tendance à devenir complétement fibreux, cartilagineux, ou à s'atrophier. Cependant on a vu quelque cas de guérison.

L'envahissement des testicules par les tubercules se fait de même sous des influences mystérieuses. Les granulations attaquent également l'épididyme et les tubes des vaisseaux spermatiques. On constate d'abord sur l'organe des bosselures bien limitées et indolentes ; après un certain temps les tubercules subissent un travail de ramollissement qui suscite les symptômes d'une inflammation : la peau des bourses contracte des adhérences avec les bosselures, et de petites collections purulentes s'ouvrent au dehors, le testicule se fond en partie, des trajets fistuleux s'établissent, et souvent le castration est la ressource extrême qui ne rend la santé au malade que par le sacrifice de l'organe [1].

Enfin le sarcocèle cancéreux se présente sous plusieurs des formes décrites par les micrographes qui ont étudié cette diathèse. Cette redoutable affection se développe de préférence dans l'âge moyen de la vie. Elle se contente souvent d'attaquer un seul testicule, mais quelquefois les deux sont envahis. Le mal débute par une augmentation de volume, la tumeur d'abord existante se ramollit promptement, la peau contracte des adhérences avec le testicule, et les veines sous-cutanées se développent. Puis les bourses s'ulcèrent, et il en sort un tissu spongieux, aréolaire, mollasse, en forme de champignon, qui est toujours prêt à saigner. L'infiltration, l'amaigrissement et la mort est le terme fatal auquel le malade ne tarde pas d'arriver.

II. Chez la femme, les conformations vicieuses des organes reproducteurs sont moins nombreuses et les maladies qui en arrêtent le fonctionnement plus faciles à observer. Il suffira d'en parler sommairement pour éclairer le lecteur.

Occlusion partielle de la vulve. — En dehors de l'obstacle à l'intromission de la verge causé par la membrane hymen dont il a déjà été question et que la

---

[1] LANGLEBERT. *Traité des maladies vénériennes.* Paris, 1864. 1 v. in-8.

plupart des maris se font un devoir de surmonter sans le secours de la médecine, il existe souvent une adhésion naturelle ou accidentelle entre les lèvres de la vulve qui en ferme presque entièrement l'entrée. Boyer en cite un cas remarquable survenu à la suite de la petite vérole. Les brûlures, les plaies, peuvent donner lieu par des cicatrisations vicieuses à la même infirmité. On raconte que certains peuples barbares ont recours à cette occlusion artificielle pour conserver la virginité des jeunes filles. Ils taillent un lambeau de peau à chaque lèvre, les affrontent et les cousent, ne laissant qu'une petite ouverture pour l'écoulement de l'urine et des règles. La cicatrisation ne tarde pas à se faire, et la jeune fille reste ainsi jusqu'à ce qu'elle passe de la tente paternelle aux bras de son mari qui, du tranchant de son poignard, s'ouvre une route violente pour accomplir la consommation du mariage.

Les traités de médecine légale sont pleins d'observations qui montrent expérimentalement que ces sortes d'occlusions partielles, si elles sont un obstacle au plaisir, n'en sont point un pour la transmission de la semence et la fécondation de la femme. On rit aujourd'hui de l'*aura seminalis*, mais on admet très-bien que la grossesse suive une union incomplète. C'est ce qui arriva à la jeune personne dont j'ai parlé plus haut, d'après Boyer : « Cette dame, s'étant mariée à l'âge de vingt-deux ans, devint bientôt enceinte, malgré les difficultés que son mari éprouva à consommer le mariage.

L'accouchement se fit avec tant de promptitude, qu'il était terminé avant l'arrivée de l'accoucheur. Mais l'enfant, au lieu de sortir par l'ouverture qui existait à la partie antérieure des grandes lèvres, se fit une voie au travers de la cicatrice qui les unissait. L'accoucheur, s'en étant aperçu, conçut l'idée de réunir, à l'aide de quelques points de suture, le bord de cette déchirure. Mais, avant de pratiquer cette opération, il désira, ainsi que le mari de la dame, s'éclairer de l'avis de quelques confrères, et nous fûmes appelés, M. Sédillot et moi. Nous pensâmes que l'opération projetée était d'un succès fort incertain, et que, en supposant qu'elle réussît, elle laisserait la malade dans la disposition défavorable où elle était relativement à l'acte de la génération et de l'accouchement, qu'il était préférable de couper la bride ou l'espèce de pont qui séparait les deux ouvertures. A la vérité, après cette section, la vulve devait avoir une grande largeur ; mais le mari de la malade, consulté sur ce point, ayant déclaré qu'il préférait une voie facile à celle qui lui avait offert tant d'obstacles, il fut décidé que l'on couperait la bride : je le fis sur-le-champ ; les bords de l'incision et ceux de la déchirure ne tardèrent pas à se cicatriser. »

Tumeurs de la vulve. — Sans parler ici du *thrombus* de la vulve, maladie passagère, qui ne se rencontre que chez les femmes enceintes et les nouvelles accouchées, ni de la maladie nommée par Cooper *pudendal hernia*, dont la science ne possède que trois cas, et qui consiste dans une hernie de l'intestin dans les grandes lèvres, ni enfin des *abcès* de cette région, je ne puis m'empêcher de dire un mot des *kystes* et des *loupes* qui se développent souvent à la vulve et présentent pendant une période assez longue un obstacle matériel au devoir du mariage. Ces altérations ne sont pas rares, les causes en sont fort diverses. On les reconnaît facilement à la vue et au toucher. Au lieu d'avoir un aspect enflammé comme les phlegmons et les abcès, ils ont un caractère marqué d'indolence. Vidal (de Cassis) parle de trois kystes qu'il extirpa sans difficulté. Boyer rapporte l'observation d'une loupe énorme qui couvrait les deux tiers de la cuisse droite, et qui fut opérée avec succès. Quelquefois des *tumeurs fibreuses* dures, qui pourraient bien n'être qu'une hypertrophie de la glande vulvo-vaginale, se montrent dans la même région, produisent les mêmes obstacles, et ne cèdent pareillement qu'au couteau du chirurgien.

Éléphantiasis de la vulve. — L'hypertrophie de la vulve est l'analogue de celle du prépuce chez l'homme. Elle est commune, dit-on, chez les Hottentots, et gêne, sans l'empêcher, le rapprochement sexuel; mais, dans quelques cas comme celui dont Vidal (de Cassis) donne le dessin, d'après M. Rigal, elle devient un véritable obstacle et une cause d'impuissance. En effet, les deux côtés de la vulve forment chacun une énorme tumeur, du poids de plusieurs livres, qui descend jusqu'aux genoux. L'ablation de l'éléphantiasis n'est pas difficile à pratiquer, et, contre la prévision, elle n'occasionne pas une grande perte de sang, mais la récidive est fréquente.

Absence du vagin. — Fodéré est le premier qui ait appelé l'attention sur cette infirmité, qui est heureusement fort rare[1]. Le fait de la femme Lahure, qu'il cite, montre, après l'autopsie, le vagin et la matrice ne formant qu'une substance dure, compacte, et sans cavité. M. Amussat en a lu à l'Institut une autre observation en 1835, dont le sujet était une jeune Allemande, âgée de seize ans, chez laquelle la matrice n'était pas altérée. Le rétablissement du vagin, dans ces circonstances, est une opération tellement délicate, qu'elle ne me semble devoir être tentée que lorsque la vie est mise en danger, comme dans le cas d'Amussat, par la rétention des règles.

Rétrécissement du vagin. — La diminution de la capacité normale du vagin peut être naturelle ou accidentelle. Dans ce dernier cas elle peut être la suite de brûlures, d'opérations ou de déformations diverses. Quelle que soit la cause, le phénomène est le même, et on a vu des vagins tellement étroits, qu'on pouvait à peine y faire pénétrer un tuyau de plume à écrire ou une sonde de femme. Ce vice de conformation passe inaperçu chez les femmes qui restent vierges, mais dans le mariage il présente à l'introduction du pénis

---

[1] FODÉRÉ, *Médecine légale*.

un obstacle insurmontable. M. Roubaud parle d'une
fille observée par lui, que cet état empêchait de se
livrer à son penchant pour la prostitution. Les *Mémoires de l'Académie de médecine* rapportent le fait remarquable d'une jeune femme conformée de la sorte,
qui après onze ans de mariage devint cependant grosse,
et dont le vagin se dilata de lui-même pour permettre
l'accouchement. Van Swieten traita une nouvelle mariée
dans les mêmes conditions, et à l'aide d'un pessaire de
racine de gentiane introduit dans toute la longueur du
canal, et dont il augmenta progressivement le volume,
il parvint à le rendre propre à remplir ses fonctions;
c'est en effet toujours à la dilatation qu'il faut avoir recours pour donner au vagin les proportions qui lui sont
nécessaires, et l'incision doit être réservée pour les cas
dans lesquels il est nécessaire de terminer un accouchement.

Il est bon de mettre sous les yeux de l'époux dont la
femme est atteinte de cette infirmité les deux observations suivantes : Diemerbrouk a vu une déchirure du
vagin amenée par la présence de la verge qui détermina
une hémorrhagie mortelle, et Dugès cite un exemple du
même genre dans le *Dictionnaire de médecine et de chirurgie*.

Bifidité du vagin. — Il est assez rare de rencontrer
dans le vagin une cloison qui le partage dans le sens de
sa longueur et en fasse pour ainsi dire deux galeries. Cependant on en trouve un cas rapporté par Dance dans

les *Archives de médecine*, et un autre cité par M. Roubaud, d'après sa propre observation. Sans être toujours un obstacle infranchissable à la copulation, cette infirmité la rend difficile et pénible. Cependant l'opinion des accoucheurs est qu'il ne faut pas se déterminer, sans un prudent examen, à porter le fer sur la cloison, surtout quand à la bifidité du vagin se joint celle de l'utérus.

Communication du vagin avec le rectum. — « L'ouverture du vagin dans le rectum, dit M. Roubaud, est excessivement rare, et de pareilles observations n'ont été faites qu'un très-petit nombre de fois. On en trouve un exemple dans le *Journal des Savants*, de 1777, et un second dans les *Mémoires de Berlin*, de 1774. » L'illustre Louis en cite un troisième. Dans une thèse soutenue sous sa présidence aux écoles de chirurgie, on raconte qu'une jeune fille, chez laquelle il n'existait aucune trace des parties externes de la génération, était réglée par l'anus. Son amant lui arracha l'aveu de ce vice de conformation, et dans ses transports la supplia de lui permettre de s'unir à elle par la seule voie qui lui restait ; elle y consentit, devint enceinte et accoucha à terme par l'anus d'un enfant bien constitué.

Comme conséquence de cette observation, Louis demanda aux casuistes si une femme privée de vulve était en droit de chercher dans l'anus la voie de la propagation. Les théologiens s'émurent, et des cris de réprobation s'élevèrent contre le célèbre chirurgien, qui ne tarda pas à avoir contre lui le Parlement et la Sorbonne.

Parmi les autres maladies du vagin, le *renversement*, le *cystocèle*, le *rectocèle*, la présence de *corps étrangers* et les *tumeurs diverses*, peuvent encore présenter un obstacle momentané aux fonctions normales de cet organe, mais la chirurgie a des ressources actives à leur opposer.

Vices de conformation du col de l'utérus. — Nous avons dit ailleurs que par sa texture de fibres musculaires concentriques le col de l'utérus, en se contractant et se dilatant tour à tour, devait faciliter la progression du sperme, et que sa forme allongée en museau de tanche lui permettait de former avec le pénis un canal continu, qui devait donner un accès facile à cette liqueur. Sans parler ici de l'*absence*, de l'*atrophie* et de l'*hypertrophie* de cette portion de l'organe, qui, dans la pratique, se rencontrent rarement, je dois m'arrêter et appeler l'attention sur une infirmité assez fréquente, qui est l'*obstruction* de l'ouverture utérine.

Si la santé générale est quelquefois compatible avec cet état, on sent que la fécondation est fatalement compromise, jusqu'au jour où l'obstacle sera détruit. Cette infirmité n'est pas toujours facile à constater. Cependant à l'aide du speculum et d'une bougie très-mince on peut y parvenir. Quant au traitement à entreprendre, la solution est délicate. Quelques médecins ne craignent pas de creuser avec le fer un canal nouveau : je ne partage point cette hardiesse, qui est une cause fréquente de mort, et n'amène pas toujours la maternité désirée. Mais on a vu des femmes stériles devenir fécondes à la suite d'une simple dilatation progressive obtenue à l'aide de l'éponge préparée, et ce moyen me semble devoir être préféré à tous les autres. Le docteur Bardinet, de Limoges, a dû à cette prudente pratique de très-remarquables résultats.

Déplacements de la matrice. — L'utérus est sujet à de fréquents déplacements, mais presque toujours c'est à la grossesse qu'ils sont dus, en sorte qu'ils doivent bien plutôt trouver place dans un traité de chirurgie que dans un traité de l'impuissance. Le *prolapsus*, par exemple, qui consiste dans l'abaissement de la matrice, au point que souvent le col vient faire saillie entre les grandes lèvres, se rencontre quatre-vingt dix-huit fois sur cent chez des femmes qui ont été mères. La disposition mécanique des parties explique très-bien comment dans l'*antéversion*, la *rétroversion*, l'*antéflexion* et la *rétroflexion*, les conceptions sont rares, mais elles ne sont pas impossibles. Dans l'*introversion* de la matrice, affection dans laquelle le fond de l'organe est retourné comme un bonnet de coton et vient faire saillie entre les lèvres du col, nul doute que la conception soit impossible, mais ce grave accident lui-même a pour cause très-ordinaire l'accouchement, et comme il ne peut rester intraité sans compromettre gravement la vie de la femme, la réduction qu'en font les chirurgiens fait disparaître en même temps la stérilité dont il était cause. La manœuvre opératoire de ce traitement est malheureusement la source de dangers souvent constatés. Celui des diverses versions et flexions présente les mêmes inconvénients. Les médecins qui ont eu le plus de succès en ce genre, MM. Simpson et Valleix, ont même vu leur pratique attaquée devant l'Académie de médecine et condamnée par celle-ci. Les malades et le médecin ne doivent jamais oublier à quoi ils s'exposent dans ces opérations délicates, et bien peser, avant de les entreprendre, les périls à côté des avantages qu'on en espère retirer.

Cancer de la matrice. — Je suis obligé de passer rapidement sur une foule d'autres causes pathologiques qui peuvent mettre un obstacle matériel à la conception. Dans ce nombre il faut compter les *ulcérations inflammatoires* dont les bourgeonnements déforment toutes les parties de l'organe ; les *fongosités de la muqueuse utérine*, décrites par Récamier ; les *corps fibreux de la matrice*, l'une des dégénérescences les plus fréquentes, qui est d'autant plus pénible qu'elle simule une grossesse ; les *kystes*, dont M. Huguier a donné une monographie très-estimée ; les *polypes utérins*, cause si commune de désespoir pour les malheureuses qui en sont victimes, enfin le *cancer*, dont le nom seul suffit pour effaroucher l'amant le plus intrépide.

J'ai déjà dit que le *cancer de l'utérus* formait la moitié

des cas observés dans les différentes régions du corps humain. Ce n'est pas ici le lieu d'en rechercher les causes, mais il suffit d'indiquer sa présence pour comprendre l'obstacle qu'il doit opposer au rapprochement amoureux. Non-seulement pour la femme qui en est victime, la copulation ne peut se faire sans déterminer des douleurs atroces, mais l'homme le plus épris sent ses feux s'éteindre devant ce gouffre de puantes odeurs, et sans parler des obstacles à la conception qui se rencontreraient dans de pareilles conditions du côté de la femme, la décomposition presque instantanée du sperme dans le fluide cancéreux montre que la nature a voulu frapper de stérilité ces unions inqualifiables.

Absence de la matrice. — L'absence complète de la matrice est une des anomalies les plus rares. Cependant Colombier, Richerand, Baudelocque, prétendent l'avoir observée. Ce qui est commun, c'est l'atrophie de cet organe. Au point de vue qui nous occupe, les résultats seraient du reste les mêmes, car la petitesse considérable de l'utérus se lie ordinairement soit à une imperforation du fond du vagin, soit à un arrêt de développement des ovaires.

Absence ou atrophie des ovaires. — L'absence congénitale ou accidentelle des ovaires n'est pas accompagnée nécessairement de celle de l'utérus, mais ce n'en est pas moins une cause insurmontable de stérilité. Du

---

¹ CHEREAU, *Mémoires sur les maladies des ovaires.*

reste, la femme affectée de ce vice ne se revêt plus des signes propres qui la distinguent de l'homme. Les mamelles n'acquièrent aucun développement, les règles sont nulles, et le caractère même emprunte aux mœurs masculines les attributs principaux [1]. La castration des femelles des animaux est depuis longtemps pratiquée pour les rendre infécondes. L'atrophie de l'organe amène les mêmes résultats; à plus forte raison les *kystes séreux* ou *pileux* qui s'y développent, s'ils atteignent simultanément les deux ovaires.

Absence ou oblitération des trompes. — Ce n'est qu'après la mort, que la stérilité peut être sûrement reconnue comme ayant été occasionnée par l'absence ou l'oblitération de cet organe, dont la position profonde rend l'exploration presque impossible. La science possède un certain nombre d'observations de ces altérations qui ferment pour jamais à l'œuf de la femelle la route sur laquelle il doit rencontrer le germe fécondant, mais aucun renseignement pratique ne pouvant sortir de cette exhibition, je m'empresse de passer à un autre sujet.

III. Hermaphrodisme. — Il me reste, pour compléter le douloureux tableau des aberrations anatomiques au point de vue de la fécondité de l'espèce humaine, à parler de ces êtres singuliers auxquels la nature semble avoir

---

[1] CHEREAU. *Mémoire sur les maladies des ovaires.*

donné les organes des deux sexes, en leur refusant les attributs de l'un et de l'autre.

C'était une opinion fort répandue autrefois que certains individus étaient à la fois homme et femme et pouvaient, à la manière de beaucoup de plantes, se féconder isolément. Pline nous apprend que de son temps on comptait dans Rome un grand nombre de ces androgynes. Mais de nos jours l'investigation anatomique a fait bon marché de ces fables merveilleuses. On a reconnu que, bien loin d'être un précieux privilége, l'hermaphrodisme humain n'était qu'une imperfection ou une monstruosité des parties génitales. En effet, chez les uns, aux apparences de la sexualité mâle se joint une vulve conduisant dans un canal extérieur ou vagin, mais les ovaires et l'utérus font défaut. D'autres fois on trouve ensemble une vulve, un vagin, un utérus, des ovaires et un pénis, mais alors les testicules manquent et la verge n'est qu'une exagération du clitoris. On trouvera dans Duval, *Traité des hermaphrodites*, et dans Debay, *les Métamorphoses humaines*, de nombreux récits des erreurs auxquelles a donné lieu une inspection superficielle de la sexualité.

Un receveur des tailles pour le roi, à Saint-Quentin, dit Ambroise Paré, m'a affirmé avoir vu un homme à Rheims, l'an 1560, lequel on avait estimé fille jusqu'à l'âge de quatorze ans, mais s'éjouant et folâtrant, couché

---

¹ AMBROISE PARÉ, *Œuvres*, liv. XXV

qu'il était avec une chambrière, ses parties génitales d'homme se vinrent à développer. Le père et la mère le connaissant être tel lui firent, par autorité de justice, changer le nom de Jeanne en Jean, et lui firent bailler habillement d'homme.

Contrairement on a enterré l'année dernière à l'hôpital de Limoges un individu de Magnac-Laval qui avait été marié comme homme, l'autopsie fit reconnaître en lui l'absence des organes mâles de la spermatisation. Ce mari était une femme.

Un des faits d'hermaphrodisme en apparence le plus complet est le suivant, que nous empruntons à M. Debay : « Dorothée Perrier, née en Russie le 17 août 1780, fut inscrite sur le registre des naissances comme fille, et eut, à l'époque de sa puberté, un écoulement menstruel qui ne se renouvela que pendant six mois. Le docteur Hufeland, l'ayant scrupuleusement examinée en 1801, se prononça pour le sexe féminin. Après un examen non moins scrupuleux, Frank avoua qu'il penchait pour le sexe masculin. Dorothée Perrier parcourut successivement la Prusse, l'Autriche, l'Allemagne, l'Angleterre et la France, se montrant à tous les hommes de l'art qui désiraient la voir : les uns la déclarèrent homme, les autres femme, sans qu'il y eût de preuves plus convaincantes pour le sexe masculin que pour le féminin. Entrée à l'hôpital pour une grave maladie, Dorothée fut placée dans la salle des hommes, où elle succomba quelques jours après. Le chirurgien de service, surpris de voir à ce cadavre des mamelles aussi grosses que celles d'une femme, eut la curiosité d'examiner les parties génitales. Au premier coup d'œil, il aperçut les deux sexes situés l'un au-dessous de l'autre, le membre viril en haut, la vulve en bas. Après s'être bien assuré que le membre n'était pas un clitoris fortement développé et la vulve un vain simulacre, le chirurgien procéda aussitôt à la dissection des organes génitaux intérieurs : il trouva un canal déférent, des testicules, une vésicule séminale, une matrice aplatie, et une trompe et un seul ovaire de la grosseur d'une aveline. »

Ce cas paraîtrait tout à fait confirmatif de la théorie ancienne, si l'aplatissement d'un utérus atrophié, et la petite dimension d'un ovaire unique, au lieu de deux, n'indiquaient suffisamment que cette femme était un homme.

L'observation suivante est empruntée au *Traité de physiologie* de Béclard [1]. En 1807, on voyait à Lisbonne un individu âgé de vingt-huit ans, d'une taille svelte, ayant le teint brun, un peu de barbe, la voix d'une femme. Cet individu présentait un pénis développé et des testicules, ou du moins des tumeurs dans les bourses qu'on désignait ainsi, une vulve avec grandes et petites lèvres très-bien conformées, une menstruation régulière. La grossesse eut lieu deux fois, mais elle se termina par

____

[1] Paris, 5ᵉ édition. 1 vol. in-8.

deux fausses couches. Durant la copulation avec un homme, le pénis entrait en érection. Malgré cela, le sujet n'avait aucun penchant pour les femmes.

Il est évident que cet hermaphrodite était une femme. Les prétendus testicules n'étaient que des ovaires anormaux, et le pénis qu'un clitoris développé.

Loin donc de pouvoir se féconder elles-mêmes, les organisations androgynes sont incapables de mener à bonne fin le produit de la conception, et elles doivent être éloignées du mariage, auquel elles sont impropres.

CHAPITRE II

DE LA SYNCOPE GÉNITALE

Aiguillettes. — Saisissement. — Impression du souvenir.
Dégoût — *Traitement*.

I. L'influence des dispositions morales, de superstitions, d'excessive tendresse, de souvenir, de répugnance, sur l'aptitude de l'homme à remplir, dans un moment donné, le devoir courtois envers la femme qui s'abandonne à lui, n'a échappé à aucun observateur, et l'on a écrit sur cette matière des récits qui paraîtraient vraiment imaginaires si l'on ne connaissait les rapports aussi réels que mystérieux qui unissent en nous l'élément matériel à l'élément surnaturel. Chez la femme, les mêmes causes ont une influence très-énergique sur le plaisir que procure la copulation ; mais elles paraissent n'en avoir aucun sur le résultat final du rapprochement sexuel. On voit tous les jours des femmes violées devenir fécondes, malgré leurs larmes, entre les bras de leurs ravisseurs, et des épouses concevoir des œuvres

d'un mari qu'elles détestent, tandis qu'elles étaient stériles au milieu des embrassements de l'amant de leur
choix.

Aiguillettes. — « Il est assez commun, dit de Lignac,
de voir tomber dans l'impuissance des hommes auxquels
rien ne manque, si l'on n'en excepte le bon sens. J'entends ceux qui se croient maléficiés : préjugé qui, pour
être moins général aujourd'hui, l'est encore trop parmi le
peuple. Il serait inutile d'amonceler une infinité de cita-
tions pour démontrer l'ignorance et la fausseté de ceux qui
s'arrogent le droit de *nouer l'aiguillette*. Pour peu que
l'on soit instruit, on conviendra qu'il est de toute impossibilité qu'un homme devienne impuissant par la
vertu de certaines paroles mystérieuses ou de quelques
cérémonies ridicules employées par l'imposteur pour effrayer les esprits simples et crédules.

« Mais, dira-t-on, des hommes n'ont pu consommer
leur mariage, il est certain qu'il leur avait été jeté un
sort. On doit avouer, en effet, que la menace de
rendre impuissant un homme dont l'esprit est faible
suffit pour lier ses forces. Les prétendus noueurs d'aiguillettes sont plus communs dans les campagnes
qu'ailleurs, parce que le peuple y est plus crédule, et
que les histoires des prétendus sorciers n'y ont pas,
comme dans les villes, des hommes qui en démontrent
la fausseté.

« J'ai vu, dans un village de Picardie, une fontaine
entourée de trois arbres chargés chacun de ligatures

mystérieuses faites avec différentes matières. On me dit que ces liens étaient autant de sorts jetés sur des malheureux, et on me montra l'arbre auquel était déposée la force des impuissants ; j'exhortai vainement plusieurs personnes à abattre ces arbres.

« Ce serait vainement qu'on tenterait de guérir par des raisons seules un homme qui croit devoir son impuissance à des causes surnaturelles. Ceux qui se croient ensorcelés ne sont pas ordinairement des hommes avec lesquels on puisse raisonner; qu'opposer à un impuissant qui vous dit : Mes ennemis ont employé contre moi le mille-pertuis et la rue, cueillis de nuit, en disant des paroles ; ces herbes ont été cousues dans un linge avec une aiguille, qui a servi à ensevelir des morts. On a employé de plus des caractères écrits avec du sang de chauve-souris. On a fait trois nœuds à une aiguillette de trois couleurs, etc. ?

« Venette nous a laissé une observation qui prouve combien cette superstition peut aller loin. Il avait menacé un tonnelier de lui nouer l'aiguillette lorsqu'il se marierait, et ce pauvre homme fut tellement frappé de crainte, qu'il fut un mois sans pouvoir s'approcher de sa femme ; il se sentait quelquefois des envies de l'embrasser étroitement, mais quand il fallait exécuter ce qu'il avait résolu, il se trouvait impuissant, tant son imagination était alors embarrassée de l'idée du sortilége.

« Un artisan ayant un panaris alla dans un hôpital

pour y demander quelque emplâtre en grande réputation dans le pays. La sœur, qui avait le département de la pharmacie, fut obligée d'entendre quelques propos libres que lui tint un jeune homme qui accompagnait le malade. On s'en plaignit au chirurgien de la maison qui se trouvait dans la salle ; celui-ci, sous prétexte de charité, leur fit proposer une pitance, et, le repas fait, leur dit gravement, en s'adressant à l'égrillard : Mon ami, tu peux à présent fréquenter cette maison, sans que tes discours y soient un sujet de scandale, je viens de te faire prendre de quoi t'ôter même jusqu'aux désirs. Le jeune homme ne parut pas faire beaucoup d'attention à cette menace, mais, l'ayant rapportée à ses camarades, ceux-ci lui troublèrent tellement l'imagination, que ce malheureux commença à se croire incapable de s'unir à une assez jolie fille qu'il devait épouser quelque temps après. Il le devint en effet, et ce ne fut que peu à peu, et en se servant d'un homme à secrets, qu'on parvint à lui donner une sorte de confiance en ses facultés.

« Montaigne, dans une circonstance à peu près la même, parvint à guérir de l'impuissance momentanée un seigneur dont la faiblesse d'esprit avait également influé sur le physique.

« Un comte, de très-bon lieu, dit-il, de qui j'étais fort privé, se mariant avec une belle dame qui avait été poursuivie de tel qui assistait à la fête, mettait en grande peine ses amis, et nommément une vieille dame, sa parente, qui présidait à ses noces et les faisait chez elle, craintive de ses sorcelleries : ce qu'elle me fit entendre. Je le priai de s'en reposer sur moi ; j'avais de fortune en mes coffres certaines petites pièces d'or plates, où étaient gravées quelques figures célestes contre le coup du soleil et pour ôter la douleur de tête, la logeant à point sur la couture du test ; et pour l'y tenir elle était cousue à un ruban propre à rattacher sous le menton, rêverie germaine à celle de quoi nous parlons. Jacques Peletier, vivant chez moi, m'avait fait ce présent singulier. J'avisai d'en tirer quelque usage et dis au comte qu'il pourrait courre fortune comme les autres, y ayant là des hommes pour lui en vouloir prêter une; mais que hardiment il s'allât coucher ; que je lui ferais un tour d'ami et n'épargnerais à son besoin aucun miracle qui était en ma puissance, pourvu que sur son honneur il me promît de le tenir fidèlement secret. Seulement, comme sur la nuit on irait lui porter le réveillon, s'il lui était mal allé, il me fît un tel signe. Il avait eu l'âme et les oreilles si battues, qu'il se trouva lié du trouble de son imagination et me fit son signe à l'heure susdite. Je lui dis lors à l'oreille qu'il se levât sous couleur de nous chasser, prît en se jouant la robe de nuit que j'avais sur moi et s'en vêtit tant qu'il aurait exécuté mon ordonnance ; qu'il faut quand nous serions sortis qu'il se retirât à tomber de l'eau, dît trois fois telles paroles, et fît tels mouvements, qu'à chacune de ces trois fois il ceignît le ruban que je lui mettais en main; cela fait,

qu'en toute assurance il s'en retournât à son prix fait.
Ces singeries sont le principal de l'effet, leur inanité leur
donne poids et révérence. Comme il fut certain que mes
caractères se trouvèrent plus vénériens que solaires, plus
en action qu'en prohibition[1]. »

II. **Saisissement.** — De nos jours, on ne croit plus aux
amères sottises de la superstition, mais on ne sait encore
se défendre du saisissement que produit l'excès de la joie,
et qui si souvent, dans un rendez-vous longtemps désiré,
ou au premier moment d'une union précieuse, laisse
l'homme impuissant devant celle qu'il brûle de posséder. Les exemples de ce genre ne sont pas rares[2], et il
n'est presque personne qui n'en ait dans ses souvenirs
quelque observation.

Amasis, roi d'Égypte, épousa Laodice, très-belle fille
grecque, et lui qui se montrait gentil compagnon partout ailleurs se trouva, dit Montaigne, fort court à jouir
d'elle.

Théodoric, roi de Bourgogne, fort vaillant avec les
courtisanes, ne put jamais consommer son mariage avec
Hermanberge, fille du roi d'Espagne.

Un noble vénitien, dit Cokburn, épousa à l'âge où
l'amour favorise un homme avec complaisance une
jeune demoiselle très-aimable avec laquelle il se com-

---

[1] MONTAIGNE, *Essais*, liv. I, c. XX.
[2] *Traité des maladies vénériennes*, par Langlebert, 1 fort vol. in-8.

porta assez vigoureusement, mais l'essentiel manquait à son bonheur ; tout annonçait dans ses transports le moment de l'extase, et le plaisir qu'il croyait goûter s'échappait. L'illusion lui était plus favorable que la réalité, puisque les songes qui succédaient à ses efforts impuissants le réveillaient par des sensations dont les suites n'étaient pas équivoques sur sa capacité. Cet époux malheureux fit inutilement plusieurs remèdes. On pria enfin les ambassadeurs que la république de Venise entretient dans les différentes cours de l'Europe de vouloir consulter les plus fameux médecins des lieux où ils faisaient leur résidence, sur la cause de cette incommodité aussi bien que sur les moyens dont il fallait se servir pour y remédier. J'attribuai cette impuissance à la trop grande vigueur de cette érection qui bouchait les conduits de l'urèthre avec tant de force qu'elle ne pouvait être surmontée par les moyens qui obligent la semence à sortir des vésicules séminales, au lieu que cette pression étant moins forte dans les songes, l'évacuation se faisait avec plus de liberté.

Parmi les exemples que nous pourrions citer d'après divers auteurs, je rapporterai celui d'un homme bien connu dans les lettres, très-vigoureux en amour, qui se trouva frappé d'impuissance vis-à-vis d'une jeune et jolie femme. Le chagrin et la honte qu'il en éprouva influèrent si violemment sur ses organes génitaux, que pendant plus de deux mois il essaya vainement de prouver à sa maîtresse que son impuis-

sance n'était que passagère. Le même homme, au sortir
de bras de la femme témoin de sa nullité, pouvait avec
d'autres femmes fournir plusieurs carrières.

Il est à remarquer que dans ces circonstances les mo-
queries de la femme, relativement à la lenteur de
l'érection et au manque de vigueur dans celui qui la
caresse, peuvent changer en inertie complète un phénomène qui d'ordinaire n'est que passager, et rendre
l'homme tout à fait impuissant à s'approcher de celle
qui aura accueilli sa honte par des railleries déplacées.

Le temps est en général le meilleur remède à ces
infirmités purement accidentelles : essayer peu à peu de
calmer le désordre de l'imagination trop exaltée, voilà
ce que l'on peut prescrire dans cette circonstance délicate. Il faut bien se garder de mettre en usage des remèdes capables d'irriter le système nerveux qui ne l'est
déjà que trop. On n'aurait pas meilleur succès de s'obstiner à remporter une victoire que l'on obtiendra facilement lorsque les feux de la passion seront un peu affaiblis.

« Les mariés, le temps étant tout leur, dit Montaigne,
ne doivent ni presser ni tâter leurs entreprises s'ils ne
sont prêts. Mieux vaut faillir à étrenner la couche nuptiale que de tomber en une perpétuelle misère pour
s'être étonné et désespéré au premier refus. Avant la
possession prise, le patient se doit, à saillies et divers
temps, légèrement essayer et offrir sans se piquer et
s'opiniâtrer à se convaincre définitivement soi-même[1]. »

<hr>

[1] MONTAIGNE, *Essais*. liv. I, chap. XX.

III. Impression du souvenir.—Un état non moins remarquable, dans lequel l'homme, sans haine, sans motifs légitimes d'éloignement pour la femme qui lui donne ses caresses, ne trouve à lui rendre qu'une indifférence, souvent involontaire et toujours accompagnée de l'inertie de l'appareil copulateur, c'est celui dans lequel l'esprit est dominé par l'impression d'un souvenir de quelque nature qu'il puisse être. En voici un exemple remarquable que j'emprunte à M. Roubaud[2].

« M. X..., fils d'un général du premier empire, avait été élevé dans le château de son père, et n'en était sorti à l'âge de dix-huit ans que pour entrer à l'École militaire. Pendant cette longue solitude à la campagne, il avait été initié, à l'âge de quatorze ans, aux plaisirs de l'amour par une jeune dame amie de sa famille. Cette dame, alors âgée de vingt et un ans, était blonde, portait des cheveux à l'anglaise, et, eu égard aux précautions qu'elle était obligée de prendre pour cacher à tous les regards son intrigue amoureuse, elle n'avait jamais de rapports avec son jeune amant que dans un costume de jour, c'est-à-dire chaussée de brodequins, serrée dans un corset et portant une robe de soie. Tous ces détails, que j'énumère avec intention, eurent la plus grande influence non-seulement sur la faculté excitatrice du sens génital, mais encore sur toute l'existence de M. X... La jeune dame, fort passionnée à ce qu'il paraît,

____

[1] ROUBAUD, *Traité de l'impuissance.*

abusa de force du jeune néophyte, et il ne fallut rien
moins que le régime sévère et la continence de l'École
militaire pour rendre aux organes génitaux l'énergie
qu'avaient compromise des pratiques anticipées et trop
fréquentes. Mais, lorsque, rendu à la liberté et aux
plaisirs de la vie de garnison, M. X... voulut jouir des
droits que la nature semblait lui avoir restitués, il
s'aperçut que les désirs vénériens ne s'éveillaient qu'auprès de certaines femmes et avec le concours de certaines circonstances. Ainsi une femme brune n'excitait
en lui aucune émotion, et le costume de nuit suffisait
pour éteindre et glacer tout transport amoureux. Pour
que son âme tressaillît sous l'aiguillon du désir, il fallait
que la femme fût blonde, coiffée à l'anglaise, chaussée
de brodequins, emprisonnée dans un corset, vêtue
d'une robe de soie, en un mot réunît toutes les particularités que le souvenir de M. X... gardait de ses premiers ébats érotiques. Ce n'était point un de ces souvenirs d'amour profond dont le magique pouvoir s'étend
sur toute une existence. Dans la première liaison, M. X.
n'avait apporté que l'appoint de ses organes, et il con-
fessait n'avoir aimé véritablement qu'une seule femme,
à laquelle il n'avait jamais osé adresser ses hommages,
parce que, coïncidence bizarre, cette femme était brune.
Sa fortune, son nom, sa position sociale, faisaient depuis longtemps un devoir à M. X... de se marier, et il
avait toujours résisté aux sollicitations de sa famille et
de ses amis, parce qu'il se savait incapable d'exercer le

coït dans le négligé de la couche conjugale. Du reste, il avait la constitution robuste d'un officier de grosse cavalerie, le tempérament bilioso-sanguin, et accomplissait la fonction copulatrice avec beaucoup d'énergie lorsque les conditions précitées se trouvaient réunies. M. Roubaud pensa que devant de pareils phénomènes le premier devoir du médecin était de convaincre vivement le malade de l'efficacité de son art. Il lui prescrivit une potion énergique et lui conseilla de voir une femme brune au lit. M. X. prit la potion, ne vit pas la femme, mais pendant la nuit éprouva des érections tellement violentes que la potion du docteur lui sembla une liqueur magique. Il en redemanda une seconde pour le lendemain. M. Roubaud la fit préparer presque avec de l'eau pure. Le malade l'avala de confiance et le soir se décida à montrer sa force à une femme brune, ce qu'il fit avec succès. Pendant six mois chaque soir, le malade avala la potion inoffensive et y puisa la confiance avec un succès constant. Aujourd'hui encore, il est parfaitement convaincu que la thérapeutique dont on a fait usage a exclusivement agi sur ses organes. »

La conduite du médecin ne saurait être blâmée dans ces circonstances, puisqu'une innocente supercherie suffit souvent pour rendre l'espoir à un esprit convaincu. D'ailleurs, dans la majorité des cas, cette impuissance n'est que relative et temporaire.

IV. **Dégoût.** — Un dernier mot sur la répugnance. Ce

sentiment est quelquefois dû à la malpropreté de la femme, à une conformation singulière, à l'odeur qu'elle répand, au peu d'estime qu'on a pour elle. Il n'est pas rare de rencontrer des hommes qui chercheraient en vain à s'illusionner dans les bras d'une prostituée; d'autres qu'une femme maigre ou une femme grasse ne peut émouvoir; d'autres que la moindre odeur éloigne invinciblement. Cette cause d'impuissance est tellement énergique, que la loi religieuse admet la punaisie de la femme parmi les motifs capables d'entraîner la nullité du mariage à cause de l'obstacle à la propagation de l'espèce qui peut en survenir. Les femmes ne sauraient trop méditer sur ce chapitre; il faut qu'elles soient bien convaincues que les soins vulgaires de propreté sont de la plus absolue nécessité pour elles, et que l'abandon, la répulsion, l'adultère et l'infidélité n'ont souvent pas d'autre cause.

CHAPITRE III

ATONIE DES ORGANES GÉNITAUX

Frigidité. — Excès vénériens. — Plaisirs solitaires. — Continence rigoureuse. — Spermatorrhée. — Chlorose. — Intoxication. — *Traitement*. — Régime. — Emploi du lait. — Ferrugineux. — Quinquina. — Bains. — Flagellation. — Électricité. — Sinapismes.

I. Le défaut d'énergie génitale, en dehors de tout vice
de conformation, de toute influence morale et des troubles de la force nerveuse, est caractérisé chez l'homme
par une verge molle, flasque, décolorée, le gland pâle
et ridé, un scrotum distendu et pendant, et l'indifférence de ces parties non-seulement aux attouchements
érotiques, mais aux efforts de la volonté. Quelquefois,
sous l'influence d'un rêve ou de la chaleur du lit, une
pollution se produit, mais c'est presque toujours sans
érection ni plaisir, et c'est en vain qu'en présence de la
femme aimée le malade semble parfois vouloir reprendre sa force perdue : l'illusion ne dure qu'un instant.

Chez la femme, cet état pathologique est beaucoup
plus rare. Il ne se rencontre guère que parmi les pâles

habitantes des villes, et ne présente guère des signes extérieurs généraux ; mais la femme qui en est victime s'aperçoit très-bien qu'elle est insensible au plaisir, et le retour périodique plus ou moins régulier de ses mois sans grossesse est le signe, quelquefois le châtiment de son état.

L'atonie des organes génitaux reconnaît pour cause : 1° la frigidité ; 2° les excès vénériens ; 3° les plaisirs solitaires ; 4° la continence rigoureuse ; 5° l'intoxication ; 6° la chlorose ; 7° les pertes séminales.

Frigidité. — Cet état morbide se rencontre dans les deux sexes. On ne peut nier qu'il y ait des femmes qui, sans préoccupations intellectuelles, sans affection morale, sans maladie locale ou générale, en un mot sans aucune cause appréciable, n'ouvrent leur âme à aucun désir et leurs sens à aucune volupté ; presque toujours les personnes qui présentent cette rare disposition n'ont presque point de mamelles, et sont dépourvues de poils au pubis. Elles appartiennent surtout au tempérament lymphatique ; sans être absolument incapables de devenir mères, elles y sont d'autant moins propres qu'en général leurs goûts les portent vers les occupations du sexe opposé. La frigidité de l'homme dans les conditions précitées est plus rare encore. On en rencontre cependant quelques cas. Je connais un officier d'artillerie, assez mauvais sujet du reste, qui à trente ans était encore vierge et n'éprouvait pour les femmes aucune espèce d'attraction, quoiqu'il fût doué d'un tem-

¡ érament sanguin, gai de caractère, très-libre en paroles et parfaitement portant. Je l'ai perdu de vue depuis un an, et ne puis dire où en est aujourd'hui sa vertu.

Dans l'un comme dans l'autre sexe, cette disposition s'évanouirait sans doute devant un amour profond et partagé. C'est une des infirmités qui doivent céder le plus vite au traitement général que je vais indiquer dans un instant.

Excès vénériens. — On ne saurait abuser d'aucun des appareils de l'économie, comme je l'ai dit dans le premier chapitre de cet ouvrage, sans en éprouver tôt ou tard le châtiment. Quand le jeune homme commence à jeter sa santé par-dessus les moulins, il suffit en général de quelques nuits de sommeil pour réparer la fatigue et la satieté de plusieurs jours de débauche; mais un moment arrive où la réapparition de la vie sexuelle se fait vainement attendre. « Aujourd'hui, dit M. Roubaud, que les jouissances de l'amour sont souvent cueillies par un âge qui se devrait seulement préparer à les savourer, on rencontre à chaque pas de ces jeunes blasés qui se font honneur de la sécheresse de leur cœur, et qui étaleraient volontiers l'impuissance et la flétrissure de leurs organes. La femme ne se soustrait pas plus que l'homme aux suites inévitables de la satiété, et ne jouit pas de l'heureux privilége de garder en son âme, alors qu'elle abuse des organes génitaux, les aspirations amoureuses qui la remplissaient naguère[1]. »

[1] Roubaud. *Traité de l'impuissance.*

Plaisirs solitaires. — J'ai déjà parlé longuement de cette funeste habitude et du cortége de malheurs qu'elle entraîne avec elle dans les deux sexes, au point de vue de l'individu. Si l'on considère la masturbation et le clitorisme au point de vue de l'espèce, c'est-à-dire de leur influence sur l'aptitude procréatrice, on ne sera pas moins effrayé. De toutes les causes d'atonie des organes, et par suite d'impuissance prématurée, celle-ci est sans contredit la plus fréquente et la plus honteuse, j'ajouterai qu'elle est la plus funeste, car c'est celle que le malade consent le plus difficilement à éloigner. Les malheureux masturbateurs à une certaine époque de leur vie en arrivent toujours à avoir horreur de leur excès, mais ils obéissent malgré eux à l'empire de l'habitude, et le traitement de leur mal en est d'autant plus difficile et moins efficace. Tous les médecins ont observé que les individus, hommes et femmes, livrés à ce vice, n'avaient aucun goût pour les relations naturelles des sexes. Quant à la faculté procréatrice, elle rencontre des obstacles tellement invincibles, que presque jamais ils ne peuvent être surmontés. Ajoutons que le produit, s'il avait lieu, porterait des traces non équivoques des vices de ses auteurs, tant dans sa constitution physique que dans ses facultés intellectuelles.

Continence rigoureuse. — C'est une opinion qui a cours, non-seulement dans la science, mais aussi parmi les gens du monde, que, pour avoir des enfants, il ne faut pas attendre trop longtemps à jouir des droits que confère le mariage. Une fille qui serait encore vierge à trente ans, et un homme qui à quarante-cinq ans n'aurait pas encore vu de femme, seraient certainement plus inhabiles à procréer, que des personnes mariées ou veuves du même âge. Chez les ecclésiastiques et chez les religieuses qui vivent dans une continence sévère, l'énergie des désirs vénériens s'émousse peu à peu et disparaît généralement à un âge où elle est encore dans toute sa vigueur pour les gens du monde. La loi physiologique qui veut que plus un des appareils de notre machine fonctionne normalement, plus il possède une nutrition active et plus il s'accroît en volume et en énergie, n'est point démentie par l'appareil génital, en tenant compte toutefois, comme je l'ai dit ailleurs, des tempéraments et des constitutions. Hâtons-nous d'ajouter que de toutes les causes d'atonie énumérées jusqu'ici, celle-ci est sinon la plus facile à vaincre, du moins la plus compatible avec la santé générale.

Spermatorrhée. — Autant les pertes séminales que l'excès de vie amène pendant le sommeil du jeune homme chaste sont sans danger et compatibles avec une virilité puissante, autant la spermatorrhée chronique, involontaire, continuelle, exerce une fâcheuse influence sur les organes copulateurs de l'homme. Cette maladie, déjà signalée comme un châtiment des excès vénériens et de la masturbation, peut aussi prendre naissance sous l'influence d'une inflammation des vésicules séminales, de la constipation et de quelques autres causes plus obscures énumérées par Lallemand[1]. Elle attaque principalement, dit Hippocrate, les nouveaux mariés et les gens adonnés aux plaisirs vénériens. Ils sont sans fièvre, ont bon appétit et maigrissent. Après la miction et la défécation, et en tout temps, ils rendent du sperme abondant et aqueux, ils sont impropres à la génération. Le traitement de cette affection est fort difficile. Aux moyens généraux de la thérapeutique de l'atonie il faut souvent joindre l'extrait alcoolique de noix vomique, les vésicatoires au périnée et même la cautérisation au nitrate d'argent, remède héroïque indiqué par Lallemand.

Chlorose. — Ce serait une erreur de croire que la chlorose est propre aux femmes. Quoique plus rare chez l'homme, elle peut également s'y montrer. Cet état morbide est caractérisé par une pâleur particulière de la face, des troubles variés des diverses fonctions, de la langueur, de la faiblesse, des palpitations et une diminution d'abord des globules, puis des autres matériaux solides du sang. Assez généralement dans cet état, l'homme présente les symptômes de l'impuissance. Sa verge ne peut entrer en érection, quelle que soit la nature des excitants appelés à le provoquer; les désirs vénériens sont absents, et les plaisirs de l'amour inspirent une indifférence qui touche à la répulsion. M. Roubaud en cite un remarquable exemple à ce point

____
[1] LALLEMAND. *Des pertes séminales*, 2 vol.

de vue dans l'observation d'un jeune instituteur polonais qu'il parvint à guérir. Chez la femme, cette maladie met obstacle à la conception, soit en supprimant les règles, soit en amenant des hémorrhagies utérines d'une abondance désespérante. La principale indication du traitement est d'insister sur l'emploi des ferrugineux.

Intoxication. — L'empoisonnement à faible dose qui porte le nom d'intoxication a été placé avec raison parmi les causes de l'atonie des organes sexuels : nous ne pouvons nous empêcher de dire un mot de ses principales formes. — La *maladie de plomb*, trop commune chez les ouvriers qui travaillent ce métal, a fourni à M. Tanquerel des Planches plusieurs exemples remarquables de cette funeste influence. « Les désirs vénériens, dit cet auteur, paraissent anéantis et les érections disparaissent complétement. » — L'*intoxication antimoniale*, d'après Orfila, produit les mêmes effets : flaccidité de la verge, dégoût du coït, atrophie des testicules et du pénis, impuissance complète. — L'action de l'*iode* n'est pas moins énergique ; elle est constatée par tous les médecins et il ne me paraîtrait pas étonnant que les cas d'impuissance que l'on a attribués aux maladies vénériennes ne fussent plutôt produits par l'abus de ce remède dans le traitement qu'on lui oppose ; — enfin l'*intoxication alcoolique* jouit d'une réputation aussi ancienne que méritée. « Ceux qui boivent beaucoup de vin, dit Plutarque, sont lâches à l'acte de génération et ne sèment rien qui vaille pour bien engendrer. Leurs conjonctions avec la femme sont vaines et imparfaites. » cela doit s'entendre pareillement de toutes les liqueurs et particulièrement de l'absinthe, dont les effets ne sont pas douteux.

II. La thérapeutique de l'atonie génitale est généralement fort mal entendue par les malades. Ils viennent demander au médecin un breuvage ou une pratique qui puisse leur rendre immédiatement la faculté qu'ils ont perdue ; et comme celui-ci refuse une prescription qui ne pallierait pour un moment l'impuissance qu'en augmentant les désordres de l'économie, c'est entre les mains des charlatans que ces malheureux vont chercher le poison qui doit leur rendre pour un instant les illusions de leur jeunesse. Un peu de réflexion suffirait pourtant pour faire comprendre qu'une altération aussi grave ne peut se manifester qu'à la suite de troubles importants dans toute la machine, et que le régime alimentaire sagement entendu est l'adjuvant indispensable d'une médication prudente et modérée.

Régime. — La première indication à remplir est de condamner au repos l'appareil fatigué, et de se sevrer complétement, non-seulement de tout contact amoureux, mais de toute lecture, de toute pensée, qui pourraient avoir une influence sur l'excitation génésique.

L'alimentation devra être éminemment tonique et

réparatrice. On la choisira particulièrement parmi les mets d'une digestion facile et riches en principes assimilables, les viandes rôties, le poisson, les œufs, le chocolat, la crème, le vin. M. Debay donne la recette d'un *théobrome* qui est excellent à employer le matin. Prenez : Chocolat râpé, 60 grammes; crème, 180, sucre, 30 ; un jaune d'œuf. Faites bouillir le chocolat avec la crème, fouettez dans un vase à part le jaune d'œuf avec le sucre, puis mélangez le tout en agitant; laissez tiédir, et avant de boire aromatisez avec quelques gouttes de teinture de cannelle.

L'exercice, l'équitation, la chasse, le travail manuel sont des éléments qu'il ne faut pas négliger : ils ont le double avantage de fortifier le patient et de le distraire.

Emploi du lait. — Tissot et tous ceux qui ont écrit après lui attachent une grande importance à l'usage du lait dans le traitement de l'atonie. On peut employer celui de vache, d'ânesse, de chèvre ou de femme. Mais ce dernier a l'inconvénient que le vase dont on le retire peut exposer à voir renouveler l'aventure d'un prince dont Capivaccio nous a conservé l'histoire. On lui donna deux nourrices. Le lait produisit un si bon effet, qu'il les mit en état de lui en fournir de plus frais au bout de quelques mois s'il se trouvait en avoir besoin derechef.

Emploi des ferrugineux. — On n'a jamais cessé d'obtenir de bons effets de l'emploi des préparations ferrugineuses dans le groupe de maladies qui nous occupe. Toute la difficulté est de l'administrer sous une forme qui soit tolérée par l'estomac des malades. Les pilules de Blaud et celles de Vallet jouissent d'une grande réputation. Les eaux de Passy, de Forges, de Spa, ne sont pas moins actives. Tissot paraît avoir beaucoup de confiance dans ces dernières. Un des grands avantages de ces eaux, dit-il, c'est que leur usage fait supporter le lait. De Lamettrie a conservé l'observation d'un grand seigneur chez qui Boerhaave eut à se louer de les avoir employées. « Ce duc s'était mis hors d'état du mariage, je l'ai remis dedans par l'usage des eaux de Spa avec le lait. »

Emploi du quinquina. — « Ce remède, écrivait le même Tissot, est depuis près d'un siècle regardé, indépendamment de sa vertu fébrifuge, comme l'un des plus puissants fortifiants ; Vandermonde s'en est servi avec beaucoup de succès dans le traitement d'un jeune homme que des débauches en femmes avaient jeté dans un état très-fâcheux. Lewis le préfère à tous les autres remèdes, et Stehelin dit qu'il le croit le plus efficace de ceux qu'il a expérimentés. »

Emploi des bains. — « Vingt siècles d'expériences exactes et raisonnées ont démontré qus les bains froids possédaient les mêmes qualités. Le docteur Baynard en a démontré l'efficacité plus particulièrement dans lss désordres produits par la masturbation et les excès vénériens, surtout dans un cas où, indépendamment de l'impuissance, il y avait une si grande faiblesse, qu'on regardait le malade comme au bord du tombeau. Lewis ne craint pas d'affirmer encore plus positivement leur vertu. De tous les remèdes, dit-il, soit internes, soit externes, il n'y en a aucun qui égale les bains froids. »

Si chacun de ces traitements, employé à part, donne au médecin des espérances si flatteuses, on devra attendre des résultats plus remarquables encore de leur union habilement combinée. C'est ce qui arriva au sage Tissot dans l'observation que voici : « Je rétablis parfaitement, en 1753, un étranger qui s'était tellement épuisé avec une courtisane, qu'il était incapable d'un acte de virilité; son estomac était aussi extrêmement affaibli, et le manque de nutrition et de sommeil l'avait réduit à une grande maigreur. A six heures du matin, il prenait 6 onces de décoction de quinquina, à laquelle on ajoutait une cuillerée de vin de Canarie; une heure après, il prenait 10 onces de lait de chèvre qu'on venait de tirer, et auquel on ajoutait un peu de sucre avec une once d'eau de fleurs d'oranger. Il dînait d'un poulet rôti froid, de vin, et d'un verre d'excellent vin de Bourgogne, avec autant d'eau. A six heures du soir, il prenait une seconde dose de quinquina; à six heures et demie, il entrait dans un bain froid dans lequel il restait dix minutes, et au sortir duquel il entrait dans son lit. A huit heures, il reprenait la même quantité de lait, et il se levait depuis neuf heures jusqu'à dix. Tel fut l'effet de ces remèdes qu'au bout de huit jours il me cria avec beaucoup de joie, quand j'entrai dans sa chambre, qu'il avait recouvré le signe extérieur de la virilité, pour me servir de l'expression de Buffon. Au bout d'un mois, il avait presque entièrement repris ses premières forces. »

Flagellation. — La flagellation appliquée sur les fesses et les cuisses pour stimuler l'appareil génital dans les deux sexes est un moyen violent, mais efficace, qui nous a été transmis par les anciens. Sénèque parle d'une courtisane qui réveillait l'amour de son amant lorsqu'il cessait de l'aimer, en ayant recours à la fustigation, et une jeune fille aimait d'autant plus éperdument Cornelius Gallus qu'elle était plus vivement fustigée par son père. Lorsqu'au moyen âge quelques fous, sous prétexte de pénitence, eurent créé la secte fanatique des Flagellants, on remarqua qu'il se glissait dans leurs pratiques de tels excès de luxure, que l'autorité dut intervenir pour les faire disparaître. Enfin, l'écrivain J.-J. Rousseau raconte plaisamment comment il fit sur lui-même et par force l'expérience de cette vertu des verges. Aujourd'hui ces pratiques sont reléguées dans l'arsenal des vieilleries médicales, mais il peut être quelquefois utile de les en tirer. C'est au médecin à juger l'opportunité et aussi l'énergie du traitement. M. Roubaud a inventé un petit balai métallique préférable au bois, en ce qu'il n'arrache pas la peau. Quant à l'urtication, dirons-nous avec cet auteur, qui n'est qu'une variété de flagellation violente dont on augmente la force par les aiguillons des orties, le médecin ne doit point disputer aux lupanars une pareille ressource, qui ne produit qu'un effet passager et qui est plutôt du domaine de la débauche que de celui de la thérapeutique.

Électricité. — Au siècle dernier le médecin anglais Graham fit beaucoup de bruit avec ses lits magnético-électriques, dans lesquels la jeunesse de Londres venait chercher à réveiller des organes endormis. Avec moins d'éclat, mais par des moyens plus sûrs, MM. Faraday, de la Rive et Duchenne (de Boulogne), en France, ont vulgarisé l'emploi de ce traitement qui ne manque pas de compter d'éclatants succès. Vantrootswick, le Camus, Roubaud, se félicitent d'y avoir eu recours. Ce dernier rapporte longuement l'observation d'une femme qui, après avoir été longtemps femme entretenue sans avoir jamais eu d'enfants, voulait chercher dans le titre de mère une nouvelle virginité aux yeux d'un acteur qu'elle désirait épouser, et qui devint en effet grosse après un mois d'électrisation (huit séances), avec l'appareil de Breton frères. Le médecin faisant tenir, tantôt à la main, tantôt appliqué sur le ventre de la malade, un des pôles de la pile, portait l'autre armé d'un pinceau métallique sur le col de l'utérus à travers un speculum de verre. Chaque séance durait dix minutes.

Sinapisme. — M. Roubaud préconise encore un moyen qui, entre autres avantages, a celui d'une grande simplicité : c'est le sinapisme de farine de moutarde et de graine de lin mêlées en proportions variables, suivant l'intensité de l'effet qu'on veut obtenir. On ne doit pas se dissimuler que cet excitant énergique peut produire des inflammations et de violentes douleurs; néanmoins il me semble préférable à la pompe aspirante de Mondat, dont j'ai déjà dit un mot.

Quelle que soit l'efficacité de ces différents traitements, je dois dire au malade, pour ne point le laisser s'abuser par de folles espérances, que presque jamais on ne lui rendra la totalité de ce qu'il a perdu. Il devra se trouver heureux quand, avec une santé médiocre, il aura recouvré assez d'énergie pour ne pas laisser sa maison sans enfants. Ceux qui ne se repentent que tard, dans un âge où la machine se conserve quand elle est bien montée, mais où elle ne se répare que péniblement, devront surtout borner leurs espérances. « Au-dessus de quarante ans, il est rare de rajeunir. »

CHAPITRE IV

PERVERSIONS NERVEUSES

Névralgie et spasmes de la vulve et du vagin. — Satyriasis
— Nymphomanie. — Priapisme.

Ce groupe renferme sous le nom de nom de névroses
des causes d'impuissance ou de stérilité qu'on ne peut
regarder ni comme le résultat d'une viciation des humeurs, ou d'une altération quelconque de la trame des
tissus, ni comme l'effet d'une influence purement morale, et qu'on est obligé d'attribuer à une perturbation
de l'état statique et dynamique des fonctions nerveuses.

Leur caractère commun est d'être essentiellement pas-
sagères, et si leur violence est extrême, l'espérance que
l'on conserve de les voir disparaître sous l'influence
d'une médication appropriée console le médecin de ses
peines et le malade de ses douleurs.

Névralgie et spasmes de la vulve et du vagin. — Il
n'y a pas longtemps que Lisfranc a donné l'éveil sur

cette singulière altération de la sensibilité. Tanchou, M. P. Dubois et M. Roubaud en ont, depuis lui, fait l'objet de leurs recherches.

La névralgie de la vulve et du vagin est quelquefois symptomatique d'une affection de l'utérus, mais le plus souvent elle existe seule. Sans raison et malgré des dimensions en apparence convenables, ces parties, dans la maladie qui nous occupe, ne peuvent subir le moindre contact, le moindre éréthisme sans qu'aussitôt des douleurs atroces n'arrachent des cris à la femme. Quoique le sentiment du devoir et la crainte de perdre l'affection de son mari la dominent, elle s'éloigne d'abord du coït autant que le lui permettent les circonstances, puis enfin, il devient si irritant, si agaçant, si pénible, qu'elle le refuse et le rejette avec une sorte d'effroi ; refus terrible qui presque toujours entraîne après lui les événements les plus funestes à l'union conjugale.

A côté de cette série de phénomènes se présentent ceux d'une physionomie opposée, mais d'une nature identique, qui constituent le spasme du vagin. Le spasme est généralement intermittent et ne se montre pas infailliblement à chaque tentative de coït, mais quand il apparaît, il agit sur le calibre de l'orifice vulvaire avec une si étrange énergie, qu'à peine pourrait-on y introduire une sonde ou une plume à écrire. Comme la névralgie, il peut se montrer idiopathiquement ou être le symptôme d'une violente inflammation. En dehors de cette circonstance, il est difficile d'en prévoir l'invasion. Cependant les femmes impressionnables y paraissent plus disposées que les autres.

L'assa fœtida et la valériane à l'intérieur, localement les injections narcotiques et les onctions avec la pommade belladonée, les bains froids, les fortifiants et le fer, sont les remèdes dont la médecine attend les meilleurs résultats pour ramener à l'état normal la trop grande sensibilité de ces organes.

Priapisme. — On a donné ce nom à l'érection permanente et douloureuse du pénis, sans désir d'exercer l'acte vénérien et sans émission de semence. Cette névrose, qu'on voit souvent paraître dans la blennorrhagie, l'affection calculeuse ou après l'usage des cantharides et du phosphore, est fort douloureuse et pleine de danger, car la gangrène de l'organe et même la perte de la vie peuvent en être le funeste résultat. Tout le monde connaît le fait rapporté par Cabanis, de cet étudiant en médecine qui, dans un violent accès de jalousie, fut pris pendant plusieurs heures d'un priapisme pendant lequel se produisaient tour à tour des émissions de semence et des pertes de sang presque pur. Dans cet état, non-seulement l'émission du sperme, mais celle de l'urine peut devenir absolument impossible. Dans un cas de la pratique de M. Velpeau, les désordres allèrent si loin, qu'il dut recourir à une opération extrême, et traversa la verge d'un petit trocart pour empêcher le développement d'accidents mortels.

« C'est, dit Valleix, dans la connaissance des cause

de la maladie qu'on trouve l'indication du traitement. Aussi me contenterai-je d'ajouter que les antiphlogistiques, la saignée surtout dans le cas de pléthore, les émollients, les réfrigérants, les calmants et les antispasmodiques sont les moyens qui conviennent dans les cas rares où une cause locale ne peut être découverte. « On retirera des avantages marqués de la lupuline dont le docteur Debout s'est servi avec succès dans ces derniers temps. Enfin le régime herbacé et les bains tièdes devront être employés dans tous les cas.

Satyriasis. —Cette hideuse affection, qui est fort rare, consiste dans une érection continuelle du pénis avec désir immodéré et presque insatiable de consommer l'acte vénérien.

Les causes paraissent être les lectures et les conversations érotiques, une continence excessive, l'emploi intempestif de certains médicaments héroïques comme le phosphore et les cantharides, et aussi les troubles du cerveau. On a voulu trouver la lésion essentielle de cette maladie dans le cervelet; mais les preuves qui soutiennent cette opinion sont encore obscures.

« En proie aux ardeurs de la chair, obsédé par une insatiable salacité, dit M. Debay, le satyriaque se livre à des propos orduriers, à des actes dégoûtants, et cherche, n'importe par quel moyen à assouvir sa passion brutale. » Une observation extraite du *Dictionnaire de médecine* donnera une idée de ce déplorable état : Un pauvre homme d'Orgon, en Provence, atteint du plus

furieux satyriasis qu'on puisse voir, pria le docteur Cabrol de venir le visiter. Déjà, par le conseil d'une vieille
femme, il avait pris une potion faite avec des semences
d'ortie, des ciboules et des cantharides. Quand le médecin arriva, cette potion l'avait rendu si furieux à l'acte
vénérien, que sa femme, exténuée, assura qu'il l'avait
chevauchée quatre-vingt-dix-sept fois en deux nuits :
outre cela, le pauvre homme spermatisa trois fois en sa
présence. Malgré les remèdes qu'on put lui administrer,
il trépassa en quelques heures.

Le satyriasis est toujours une maladie grave, qu'il faut
traiter énergiquement. Aux antiphlogistiques, émollients, narcotiques, le docteur Dumont (de Monteux),
conseille, d'après son expérience, de joindre les inhalations de chloroforme, qui dans un cas lui ont donné
plein succès. Quand cette maladie survient après l'usage
de cantharides, le vomissement peut également donner
un soulagement rapide.

Nymphomanie. — Cette maladie est à la femme ce que
le satyriasis est à l'homme. Sa fréquence est plus grande
que celle du satyriasis. Les femmes douées d'une riche
organisation génitale, qui vivent incessamment avec
l'idée prédominante du coït et qui cherchent vainement
à satisfaire le désir qui les dévore, sont menacées de cette
fureur utérine. Le célibat, des dartres vulvaires, l'excessive longueur du clitoris y prédisposent, assure-t-on.

La femme nymphomane perd toute pudeur. Elle
provoque indifféremment tous les hommes, use quel-

quefois de violence avec eux, et met en usage tout ce qu'elle peut imaginer pour exciter en eux l'appétit qui doit la satisfaire. En même temps ses parties sexuelles se gonflent, et une humeur laiteuse s'en échappe abondamment. La malheureuse voit se renouveler incessamment ses accès, et la violence de ses désirs, s'ils étaient satisfaits, ne tarderait pas à la conduire à la mort.

Le traitement de la nymphomanie est absolument le même que celui du satyriasis. On comprend que ces deux maladies soient des obstacles à la procréation ; mais comme la durée de l'une comme de l'autre ne peut dépasser quelques mois, on peut toujours espérer que le traitement, en modérant l'ardeur des parties, les rendra propres aux fonctions normales qui leur sont dévolues par la nature.

CHAPITRE V

ABSENCE OU VICE DE COMPOSITION DU GERME

Absence ou maladie des spermatozoïdes. — Absence de l'ovulation. —
Aménorrhée. — *Traitement.*

Il me reste encore à décrire deux causes peu connues
de la stérilité, qui n'appartiennent à aucun des groupes
précédemment étudiés, et n'en exercent pas moins la
plus fâcheuse influence sur le renouvellement de la population. L'absence et le vice de composition des germes chez l'un et l'autre sexe est souvent inexplicable,
car ils ne se traduisent par aucune lésion, aucune douleur, et cependant, en se rappelant ce que nous en avons
dit dans la première partie de ce livre, on ne peut
mettre en doute le rôle capital qui leur est dévolu,
puisque aucune conception ne peut avoir lieu sans leur
participation.

« Tant que Rome honora et pratiqua la pauvreté, dit
M. Roubaud, elle put suffire à elle seule à une reproduction inouïe d'hommes qu'elle perdait dans ses

guerres continuelles ; mais quand le luxe, fruit de ses conquêtes, eut pénétré dans ses mœurs, une décroissance notable se manifesta dans le recensement des citoyens. Tite-Live se plaint de cette dégradation dans le chiffre de la population ; Auguste ordonne aux chevaliers romains de se marier. Vaine précaution ! les mariages des chevaliers romains sont stériles ; le sénat s'emplit d'étrangers qui convoitent le trône devenu vacant, et bientôt l'empire, dans lequel le luxe fait la solitude, tombe aux mains des nations du Nord, pauvres, mais fécondes.

« En Asie, sous un climat fortuné, les Orientaux manquent de bras pour défricher les terres. En Europe, les villes les plus riches seraient bientôt désertes, si les contrées pauvres ne comblaient annuellement, par des envois d'hommes, le déficit qu'y occasionne la richesse. La Suisse, la Savoie, l'Auvergne et la Galice sont les grandes ruches de l'Europe moderne.

« Nous-mêmes n'observons-nous pas les avantages que certains individus retirent de leur absence des villes et de leur séjour à la campagne, surtout quand ils se livrent aux fatigues de la chasse ou aux travaux champêtres ? Tel qui part stérile revient quelquefois avec des enfants. La thérapeutique des établissements thermaux n'a souvent pas d'autre secret, et cette influence peut marcher parallèlement avec celle qu'exercent sur les esprits préoccupés les distractions dont on a soin de fournir les établissements de ce genre. »

Vice de composition du sperme. — Le lecteur se rappelle ce qui a été dit du sperme normal et fécondant. C'est une liqueur d'un aspect particulier, dans laquelle se meuvent en innombrable quantité des corpuscules filiformes qui portent le nom de spermatozoïdes.

Les physiologistes ont reconnu que la présence, l'abondance et la vitalité de ces cellules embryonnaires, dans lesquelles l'enthousiasme a voulu voir à tort des animaux parfaitement définis, étaient des conditions indispensables pour que le sperme soit fécondant.

Or, il arrive des cas, malheureusement fréquents, où les conditions extérieures de la vie et des fonctions génitales étant en apparence très-régulières, le sperme, conservant ses qualités physiques d'odeur, de consistance, de couleur, se trouve, quand on l'examine au microscope, tantôt complétement dépourvu de ces précieux corpuscules, tantôt animé par quelques zoospermes rares, petits, chétifs, qui ne se livrent point aux mouvements désordonnés auxquels leurs pareils sont ordinairement en proie.

Ces deux phénomènes, absence ou état anormal des spermatozoïdes, constituent pour le médecin une sorte de pierre de touche d'une valeur inestimable. En dehors des états physiologiques de l'enfance, où les organes ne sécrètent point encore un sperme complet, et de la vieillesse, où le sperme existant encore présente une vitalité peu énergique toutes les fois qu'aucun des obstacles que nous avons précédemment signalés n'empêche un homme d'être propre à devenir père, on peut être certain que l'examen de son sperme présentera l'un de ces deux caractères.

Dans l'absence complète, il faut bien le dire, l'art est jusqu'ici obligé de confesser son impuissance. La stérilité est radicale et absolue, sinon permanente et définitive.

Dans le second cas, le pronostic est plus consolant; il n'y a plus qu'une insuffisance de vitalité. M. Roubaud pense que ce sperme malade peut même engendrer, mais que le produit qui en est conçu naît avant le terme ordinaire de la gestation. Cette opinion, si elle était confirmée, expliquerait peut-être bien des cas de fausses couches.

En refusant aux spermatozoïdes débiles jusqu'à la propriété que leur reconnaît notre savant confrère, on peut au moins espérer que l'hygiène et la thérapeutique leur viendront en aide et communiqueront au sang paternel les qualités nécessaires pour une sécrétion plus complète et plus énergique. C'est ce que consacre dès aujourd'hui l'expérience. On a remarqué que l'éloignement des fêtes et des villes, la nourriture simple et la vie agreste des habitants de la campagne, rendaient assez souvent à la liqueur séminale une vitalité compromise par le séjour des villes. A ces moyens, d'un emploi facile, la science, qui progresse tous les jours, ne tardera pas sans doute à en ajouter d'autres.

Aménorrhée. — Le défaut d'ovulation ou l'ovulation

d'un germe défectueux doit produire, du côté de la femme, on le comprend sans peine, des résultats analogues.

Les maladies de l'œuf s'opposant à ce que ce produit soit susceptible de recevoir avec succès l'imprégnation du mâle n'ont pas encore été étudiées, et la difficulté des recherches retardera sans doute encore longtemps l'ardeur des explorateurs.

Mais l'absence de l'ovulation n'est pas une maladie rare dans notre espèce, et beaucoup de jeunes femmes en sont atteintes ; elle porte le nom d'*aménorrhée*.

Ce nom n'est pas celui qui lui convient ; car il confond l'absence du flux menstruel avec l'absence de la ponte périodique, et bien que quelques écrivains aient voulu lier solidairement l'évolution de l'œuf et le flux cataménial, il nous semble que de même que la conception se produit quelquefois chez une femme qui n'est pas réglée, ce que personne ne conteste, une femme réglée peut, de son côté, manquer à la ponte périodique.

Quoi qu'il en soit de cette distinction, et en rentrant dans le domaine des faits pour admettre d'une manière générale avec Bischoff que *la fécondation et la conception sont intimement liées à la menstruation qui représente la période de maturité et d'expulsion de l'œuf*, nous considérerons l'aménorrhée comme si elle indiquait toujours que la ponte est interrompue ou fait défaut.

Soit que l'établissement périodique et régulier du flux menstruel n'ait pas encore eu lieu vers l'âge de

vingt ans, soit qu'une cause quelconque en ait sup-
primé le cours avant l'âge de quarante-cinq ans dans
nos climats, soit enfin que l'écoulement se fasse avec
une notable diminution dans son abondance, en dehors
de la fonction physiologique de la grossesse, on reconnaît qu'il y a aménorrhée.

En traitant de l'établissement des règles dans le premier chapitre de cet ouvrage, j'ai indiqué les causes de
suspension que l'imprudence faisait naître. Ce sont : la
peur, le froid, l'action de l'eau, les coups, les chutes,
l'habitation des lieux humides, la mauvaise nourriture,
le manque d'exercice, l'abus du coït, etc.

Il n'est pas impossible de voir l'aménorrhée exister
sans qu'il survienne de symptômes notables, de perversion dans la santé générale. Mais tous les médecins sont
unanimes à dire qu'il n'en est point ainsi dans les cas
de suppression. Dans ces cas, le manque d'aptitude à la
fécondation se manifeste non-seulement par une menstruation nulle, irrégulière, trop ou pas assez abondants, mais encore par un cortège de malaises, de douleurs du bassin, de coliques, de vertiges, de dégoût des
aliments, de ballonnement du ventre, d'hypertrophie
des tissus, de troubles nerveux, et quelquefois de phénomènes plus inquiétants encore de rétraction musculaire, de maladies mentales et même d'hydrophobie.
Aussi l'absence de l'aptitude à la fonction génésique,
qui, chez l'homme, se manifeste à peine par une altération qu'il faut rechercher à l'aide du microscope,

entraîne chez la femme des désordres assez profonds
pour que sa vie soit mise en danger.

La durée de l'aménorrhée ne peut être prévue, mais
la médecine lui oppose avec plus ou moins de succès
un arsenal très-varié de préparations thérapeutiques. Il
n'entre pas dans notre plan d'en indiquer les formules,
parce qu'elles n'ont rien d'absolu, et que le médecin
est seul juge des modifications qu'il convient de lui
faire subir. Mais la sabine, la rue, l'armoise, le poly-
gala, l'ipécacuanha, l'électricité, les injections ammo-
niacales, les fumigations, les douches d'eaux miné-
rales, les ferrugineux, les toniques, l'exercice et la
bonne nourriture, sont des agents précieux qui souvent
parviennent à triompher de la maladie, et à rendre à la
femme cette régularité du flux menstruel qui est pour
elle le thermomètre de la santé et le pronostic de l'aptitude à devenir féconde.

TROISIÈME PARTIE

HÉRÉDITÉ NATURELLE ET PATHOLOGIQUE

—

Le premier des héritages que le père et la mère transmettent à leurs enfants est celui de leurs qualités et de leurs vices, tant au physique qu'au moral.

« Quel monstre est-ce, dit Montaigne, que cette goutte de semence, de quoy nous sommes produicts, porte en soi les impressions, non de la forme corporelle seulement, mais des pensements et des inclinations de nos pères ? Cette goutte d'eau, où loge-t-elle ce nombre infiny de formes, et comment porte-t-elle ces ressemblances d'un progrès si téméraire et si déréglé, que l'arrière-fils répondra à son bisaïeul, le neveu à l'oncle ? » Puis, faisant un retour sur sa propre famille et parlant de son père, il ajoute . « Cette légère pièce de la substance de quoy il me bâtit, comment emportoit-elle pour sa part une si grande impression ? et comment encore si couverte que quarante-cinq ans après j'aye commencé à m'en ressentir, seul, jusques à cette heure, entre tant de frères et de sœurs, qui m'éclaircira de ce progrès? »

D'où viennent à la naissance les formes et les puissances de ces facultés que nous recevons d'elle? C'est ce qu'il serait difficile d'expliquer; mais le fait d'une double influence est certain, et tandis que l'*innéité* conserve les espèces, les races, suivant le type à l'image duquel elles ont été conçues et sculptées en sortant des flancs de la création, l'*hérédité* tend à perpétuer les perfections ou les imperfections des auteurs qui transmettent la vie aux individus.

Entre ces deux forces, si je puis m'exprimer ainsi, il y a une lutte constante, et le résultat de cet antagonisme est toujours, après une période plus ou moins longue de générations, le retour au type primitif et divin.

Des exemples pris dans la série animale rendent évidente la démonstration de ce principe : le singe ne procrée que le singe, le taureau que le taureau, le porc que le porc, le chat que le chat. Si parfois, par des accouplements qui répugnent presque toujours à ceux qui s'y prêtent, on fait naître un produit du cheval et de l'âne, du chien et du loup, du lapin et du lièvre, ce produit est un *mulet* que la nature condamne en naissant à une stérilité absolue. Si, respectant l'espèce, l'effort des expérimentateurs se porte sur les races ; s'ils croisent ensemble, par exemple, le porc et le sanglier, le chien de berger et l'épagneul, le mouton mérinos et la petite race de Sologne, le produit, ou *métis*, en recevant de ses auteurs l'influence de leurs qualités diverses, pourra les transmettre à son tour; mais son produit aura, de génération en génération, une tendance plus marquée à revenir au type primitif ou sauvage du chien de berger, du sanglier et du mouton.

Quant à la conservation des races variées d'une espèce unique, l'expérience journalière démontre qu'elle est fatalement soumise aux variations de nourriture, de climat et de sol. Les vaches suisses que l'on transporte en France ne donnent point de suites qui conservent leur type exact. Tous les chevaux tendent à prendre les caractères du cheval normand quand on les installe dans les gras pâturages de Normandie. Le cheval arabe transporté en Angleterre devient le cheval anglais au bout de quelques générations ; le mérinos s'abâtardit en Sologne s'il n'est incessamment renouvelé, et le chien de Terre-Neuve transporté en France se mâtine insensiblement, quelque soin qu'on prenne de ne laisser l'accouplement se faire qu'entre individus de la même race. Les récits des voyageurs sont unanimes à dire que le cochon, le mouton, le bœuf, le cheval, etc., transportés en Amérique par Colomb, Cortez et Pizarre, ont éprouvé des transformations de tête, de poil, de peau et de grosseur, qui les rendent méconnaissables.

Appliquée à l'espèce humaine, cette doctrine explique comment, malgré l'unité du type primitif créé par Dieu, les influences de climats et de contrées ont déterminé la formation de races qui diffèrent entre elles par certains endroits, et transmettent leurs signes particuliers à leur postérité, à la condition de ne pas changer de patrie et de mœurs.

« Préoccupé surtout des différences actuelles, dit à ce sujet M. Béclard, et tenant peu de compte des modifications profondes et nombreuses que les influences extérieures, telles que le sol, les eaux, la chaleur, la lumière, l'humidité, le régime, agissant pendant une longue suite de générations, ont nécessairement exercées à la longue sur le physique de l'homme, et indirectement sur ses aptitudes intellectuelles, quelques auteurs se refusent à considérer l'espèce humaine comme descendant d'une souche commune, et cherchent à la rapporter à quelques types primitifs originairement distincts.

« Les physiologistes qui combattent l'unité de l'espèce humaine ont proposé un certain nombre de types qui représentent pour eux les souches originaires, et non-seulement le nombre de ces types n'est pas le même pour chaque observateur, mais encore il règne une grande divergence sur les caractères attribués à chacun d'eux. C'est ainsi que Linné admet 4 variétés, Buffon 8, Blumenbach 5, Cuvier 3, Desmoulins 4, Bory-Saint-Vincent, 15, etc.

« A supposer que l'espèce humaine, unique dans l'origine, se soit successivement étendue sur les divers points

du globe habité, on cherche en vain, il est vrai, les
traces de ces migrations. Pour gagner l'Amérique, a-
t-elle pris le chemin de l'Asie ou celui de l'Océan? comment s'est-elle transportée dans les îles habitées de la
Polynésie? Mais ces questions qui se perdent dans la
nuit des temps ne sont point du domaine de l'histoire
naturelle, et c'est déplacer le problème physiologique
que de tirer de la possibilité ou de l'impossibilité
de ces migrations des arguments pour ou contre la
pluralité originaire des espèces dans le genre humain.

« Depuis plus de trois siècles que l'Amérique a été
conquise par les Espagnols et que les Européens fixés
depuis cette époque dans le pays se sont trouvés soumis
à des influences climatériques nouvelles, il est vrai
qu'ils ne sont pas sensiblement changés et qu'ils sont
loin de ressembler à la population indigène. Les Européens établis dans le Sénégal, dans le midi de l'Afrique,
dans la Nouvelle-Hollande, dans les Indes, sur les
côtes de la Chine et dans un grand nombre d'autres
contrées, ont également conservé leurs caractères
propres.

« Mais remarquons que partout où deux races se
trouvent en présence les individus qui la composent
représentent une longue série de siècles écoulés dans
des conditions différentes. L'Europe conquérante s'est
transportée avec son régime, ses habitudes, ses habita-
tions, ses vêtements, son industrie, là où l'indigène
était nu, ou à peine couvert d'une ceinture de feuilles,

sans défense contre le froid, la chaleur, la lumière. Est-il surprenant que les caractères de race se perpétuent aujourd'hui sous des climats nouveaux, alors que les colonies se recrutent sans cesse des émigrants de la mère patrie? Qu'est-ce d'ailleurs qu'une période de trois siècles, comparée à un intervalle de cinq à six mille ans? Et s'il a fallu ce temps pour amener dans les populations les caractères qu'elles représentent aujourd'hui, comment peut-on espérer trancher la question par une expérience aussi courte [1]. »

Les journaux scientifiques publiaient récemment à ce propos une note qui ne manque pas d'intérêt; elle a été adressée, le 3 décembre 1864, par M. de Khanikof à l'Académie des sciences. « En 1816, quelques centaines de familles de Wurtemberg vinrent s'établir en Caucase, en Géorgie. Les premiers colons étaient des hommes d'une laideur peu commune. Lourdement charpentés, ils avaient des faces larges et carrées, des cheveux blonds ou roux, et des yeux d'un bleu très-pâle. Ces défauts commencèrent à disparaître déjà chez les individus de la seconde génération ; quant à la troisième, presque tous les jeunes gens ont les yeux et les cheveux noirs, des tailles sveltes, et une stature qui, n'ayant rien perdu de sa hauteur, ne rappelle nullement les formes massives de leurs grands-pères [2]. »

L'existence d'un type primitif pour chaque espèce

<hr>

[1] *Recueil de médecine militaire*, année 1865, p. 272.
[2] P. Lucas, *Traité de l'hérédité*.

n'est pas moins facile à établir dans l'ordre moral que
dans l'ordre physique. Le loup et l'agneau ne sont pas
plus distingués l'un de l'autre par la différence de leur
enveloppe extérieure et de leur physionomie, que par le
contraste de leurs dispositions. Entre le loup et le chien,
le loup et le chacal, le loup et le renard , la distinction
d'espèce, dit Pritchard, est beaucoup plus marquée
dans le type des instincts que dans le type des formes ;
on en peut dire autant de la chèvre et du mouton, du
lièvre et du lapin, et surtout du singe et de l'homme.

Pour être moins tranchés, les types moraux des races
d'une même espèce sont également faciles à saisir.
Parmi les dix principales sortes de fauvettes que nous
comptons en France, toutes presque également d'un
plumage terne et sombre, une revient à l'automne, neuf
reviennent au printemps; de ces dernières, les unes,
plus sauvages, se retirent au fond des taillis et des bois,
les autres, moins timides, se plaisent dans nos jardins :
il en est qui se tapissent au milieu des roseaux, d'autres sous les buissons, d'autres sous l'herbe des prai-
ries, et chacune a son chant, et sa façon de nid, et sa
nature de mœurs[1]. Peut-on rencontrer des aptitudes et
des goûts plus variés que ceux de nos différentes races
de chiens, des différentes races d'ours, des différentes
races de singes, des différentes races d'hommes? Pourra-
t-on jamais confondre l'Américain avec l'Espagnol, le

[1] P. Lucas, *Traité de l'hérédité.*

Chinois avec le nègre, l'Arabe avec l'Italien, l'Allemand paisible et penseur avec le Français léger et enthousiaste, l'Anglais flegmatique avec le Breton têtu, son voisin? Ne voit-on pas même sous un climat pareil, dans des contrées qui se touchent, des types moraux que ni les guerres, ni les relations de commerce n'ont pu faire disparaître, le Bourguignon à côté du Provençal, le Gascon et le Normand, le Picard et le Parisien.

Après l'influence typique, l'influence héréditaire, non moins au moral qu'au physique, non moins sur le caractère que sur la santé, exerce des modifications aussi faciles à démontrer qu'à reconnaître.

J'ai déjà dit que la ressemblance de forme du produit aux auteurs de la génération est une observation qui date de tous les temps. Cette hérédité est commune à toutes les espèces d'animaux. C'est un fait universellement reconnu, dit Cuvier, que les animaux ont une très-grande ressemblance avec les animaux qui leur ont donné la vie. Ce fait est aussi manifeste pour l'espèce humaine que pour toute autre espèce. Cette influence, sur laquelle nous aurons longuement à revenir, s'étend non-seulement à la structure du corps, à la constitution, au mode de développement, au mode de reproduction, à la durée de la vie et aux anomalies du type spécifique, mais aussi à la nature morale. C'est sur cette croyance ancienne que reposaient l'hérédité du sacerdoce chez les druides, l'hérédité de la divination chez les familles d'augures en Grèce, l'hérédité de la noblesse chez nos pères, et l'hérédité si naturelle de profession chez la plupart des peuples. L'observation journalière démontre qu'elle s'exerce et sur les caractères propres au mode d'activité sensoriale de l'être, et sur ceux du mode d'activité sentimentale, et sur ceux du mode d'activité intellectuelle.

Si l'on veut savoir quelles sont les personnes dont la génération réfléchit dans l'enfant les formes et les âmes, on est obligé d'admettre avec le savant docteur Lucas qu'il en existe au moins quatre séries. Ce sont d'abord les auteurs immédiats ou le père et la mère, puis les collatéraux, puis les ascendants des père et mère, et enfin les conjoints antérieurs.

L'hérédité directe du père et de la mère est admise sans conteste; quant à déterminer si elle procède des deux sexes ou exclusivement d'un seul, ce n'en est pas ici le lieu. *L'hérédité indirecte* des collatéraux se constate chez certains enfants qui, n'ayant rien du physique ou du moral de leurs père et mère, offrent une ressemblance frappante avec d'autres parents contemporains. *L'hérédité en retour* des ascendants existe lorsque les enfants ne ressemblent pas à leurs père et mère, mais présentent le portrait de leurs grands-parents. Quelquefois, dit Burdach [1], l'hérédité transmet seulement la prédisposition à une qualité qui n'apparaît elle-même que dans la génération suivante. Cette qualité

---

[1] BURDACH, *Traité de physiologie*, t. II.

manque donc pendant une génération durant, laquelle
sa prédisposition demeure latente et se montre de nouveau à la génération qui suit, de manière que les enfants ressemblent non à leurs parents, mais à leurs
grands-parents. La connaissance de ce fait n'avait pas
échappé à l'antiquité : Aristote, Galien, Pline, Plutarque, en portent témoignage ; des auteurs moins re-
culés, Zacchias, Sinibaldi, Cardan, et après eux une
foule de médecins et de naturalistes, Maupertuis, Vandermonde, Venette, Fodéré, Roussel, Girou de Buzareingues, enfin tous les auteurs qui reconnaissent la loi
de l'hérédité confessent également cet étrange retour
qu'elle fait sur elle-même. La forme d'hérédité qui
prend sa source dans les relations des conjoints antérieurs, et à laquelle on a donné le nom d'*hérédité d'influence*, donne des résultats encore plus inattendus. Ici
l'enfant ne ressemble ni à la mère, ni au père, mais il
emprunte les qualités de l'homme qui a eu avec la mère
un contact antérieur à la fécondation. Il serait trop long
de rapporter les expériences de Bonnet et de Ber-
nouilli, confirmatives de cette loi. Tout le monde sait
qu'une chienne de race, saillie une première fois par un
mâtin, donne souvent, dans ses portées successives,
quelle que soit la pureté des autres chiens qui la montent, des petits appartenant à la race du premier qui
l'a couverte. Ce principe s'étend jusqu'à la race humaine. « La plupart des enfants nés de l'adultère, dit
Fien, ont plus de ressemblance avec le père légal

qu'avec le père réel[1]. Vanini et Aldovrand rapportent des cas dans lesquels des femmes étant devenues enceintes de leur amant mirent au monde des enfants qui ressemblaient beaucoup plus à leur mari absent qu'à celui qui les avait fécondées. Comme réciproque de ce cas, je puis citer le fait suivant, que je dois à la confidence de la coupable. Une femme séparée de son mari, ayant accordé ses faveurs pendant quelques mois à un amant blond aux yeux bleus, se réconcilia un an après avec son époux, devint enceinte, et mit au monde un enfant blond aux yeux bleus, quoique son mari, elle et ses autres enfants, eussent les yeux noirs et les cheveux très-foncés. »

Ces quatre formes d'hérédité sont aussi fréquentes au moral qu'au physique ; ce serait verbiage inutile que de s'y arrêter plus longtemps.

Voici donc deux grandes influences, celle du *type primordial*, et celle de l'*hérédité*, qui luttent au moment de chaque fécondation pour doter le nouvel être ; ce serait manquer à la vérité que ne point en reconnaître encore une troisième, qui est l'*individualité*.

Sans attaquer la loi de fixité des espèces si bien établie par Cuvier, et pour servir même d'explication au fait observé tous les jours de la création de variétés nouvelles, il faut admettre que la nature ressaisit, dans la procréation de l'individualité, comme le dit si bien M. P. Lu-

____

[1] Firnus, *De viribus imaginationis*.

cas, l'originalité qu'elle perd dans l'espèce : son génie
d'invention ne peut sans doute y franchir les bornes
de la dernière, mais dans les limites où elle est circonscrite, elle combine en tant de nuances et de proportions les caractères fixes dont elle peut disposer, qu'elle
fait sous nos yeux sortir une multitude d'êtres divers
d'un même être : et à la retrouver si inépuisable, si incompréhensible et si inspirée, dans ces créations de seconde main, il semble en vérité que toute sa liberté
d'imagination et de composition lui reste, ou lui re-
vienne [1].

Ainsi chaque individu a son type de vie, et la personnalité est l'expression la plus absolue de ce type.
Tous les physiologistes ont constaté que cette diversité
n'était nulle part plus grande que dans l'espèce humaine. Entre les parents et leurs enfants, entre les
frères et sœurs, entre les jumeaux même, les dissem-
blances les plus manifestes s'étalent dans la structure
externe, dans la structure interne, dans la constitution,
dans le tempérament, dans l'intelligence, dans le caractère, et dans les goûts. Les frères et les sœurs les plus
semblables entre eux ne laissent pas, malgré l'air de famille, de se distinguer très-bien les uns des autres. Ils
sont différents en taille, visage, linéaments, gestes,
port de corps et beaucoup d'autres choses. Dans un
grand nombre de cas la ressemblance disparaît complé-

[1] P. Lucas, *Traité de l'hérédité.*

tement, non-seulement avec les père et mère, mais encore avec les aïeux. On voit à Rome des rustres sans figure et des femmes de la lie du peuple, aux traits hideux, donner le jour, dit Sinibaldi, à des filles d'une ravissante beauté, et c'est la source d'où sortent les plus belles courtisanes. De père et mère droits, et qui n'ont jamais eu de bossus dans leurs familles, on voit sortir des enfants difformes. Barthez raconte l'histoire de deux sœurs jumelles qui étaient d'un tempérament différent, quoique leur sang fût le même, car on trouva après leur mort que les systèmes de leurs vaisseaux sanguin étaient unis par une communication extrêmement grande. « Bref, dit le savant Wiseman, il y a une tendance perpétuelle, je pourrais dire un effort dans la nature, pour faire naître dans notre espèce des variétés, souvent d'un caractère fort extraordinaire, quelquefois approchant d'une manière très-marquée des caractères distinctifs particuliers et spécifiques d'une race différente. » « Mais, ajoute M. Lucas, les expressions de cette tendance sont toujours sporadiques, et, quoique transmissibles, restent temporaires, parce qu'il est de la nature des races primordiales de ne se modifier qu'accidentellement, et de tendre toujours, du moment qu'elles sont libres et abandonnées à leur propre essor, à revenir sur elles-mêmes[1].

Je craindrais de paraître oiseux en insistant sur les preuves qui démontrent que cette individualité n'est

[1] P. Lucas, *Traité de l'hérédité*, t. I.

pas seulement physique, mais qu'elle porte à la fois sur la forme dynamique et sur la forme plastique de l'organisation. Depuis Platon, la variété personnelle de mœurs et de facultés a été admise par tous les naturalistes. L'école phrénologique en a accumulé les preuves en un formidable faisceau. « Il n'en est pas, dit un auteur que nous aimons à citer, d'exemple plus facile à saisir, ni plus à la portée de tout observateur, que celui des oiseaux. Pour ne parler ici que des oiseaux chanteurs, on dit, il est vrai, que tous, laissés à eux-mêmes, ont naturellement le chant de leur espèce. Mais il faut ne les avoir ni connus, ni jamais comparés dans les bois, pour s'imaginer qu'il suffise à aucun, dans aucune espèce, de lui appartenir pour jouir nécessairement de toute l'étendue de son talent musical. La supériorité du chant du rossignol est si grande, qu'elle peut faire illusion sans doute, et pour une oreille inexpérimentée effacer les degrés individuels et les différences personnelles de genre d'exécution et de composition de ces prodigieux improvisateurs ; et cependant l'art, le goût, la chaleur, l'harmonie, le timbre, la portée, le charme de la voix, entre eux tout varie. Cette variété se remarque, et plus sensiblement et plus rapidement, dans l'espèce du rouge-gorge, dans celle de la fauvette, dans celle du linot. Dans toute ces espèces il y a des génies, dans toutes il y a des médiocrités, dans toutes il y a même des impuissances[1]. »

[1] P. LUCAS, *Traité de l'hérédité*.

L'expérience a conduit la physiologie, la philosophie et la théologie à la même conclusion dans l'humanité. Ces trois sciences s'accordent sur le fait de la diversité native des caractères et des intelligences. Rien n'est plus ordinaire que de voir naître d'un même lit des enfants qui présentent la plus grande dissemblance morale, quoiqu'ils aient été élevés au milieu des mêmes influences et soumis à l'empire de la plus identique éducation. L'intelligence offre les mêmes contrastes. Les historiens n'ont pas manqué d'en faire la remarque à propos des personnages célèbres, et les légendes bibliques les montrent jusque dans les deux premiers-nés de nos premiers parents.

Ainsi l'avenir physique et moral de chacun de nous est soumis dès la naissance à la triple action du *type primordial*, de l'*hérédité* et de l'*individualité*. Le type primordial est immuable et parfait comme tout ce qui sort des mains du Tout-Puissant. L'individualité est indépendante et touche aux mystères profonds du libre arbitre et de la Providence. Mais l'hérédité est de notre domaine, nous pouvons la modifier par l'hygiène, par les croisements, par la thérapeutique. C'est à ce titre qu'elle doit trouver place dans un livre dont le principal objet est d'instruire le lecteur sur ce qui touche au mariage et à la reproduction.

CHAPITRE PREMIER

HÉRÉDITÉ DE STRUCTURE

Limites de l'hérédite. — Taille. — Couleur. — Embonpoint.
Difformités. — Règles pratiques.

I. Je n'entrerai point ici dans la discussion des théories et des expériences qui ont pour but de savoir qui, du père ou de la mère, a le plus d'influence sur la transmission héréditaire des qualités ou des défauts physiques, et si le fils hérite plus directement de sa mère, tandis que la fille reproduit les traits du père. Les observations et les opinions sur ces matières sont tellement contradictoires, que jusqu'à ce que de nouvelles démonstrations aient établi des lois positives, la pratique n'en doit tenir aucun compte.

Ce qui n'est pas douteux, c'est que les diversités de structure des parents influent sur leur postérité, et même il arrive souvent que tel ou tel organe appartient complétement à l'un des ascendants sans avoir été modifié par l'autre. Chaque partie du corps, du visage, des membres peut tenir d'un auteur différent : le père peut donner exclusivement la forme, la mère donner la taille; celle-ci le volume, celui-là la couleur, et *vice versâ*. Il en peut être ainsi de la tête, du buste, des bras, des pieds, des mains, de la chevelure, de la figure, de l'expression des traits, de tous les caractères physiques, et lorsque quelque phénomène morbide, quelque écart du type normal de l'espèce, existe chez les parents, il est fréquent que les enfants en soient affectés à leur tour. L'espèce, dit M. Lucas, n'est point née cancéreuse, scrofuleuse, ni tuberculeuse, ni dartreuse, ni syphilitique, ni aveugle, ni sourde, ni muette, ni idiote, ni folle. Mais, malgré l'effort incessant de la nature contre la maladie, on voit tous les jours ce fatal héritage être transmis des père et mère aux enfants à qui ils ont donné le jour, soit à l'état latent et en germe, soit à l'état patent et en action.

Couleur. — Un des traits les plus frappants de l'hérédité de structure, c'est celui de la couleur de la peau. On convient qu'un blanc ne peut pas naître de deux noirs, ni un noir de deux blancs ; et dans le produit du croisement du nègre et du blanc, quoique l'on trouve quelques exemples de produits entièrement noirs ou entièrement blancs, comme dans le fait rapporté par Siebold, le caractère le plus général du métis est de présenter la couleur mixte. On a même établi une échelle de couleurs correspondant aux mots *mulâtre*, *terceron*, *quarteron*, etc.

Taille. — L'hérédité de la taille, quoique soumise à de grandes oscillations, est encore généralement admise. S'il est fréquent de voir, dans une famille où le père et la mère sont très disproportionnés, des enfants se rapprochant du type de l'un, et d'autres qui ressemblent au second, ce ne serait pas sans surprise que l'on verrait un nain sortir de parents l'un et l'autre doués d'une taille élevée, ou un tambour-major avoir des nains pour père et mère. On voit presque constamment, au contraire, la taille élevée se perpétuer dans certaines familles et même devenir l'apanage de certaines contrées, tandis que d'autres ne produisent que des rejetons rabougris jusqu'à ce qu'un heureux croisement vienne changer les conditions de la conception.

Embonpoint. — Ce qui est vrai de la taille l'est encore de l'embonpoint. La polysarcie est héréditaire dans certaines maisons, dans d'autres l'hygiène la mieux entendue parvient à peine à empêcher la maigreur.

Difformités. — L'hérédité des difformités et des anomalies est d'observation constante. Les déviations de la colonne vertébrale, les gibbosités, la claudication, quoiqu'elles ne soient pas infailliblement transmises, sont transmissibles au plus haut degré. La polydactylie de Caïus Horatius s'était, d'après Pline, propagée à ses filles. Maupertuis cite plusieurs faits analogues. Les mêmes observations s'appliquent à l'albinisme, à l'infirmité du bec-de-lièvre, à la scissure du voile du palais. On a vu un père de sept enfants communiquer ces deux dernières imperfections seulement à ses filles ; Mauriceau cite un père boiteux qui transmit la claudication à trois de ses filles et à un fils. M. Debay rapporte le fait d'une famille où la claudication était héréditaire. Un membre ayant échappé à cette difformité se maria. Il eut deux garçons bien conformés et une fille boiteuse. Un de ces garçons s'étant à son tour marié engendra une fille qui était très-boiteuse et un fils qui présentait également la même infirmité.

Les mutilations accidentelles éprouvées par les parents se transmettent moins facilement. Cependant il existe de nombreux exemples de ces transmissions. Blumenbach cite entre autres l'exemple d'un ouvrier qui s'abattit un doigt d'un coup de hache et engendra deux enfants auxquels le même doigt manquait.

Je ne veux pas insister sur ces descriptions. Je craindrais d'éloigner du mariage un trop grand nombre de ces âmes délicates, qui ont participé au funeste héritage des difformités paternelles.

II. Hâtons-nous de dire que si la possibilité de transmission n'est le fait d'aucun doute, aucun document certain n'établit jusqu'ici le rapport réel de cette transmission avec le nombre des cas où elle pourrait avoir lieu. Des relevés partiels n'ont qu'une valeur temporaire et limitée, et c'est tout ce qu'on trouve dans les auteurs. « Les affections, dont l'hérédité est journellement constatée, dit Michel Lévy, sont admises en cette qualité par tradition, non par une vérification exacte des faits que l'on invoque ; d'autres ont pris place dans le cadre classique des maladies héréditaires sans qu'en l'absence du contrôle numérique l'observation leur ait jamais confirmé le caractère que la routine des écrivains leur assigne. En réalité, chaque praticien possède par devers lui un certain nombre de faits plus ou moins bien observés, et d'après lesquels il se compose son groupe de maladies héréditaires. A ses présomptions s'ajoutent les données fournies par une statistique incomplète et les axiomes des autorités de la science[1]. »

Ces sages paroles indiquent assez dans quelle circonspection doit se tenir le médecin consulté par les parents d'une fille ou d'un jeune homme à marier quand il est porteur d'une de ces difformités ou d'une de ces singularités de la nature : car tantôt, quelque précaution que l'on prenne, on ne saurait empêcher la propagation de ce triste héritage, tantôt l'action combinée de l'innéité et de l'individualité sera assez puissante pour combattre ce que l'hérédité a de défectueux. C'est ainsi que l'enfant issu d'un père qui est le premier bossu ou le premier boiteux de sa famille aura beaucoup moins de chances de donner le jour à des enfants boiteux que s'il a reçu lui-même un héritage perpétué pendant plusieurs générations dans sa famille.

Un précepte important, qui plus que partout ailleurs doit trouver ici son application, c'est d'exclure du ma

---

[1] Michel Lévy, *Hygiène publique et privée*, t. 1.

riage les membres de *la même famille*, quel que soit d'ailleurs leur état de santé. Les autres interdictions doivent comprendre tous les individus frappés de la même infirmité ou d'une infirmité analogue. C'est ainsi qu'on évitera non-seulement de marier ensemble deux bossus, mais un bossu avec un boiteux, un aveugle avec un sourd, un mutilé avec un autre; il en sera de même du mariage de deux nains, de deux géants, qui ne doivent pas être plus tolérés que ceux d'un géant avec une naine.

Il ne doit pas y avoir une grande disproportion de stature entre le mari et la femme. Un enfant très-volumineux comme est celui qui est produit dans le cas où il y a prédominance de développement physique chez le mari donne lieu le plus souvent à des accouchements difficiles et dangereux.

Quand on voudra ramener au type blanc une famille de sang mêlé, il suffira de croiser successivement les produits avec des individus blancs de race. On a observé que quatre générations suffisaient pour obtenir ce résultat.

Ce n'est pas ici le lieu d'indiquer le traitement qui convient à la claudication, à la gibbosité, à la cécité, à la surdi-mutité, au bec-de-lièvre, à la polydactylie, au pied bot, à la scissure du voile du palais et autres infirmités de structure rangées dans le cadre des maladies transmissibles. Quelques-unes, quand elles datent de la naissance, sont inguérissables : la surdi-mutité, la cécité, sont de ce nombre ; d'autres cèdent généralement aux efforts de la médecine, comme le bec-de-lièvre et la scissure du voile du palais ; enfin le plus grand nombre présentent au médecin des alternatives de guérison et d'insuccès. Le pied bot, quelle que soit sa forme, *equin*, *talus*, *varus* ou *valgus*, guérit assez fréquemment. Il suffit quelquefois d'une gymnastique bien entendue pour obtenir ce résultat : d'autres fois il devient nécessaire de recourir à une opération chirurgicale, qui, pour être difficile, n'en est pas moins une grande ressource contre cette redoutable infirmité. — La claudication héréditaire tient ordinairement à une ankylose du genou ou à une déviation de cette articulation. On remarque principalement ces infirmités chez les sujets rachitiques, dont les premiers pas ont été trop tôt essayés, ou qui n'ont pas reçu les soins nécessaires dans les premières tentatives de la marche ; mais souvent les altérations des ligaments à la naissance est telle, que les efforts de la mère et de la médecine ne peuvent empêcher l'infirmité de se développer. D'autres fois ce sont les os eux-mêmes qui affectent la forme vicieuse comme dans les jambes en cerceau. Ce n'est qu'avec beaucoup de prudence que l'orthopédie doit entreprendre le redressement des membres ainsi altérés, et on ne doit jamais s'obstiner à chercher une guérison qui est presque toujours impossible. — La gibbosité héréditaire et les autres déviations de la colonne vertébrale sont presque toujours liées au vice scrofuleux. Elles cèdent rarement aux

moyens gymnastiques et mécaniques ; quant à l'emploi
de la chirurgie, on peut presque toujours prédire que
ses efforts seront impuissants. — La polydactylie est
beaucoup plus fréquente que l'absence des doigts, quoique cette infirmité ait été signalée par Mauriceau et
Cruveilhier, et aussi que l'adhérence des doigts. Presque toujours les doigts surnuméraires végètent sur un
métacarpien d'un doigt normal. On les enlève assez facilement et sans danger. C'est une opération que tous
les chirurgiens savent pratiquer.

Les anatomistes ont encore rangé parmi les infirmités
tenant à un vice de structure la disposition aux hernies
qui semble propre à certaines contrées, l'alopécie et
l'albinisme qui se transmettent facilement, quoique sans
danger pour la vie.

L'espace me manque pour analyser la part que les
pères et mères prennent dans toutes ces affections.

J'aurais voulu m'appesantir sur la question de savoir
si les parents guéris ont encore au même degré la funeste
prérogative de transmettre leur vice de conformation, ou
si cette influence disparaît ou diminue avec le traitement
qui les a personnellement débarrassés. Par malheur, la
science ne possède encore que des données vagues sur
toutes ces matières, et on ne peut s'appuyer que sur des
hypothèses et des théories qui n'ont pas suffisamment
subi le contrôle irréfutable de l'expérience.

CHAPITRE II

HÉRÉDITÉ PHYSIOLOGIQUE

Tempérament. — Constitution. — Longévité. — Fécondité. — Phénomènes de la vision. — Dureté d'oreille. — Force musculaire.

« Non contents de savoir devenir vieux à un âge où nos pères étaient dans toute la force de la jeunesse, nous avons encore trouvé, dit Hufeland, l'art de produire des enfants qui en naissant sont déjà des vieillards. J'ai vu quelques-uns de ces malheureux, couverts de rides et présentant tous les caractères extérieurs de la décrépitude. Il paraissent un instant sur la scène du monde, y passent quelques jours au milieu des souffrances et terminent prématurément leur triste existence, ou plutôt ils la commencent par la fin : effrayants résultats du libertinage des parents dont on peut dire qu'ils représentent les péchés personnifiés. »

Il est certain qu'on est souvent frappé, quand on jette un regard sur la société, de voir des familles, placées en apparence dans les circonstances les plus favorables, rencontrer des difficultés extrêmes à élever leurs enfants, qui tous meurent, l'un après l'autre, de quelque vice caché, ou bien sont caractérisés par une excessive délicatesse de constitution qui réclame des soins minutieux et assidus ; tandis que d'autres familles, qui sont dans les conditions les plus défavorables, élèvent tous leurs enfants avec autant de facilité que s'il n'existait rien de semblable à la maladie. Cela ne peut tenir évidemment aux circonstances extérieures, mais à des causes inhérentes à la constitution et se rapportant à l'un ou à l'autre des parents, ou à tous deux.

La santé du corps, la perfection de l'organisation et par suite celle de l'âme qui l'habite et s'en sert, dépendent surtout de la somme de force vitale qui nous a été donnée par nos parents au moment de la conception. La santé est la base principale du bonheur terrestre; c'est à la force du corps, à sa perfection que sont dus souvent la vigueur de l'âme, l'habileté professionnelle, le succès. Or tous ces dons précieux tiennent à la santé des parents, à leur bon assortiment, à la sagesse avec laquelle, avant et pendant le mariage, ils ont usé de la faculté procréatrice. C'est dans ce sens surtout que devrait se prendre cette expression : *être bien né*, à laquelle d'ordinaire on donne un sens qui a pour fondement la vanité et l'orgueil. Dans ce sens, être bien né est le plus grand des avantages de ce monde, et surtout un de ceux qu'on sait le moins apprécier. C'est sur lui que je voudrais appeler l'attention des familles, car c'est aux parents à en connaître toute la valeur pour en transmettre le bienfait aux enfants.

Constitution. — La bonne ou mauvaise constitution des parents est, de tous les héritages, celui qui se transmet le plus directement à la progéniture : des milliers de faits le prouvent tous les jours. Les éleveurs de chevaux savent fort bien que deux rosses ne peuvent procréer un bon cheval. Il en est strictement de même pour l'homme : des époux débiles ou d'âges disproportionnés n'engendreront jamais de robustes enfants. C'est sur cette vérité que devrait toujours s'appuyer le choix dans le mariage. Si l'espèce humaine s'abâtardit dans les grands centres de population, la première faute en est à l'homme. Les Lacédémoniens condamnèrent à l'amende leur roi Archidamas pour avoir épousé une femme petite et délicate, disant qu'elle ne pourrait donner qu'un roitelet aux mâles Spartiates.

Tempérament. — L'hérédité du tempérament est encore un fait certain qui aurait les plus funestes conséquences, si le mariage venait à unir ensemble certains tempéraments malheureux, comme deux lymphatiques, deux bilieux ou deux nerveux. Par bonheur, l'instinct naturel, quand on s'abandonne à ses lois, tend à éloigner ces unions. Il est rare que l'amour naisse entre deux personnes du même tempérament, et le croisement qui se produit par le mariage des personnes d'un tempérament différent, joint à l'influence de l'individualité dont nous avons parlé plus haut et de l'innéité spécifique, amène heureusement, dans chaque famille, des enfants qui n'ont entre eux, à ce point de vue, aucune ressemblance et qui ne tiennent de leurs parents que par des affinités fort éloignées.

Longévité. — Le fait de macrobie se reproduit partout. Burdach, Buffon et la plupart des naturalistes sont d'accord pour admettre qu'il est indépendant du lieu et du climat froid, chaud ou tempéré. La race, la profession, l'alimentation, ne paraissent pas agir d'une manière beaucoup plus efficace, et il est certain que la cause principale tient à une puissance interne de vitalité propre; mais on ne peut nier que l'hérédité ait une influence très-marquée sur le retour de la macrobie dans les mêmes familles. Sinclair et Rusch déclarent n'avoir pas connu d'octogénaires dans les familles desquels il n'y eût des exemples fréquents de longévité. Il est vrai que cette loi ne s'applique pas à tous les individus qui en sortent et que plusieurs centenaires, comme le Juif errant de la légende, ne franchissent le siècle de leurs contemporains que pour rester seuls debout sur la tombe des enfants qu'ils ont bercés dans leurs bras; mais, après une intermittence qui confirme la règle au lieu de l'affaiblir, la longévité y revient et s'y montre attachée.

On se rappelle l'histoire du cardinal d'Armagnac, qui, passant à pied dans une rue de Paris, aperçut un vieillard de 81 ans qui pleurait devant sa maison. Le cardinal lui demanda quel était le sujet de ses larmes. —

C'est, répondit-il en montrant un autre vieillard, mon père qui m'a battu. Le cardinal alla s'enquérir auprès du père, âgé de 105 ans, ce qui avait mérité une correction à son fils. — C'est, lui fut-il répondu, parce qu'il a manqué de respect à son grand-père. Celui-ci était dans sa 150me année.

Fécondité. — Il n'est pas douteux que l'hérédité ait de même une très-grande influence sur l'aptitude à la procréation. Les faits abondent pour établir cette loi. Les quatre premiers Guises comptaient ensemble 49 enfants. Osiander donne l'observation d'une villageoise qui accoucha 10 fois en 15 ans. Ses couches toujours multiples produisirent 29 enfants. Sa dernière couche fut de 5 filles, dont l'une devint mère de 36 enfants, la seconde de 31, et la troisième de 27. Burdach parle dans son *Traité de physiologie* d'une femme qui mit au monde 24 garçons et 6 filles. Les 6 filles eurent de différents maris 76 enfants. « Quelle épitaphe attendrissante, ajoute de Lignac, que celle qu'on voyait autrefois dans le cimetière des Innocents : « Ci-gît Yolande Bailly, qui trépassa l'an 1514, le quatre-vingt-huitième an de son âge, le quarante-deuxième de son veuvage, laquelle a vu ou pu voir devant son trépas 295 enfants issus d'elle ! « Quels droits aura sur la postérité M. Denise, procureur en l'élection de Rouen, qui, âgé de 73 ans, se trouvait en 1770 père de 101 tant enfants que petits-enfants et arrière-petits-enfants, dont 68 étaient vivants ! »

Vision. — Sans parler de l'absence de la vue, dont il a été question dans le précédent chapitre et sur laquelle l'influence héréditaire est telle qu'on a pu voir un aveugle père de 57 enfants et petits-enfants qui étaient tous aveugles, on admet généralement que des parents myopes ou presbytes sont susceptibles de transmettre leur infirmité à leur progéniture. Cette cause est assurément trop minime pour éloigner du mariage celui qui en est victime, mais elle doit suffire pour déterminer l'élimination des personnes atteintes du même vice de celles parmi lesquelles le conjoint devra être choisi.

Dureté d'oreille. — On en doit dire autant de la dureté d'oreille, quoique ce soit une infirmité légère. Il ne serait pas impossible qu'en mariant ensemble des personnes atteintes l'une et l'autre de paresse originelle de cet organe, on ne courût risque d'obtenir des enfants affligés d'une surdité véritable.

Forces musculaires. — Quelques auteurs ont constaté que le phénomène assez rare d'une force musculaire excessive se transmettait du père aux enfants. Cette hérédité est possible, mais elle importe peu, et nous avons hâte de passer à des sujets plus importants.

CHAPITRE III

HÉRÉDITÉ DE CERTAINES DIATHÈSES

Syphilis. — Scrofule. — Goutte et rhumatisme. — Tubercules. —
Dartres. — Cancer.

Parmi les diathèses, c'est-à-dire les maladies générales qui envahissent tout l'organisme, s'y établissent
et s'y maintiennent avec une ténacité qui dure souvent
autant que la vie de leurs victimes, il en est un certain
nombre qui se transmettent héréditairement et demandent un moment notre attention. Il ne faudrait pas conclure de ce qu'un enfant naît avec l'une de ces maladies qu'il l'a fatalement reçue de ses parents. Lami et
M. Piorry se sont élevés contre cette croyance. Il n'est
pas rare, en effet, de voir la goutte, la pierre, les tubercules, le cancer, les scrofules, se manifester sans que
les parents soient en aucune façon attaqués de ces maladies ni d'aucun symptôme qui peut y avoir le moindre
trait, mais ces cas sont rares; il n'y a d'exception que

pour la syphilis, dont nous allons traiter en premier
lieu.

Syphilis. — La syphilis est une maladie virulente,
qui se manifeste sous trois états : *Accidents primitifs*,
constitués par le chancre; *accidents secondaires*, constitués par des plaques muqueuses et diverses altérations
de la peau; *accidents tertiaires*, constitués par une altération profonde des organes intérieurs et des os, dont les
phases diverses amènent la mort du sujet qui en est
atteint si la thérapeutique ne parvient à arrêter les progrès du mal.

Ce n'est pas le lieu d'examiner ici comment la syphilis
se communique du père à la mère, de la mère au père,
de la nourrice à l'enfant, de l'enfant à la nourrice, ni si
les accidents primitifs seuls jouissent du funeste privilége d'être contagieux. Je dois me borner à la syphilis
congéniale, c'est-à-dire héréditaire. Voici ce qu'écrit à
ce sujet M. J. P. des Vaulx [1] :

« La syphilis constitutionnelle se transmet héréditairement au produit de la conception, *dans le sein maternel*, soit par l'influence de la mère, soit par celle du
père; — elle se transmet également, *dans le sein maternel*, de l'enfant à sa mère; elle se transmet enfin probablement par la lactation, *de la nourrice à l'enfant*.

« Le grand nombre d'enfants que tous les accoucheurs
voient naître, portant sur tout leur corps les marques

---

[1] *Guide pour le traitement des maladies vénériennes*. 1 vol. in-18
avec planches coloriées. Prix: 1 fr.

de la souillure vénérienne constitutionnelle, ne peut laisser aucun doute dans l'esprit sur la possibilité d'une inoculation mystérieuse du sang vicié au germe de la conception.

« Il peut arriver que le père et la mère soient tous les deux également en proie à la diathèse au moment de la fécondation.

« Lorsque c'est le père qui, atteint seul, exerce cette funeste influence, l'ovule reçoit le germe de la maladie en même temps qu'il est fécondé.

« Si l'infection vient de la mère, tantôt celle-ci était sous le coup de la diathèse avant la conception, tantôt elle est infectée elle-même pendant la grossesse. Dans le premier cas, on peut admettre que l'ovule est vicié au moment même de sa formation. (Richelot.) Dans le second, il paraîtrait que l'infection n'est constante que lorsque la mère a été contaminée avant son sixième mois de grossesse.

« Il arrive assez souvent qu'un homme atteint de syphilis constitutionnelle cohabite avec sa femme sans l'infecter, jusqu'à ce qu'une grossesse survenant, l'enfant est expulsé avec des symptômes de syphilis congéniale, et la femme voit sa santé s'altérer, et tous les symptômes secondaires du mal qui nous occupe se développer en elle. M. Ricord, le premier, a conclu avec raison de ces faits que le produit de la conception pouvait être le véhicule du poison de l'homme à la femme, et le moyen intermédiaire sans lequel l'infection n'eût pas eu lieu.

« Il n'est douteux pour personne qu'une nourrice atteinte de chancre puisse communiquer, par inoculation, la vérole à l'enfant qu'elle allaite. Elle rentre vis-à-vis de lui dans les conditions communes. Il est également fort probable qu'une femme atteinte d'accidents secondaires peut les communiquer à son nourrisson par les mêmes procédés que l'enfant infecté peut infecter une nourrice saine. Mais une question non moins intéressante et beaucoup plus obscure est de savoir si le lait de la nourrice peut transmettre la syphilis à l'enfant. Il est vrai que M. Venot (de Bordeaux) nous assure qu'il a vu des nourrices atteintes d'accidents secondaires allaiter des enfants sains sans leur communiquer le moindre mal ; mais je ne voudrais pas en faire l'expérience sur mes enfants, et je suis sûr que M. Venot serait aussi réservé pour les siens. J'aime mieux croire, avec M. Bouchut, que la transmission est possible.

« Puisque le sperme transmet la vérole au fœtus, puisque le sang du fœtus transmet la vérole à la mère, puisque le lait saturé de mercure et d'iodure de potassium pris à l'intérieur par la nourrice devient un moyen de guérison pour l'enfant, pourquoi ce même lait, altéré dans sa sécrétion par la syphilis, ne pourrait-il pas donner lieu au développement de cette maladie?

« Les enfants qui contractent la vérole dans le sein de leur mère peuvent naître ou bien avant terme, par avortement, ce qui est très-fréquent ; ou naître à terme avec des caractères syphilitiques, ce qui est rare ; ou naître avec une apparence de santé et être pris, au bout d'un mois ou deux, de symptômes syphilitiques ; c'est ce qui est plus commun.

« Les symptômes, dit M. Bouchut, sont aussi nombreux dans leur forme que variés dans leurs siéges. Les manifestations locales de l'infection syphilitique sont superficielles ou profondes, et existent sur la peau, sur la muqueuse, dans les organes des sens et dans les organes profonds.

« A la peau, ce sont la desquamation épidermique du visage et des extrémités, les fissures des mains dans le sens des plis cutanés, des vésicules qui se multiplient, se réunissent et forment des ulcérations superficielles plus ou moins étendues, dont la disposition n'a rien de régulier, et qui offrent une surface rouge, livide, cuivrée, couverte de croûtes minces, grisâtres, desséchées. Ailleurs ce sont des roséoles, accident fort rare, des pustules d'ecthyma, des syphilides tuberculeuses. »

« Sur les muqueuses, ce sont des pustules plates ou plaques muqueuses, disséminées au périnée, au pourtour de l'anus, aux lèvres ; des ulcérations du nez, et des ophthalmies syphilitiques caractérisées par l'iritis.

« Dans les tissus plus profonds, ce sont d'autres altérations : au cou le thymus, rempli de noyaux inflammatoires et suppurés, comme l'a découvert M. P. Dubois ; dans le cerveau, les lésions récemment décrites par M. Faurès (de Toulouse) ; dans le poumon, des modosités lobulaires avec suppuration, observées par M. Cruveilhier ; dans le foie, c'est l'altération dont M. Gübler s'est fait l'historien.

« Puis les altérations osseuses observées par Bertin, M. Laborie et M. Bouchut, dont la plus remarquable est la dureté éburnée des fémurs et des tibias, qui normalement, à cet âge, sont mous et spongieux.

« Enfin, au-dessus de ces manifestations locales, se montrent les phénomènes généraux, l'anémie, la pâleur, la sécheresse terreuse de la peau, la maigreur, la diarrhée et le marasme.

« Le diagnostic de la syphilis infantile offre de grandes difficultés. Le médecin a besoin, pour y parvenir, non-seulement d'examiner sérieusement tous les symptômes que je viens de décrire, mais encore de s'entourer de tous les renseignements capables d'asseoir et d'affermir sa conviction, tels que l'état de santé du père et de la mère, leurs maladies antérieures, l'examen attentif de la nourrice, des renseignements précis sur les parents, les domestiques, tous ceux qui approchent l'enfant.

« Le pronostic est extrêmement grave. Je ne crois pas mentir en disant que plus des deux tiers de ceux qui naissent avec ce germe funeste dans le sang meurent avant d'avoir atteint leur deuxième année, et que les trois quarts de ceux qui sont conçus dans la vérole meurent avant de voir le jour, et sont expulsés du sein maternel par des fausses couches.

« Le traitement doit s'adresser particulièrement à la nourrice, soit qu'elle présente elle-même des symptômes diathésiques, soit qu'elle n'en présente aucun, et, dans ce cas, c'est la mère qui doit être la nourrice de son enfant. M. Bouchut conseille des pilules ainsi composées : proto-iodure de mercure, un gramme : poudre de réglisse, un gramme ; sirop de gomme, quantité suffisante pour trente pilules. La femme en prend deux ou trois par jour pendant plusieurs mois.

« Ou bien il fait prendre à l'enfant, par cuillerée à café, la potion suivante : eau distillée, quarante grammes ; sirop de gomme, dix grammes ; liqueur de van Swieten, trois grammes. La potion doit être renouvelée tous les jours.

« L'iodure de potassium ne doit être employé que plus tard, et suivant l'appréciation d'un médecin habile.

« Enfin, pendant plusieurs mois, on fera prendre à l'enfant un bain tous les deux jours, avec un gramme de sublimé. »

L'héritage syphilitique est un des plus déplorables qu'un père puisse laisser à ses enfants, car alors même qu'ils ont été traités, bien peu d'entre eux échappent à la mort dans la première jeunesse, et quand ils vivent, leur sang vicié dans sa source les rend tributaires d'une foule de souffrances et d'infirmités, dont les scrofules sont la forme la plus ordinaire.

Scrofule. — La scrofule, dit M. Bazin, est une maladie constitutionnelle, non contagieuse, *le plus souvent héréditaire*, d'une durée ordinairement longue, se traduisant par un ensemble d'affections variables de siége et de modalité pathologique, qui ont cependant pour caractère commun la fixité, la tendance hypertrophique et ulcéreuse et pour siége ordinaire les systèmes tégumentaire, lymphatique et osseux.

Il n'est pas dans le cadre nosologique de maladie plus commune que la scrofule ; elle sévit surtout sur les filles. Entre ses causes, l'hérédité seule est admise universellement ; les autres, telles qu'une nourriture insuffisante, le tempérament lymphatique, l'altération de l'air, ont été tour à tour admises et rejetées. Quoi qu'il en soit, l'apparition d'un gonflement à la lèvre supérieure, d'un flux nasal abondant, des gourmes, de l'eczéma du cuir chevelu, l'engorgement des ganglions du cou, des ulcérations spontanées et inguérissables, sont les symptômes auxquels se reconnaît sa présence, et quoiqu'elle puisse rester latente pendant un certain temps, c'est ordinairement pendant le premier âge qu'on en voit apparaître les manifestations.

Les enfants qui naissent sous cette influence sont exposés à des maladies nombreuses, qu'on ne saurait trop tôt s'appliquer à combattre ; pour que le traitement soit efficace, avons-nous dit ailleurs, il faudrait, quelque belles que soient les apparences de santé, que le médecin et la famille se fissent réciproquement toutes les confidences que réclame cet état. De pareils germes ne peuvent être détruits en un instant, et ce n'est pas trop, pour obtenir quelques succès, d'avoir sur eux toute l'avance possible, et de pouvoir faire concourir pendant longtemps toutes les influences de l'hygiène. Les aliments, l'air, le soleil, l'exercice, les bains, le climat, tels sont les grands agents à l'action prolongée desquels il faut avoir recours, sous peine d'échouer. Que pourraient, contre les scrofules, contre la prédisposition à la phthisie, contre les altérations profondes que cause le virus syphilitique[1], etc., des médicaments donnés pendant quelques jours ou quelques semaines?

On ne saurait trop appeler l'attention des familles sur ce sujet, car c'est presque toujours de leur aveuglement et de leurs préjugés que naît l'impuissance de la médecine. Elles cherchent à se faire illusion, comme s'il suffisait de fermer les yeux pour que le danger cessât d'exister. C'est à elles cependant à prendre l'initiative, car si elle vient du médecin, il est presque toujours mal reçu, la famille se trouvant blessée dans son amour-propre, qu'on ait osé croire que le sang qui coule dans ses veines ne soit pas pur de tout principe morbide.

L'art, s'il est armé de toutes les ressources de l'hygiène, peut beaucoup pour combattre l'affection scrofuleuse et pour empêcher d'éclore les accidents qui en naissent si souvent. Les préceptes renfermés dans ce volume sont tous applicables dans ce but, et ici particulièrement il importe qu'ils se prêtent l'appui d'un mutuel concours.

---

[1] LANGLEBERT, *Traité des maladies vénériennes*. 1 vol. in-8.

Enfin, si à une bonne hygiène on joint l'usage de quelques médicaments doués d'une véritable efficacité dans les maladies scrofuleuses (iode, iodures, huile de foie de morue), on peut espérer de véritables succès. Mais aussi il ne faut pas moins que tout cet ensemble de moyens puissants pour arriver à un résultat.

Dans ces maladies, lorsque la position des familles le permet, il y a quelquefois lieu de conseiller le changement de climat. Si cela était impossible, « les bains de soleil, » conseillés par Kortum, pourraient être employés avec succès : on exposerait les enfants à ses rayons, sur le sable ou les herbes aromatiques, en ayant soin de couvrir la tête, qu'il importe toujours de préserver de leur action.

Rappelons encore que c'est particulièrement aux enfants scrofuleux que s'appliquent les conseils donnés sur les inconvénients des études prématurées, et d'un repos prolongé dans l'atmosphère viciée des écoles.

Goutte et rhumatisme. — Un certain nombre d'écrivains modernes, à la tête desquels se place Chomel, font entrer dans le même cadre la goutte et le rhumatisme. Ces maladies ont pour caractère commun d'être tantôt chroniques et apyrétiques, tantôt aiguës et fébriles ; de se traduire par de vives douleurs dans les muscles ou dans les articulations, soit avec tuméfaction et épanchement, soit sans gonflement ; d'avoir une propension extrême aux déplacements et de ne point montrer de tendance à la suppuration. Elles diffèrent en ce que la goutte attaque de préférence les gens de la classe aisée, et le rhumatisme, ceux de la classe pauvre ; la goutte affecte les petites articulations, et le rhumatisme les grandes ; les premières attaques de goutte sont les plus violentes, les attaques de rhumatisme suivent l'ordre opposé ; enfin la goutte laisse après elle dans les articulations un dépôt de matières étrangères, tandis que rien de semblable n'a lieu dans le rhumatisme.

Dans le rhumatisme comme dans la goutte, l'hérédité est la cause la plus fréquente, la plus universellement admise, la mieux établie par les faits.

Mais ce qui doit rassurer les goutteux et les rhumatisants et ne pas les empêcher de contracter mariage, pourvu qu'ils prennent femme dans des familles exemptes de leur infirmité, c'est que l'une et l'autre de ces maladies laissent vivre assez longtemps ceux qui en sont atteints, et que non-seulement elle va en s'affaiblissant de degré en degré à mesure que les générations se succèdent, mais encore qu'il ne semble pas impossible d'en préserver sa postérité, quand on en a combattu les symptômes par une médication énergique et soutenue.

Je n'ai pas à indiquer la liste des antigoutteux et des moyens opposés au rhumatisme tant aigu que chronique[1]. Le régime paraît tenir la première place, l'hydrothérapie la seconde. On cite ensuite les purgatifs, les

____

[1] Potton (D^r), *De la goutte et de son traitement rationnel.* In-8. F. Savy, 2 fr.

mercuriaux, les narcotiques, et un nombre infini de remèdes secrets.

Tubercules. — La maladie tuberculeuse se présente sous un aspect moins rassurant. Caractérisée par la production hétéroplastique d'une matière particulière qui à diverses périodes d'évolution se présente sous différents aspects, cette diathèse peut manifester son action dans tous les tissus, mais elle affecte particulièrement le poumon et sous le nom de *phthisie* elle fait la terreur des familles.

Il n'est que trop certain que de toutes les causes de la phthisie, l'hérédité est la plus fréquente et la plus active. Récemment M. Briquet a compté sur 98 décès par phthisie 50 cas de transmission héréditaire. M. Piorry a fait un relevé de 269 phthisies dont 65 étaient d'origine tuberculeuse. M. Michel Lévy raconte avoir eu dans ses salles un jeune homme phthisique que la hauteur de sa taille avait fait désigner pour les carabiniers; il était le cinquième enfant de parents morts phthisiques. Les quatre frères avaient succombé à la même affection. Chacun de nous, en consultant ses souvenirs, peut y trouver des faits analogues.

Assez souvent cette maladie couve pendant bon nombre d'années sans se manifester. C'est de 20 à 40 ans qu'elle occasionne le plus fréquemment la mort; les femmes y sont plus sujettes que les hommes. L'étroitesse de la poitrine, l'essoufflement habituel, la pâleur avec une rougeur vive des pommettes, une toux sèche, un amaigrissement prononcé, des sueurs nocturnes, la diarrhée, des crachats opaques, l'hémoptisie, sont, en dehors du diagnostic médical basé sur l'auscultation et la percussion, les symptômes les plus ordinaires de la phthisie. Sa marche est lente et graduelle ; la terminaison est presque constamment mortelle.

On a dirigé contre cette diathèse une immense quantité de moyens thérapeutiques [1], mais leur abondance ne sert qu'à indiquer le peu de valeur de chacun en particulier. Aussi, devant le tableau de la vie malheureuse qui attend les sujets frappés en naissant de cette malédiction, devant l'impuissance de l'art à arracher à la mort de pauvres enfants qui dès leur naissance ont un pied dans le tombeau, ne pouvons-nous nous empêcher de crier aux parents : Si vous avez conçu la funeste pensée de marier des jeunes gens évidemment tuberculeux, arrêtez-vous ; et vous, pauvres victimes, qui portez sur vos fronts l'auréole du martyre, sachez vous sacrifier vous-mêmes, et renoncez aux douceurs du mariage, plutôt que de mettre au monde d'infortunés petits êtres qui n'auront reçu de vous la vie que pour vous maudire !

Dartres. — Ce groupe de maladies de la peau, qui

---

[1] PELLAROUD (Dr), *De la tuberculose ou phthisie pulmonaire, et des autres maladies scrofuleuses et tuberculeuses.* 1 vol. in-8. Paris, F. Savy. 5 fr. (Ouvrage couronné). — SALES-GIRONS (Dr), *Du traitement de la phthisie pulmonaire par l'inhalation des liquides pulvérisés et par les fumigations de goudron.* 1 vol. in-8. 5 fr.

renferme pour les savants l'*eczéma*, le *psoriasis*, l'*ich-thyose*, le *lichen* et le *pityriasis*, a pour caractère général une tendance à l'hérédité qui a été constatée par tous les écrivains. Un des cas les plus remarquables est celui d'une famille qui garda pendant cinq générations le singulier privilége de transmettre de mâle en mâle des sortes d'écailles qui couvraient la plus grande partie du corps. Ces maladies gênantes, pénibles, quelquefois cause de dégoût et de répulsion, ne nous semblent pourtant pas devoir éloigner du mariage ceux qui en sont atteints. Elles cèdent plus ou moins difficilement, il est vrai, à l'action des médicaments et des eaux thermales, mais les croisements et les autres influences déjà signalées de l'innéité et de l'individualité finissent, au bout de quelques générations, par en avoir raison.

Cancer. — Le cancer, maladie terrible qui ne respecte presque aucun de nos organes, mais se montre de préférence aux lèvres, au sein, à la matrice[1], à l'estomac, au foie, appelle après lui, dit Valleix, les idées de récidive, d'incurabilité, de cachexie et de mort. Cette affection consiste, comme le tubercule, dans la production d'un tissu parasite qui fait partie de l'organisme sans remplir aucune fonction, se développe au milieu des autres tissus, les comprime, les refoule, les atro-

---

[1] Delay et Guillermond, *Recherches sur le principe actif de la ciguë et de son mode d'application aux maladies cancéreuses et aux engorgements de la matrice et du sein.* In-8. 2e édit. Paris, F. Savy. 2 fr.

phie, se substitue à eux et finit par amener des ulcérations inguérissables qui sont les présages d'une fin
prochaine.

Cette diathèse a une marche fort obscure et fort capri-
cieuse, et quelque effort que la médecine ait fait pour
éclaircir son histoire, les causes qui la produisent,
autres que l'hérédité, sont fort incomplétement connues.

Quant à l'influence de la transmission paternelle ou
maternelle, elle est malheureusement trop certaine, et
les enfants des cancéreux doivent trembler sans cesse
devant l'appréhension de ce funeste héritage.

Il se présente, suivant Boyer, sous la forme d'une tumeur dure, inégale, d'abord indolente, qui devient ensuite le siége de douleurs lancinantes et brûlantes,
s'ouvre spontanément et laisse voir un ulcère à bords
durs et renversés, d'un aspect désagréable d'où découle
un ichor fétide et âcre. Son caractère constant est la
récidive après l'ablation, et l'engorgement des ganglions lymphatiques voisins.

Qu'on l'observe sous l'une des formes décrites par
les chirurgiens sous les noms de squirrhe, encé-
phaloïde, colloïde ou tissu mélané, sa gravité est la
même, sa marche également lente et insidieuse, son
traitement incertain. C'est ordinairement dans l'ablation de la tumeur que consiste le moyen, sinon in-
faillible, du moins le plus probable de soulagement.
Mais ceux qui ont vu des sujets atteints de cette funeste

diathèse sont obligés de se demander si le mariage peut leur être permis, et si la société doit souffrir que de semblables supplices soient infligés à ses membres par la génération.

CHAPITRE IV

HÉRÉDITÉ DE QUELQUES NÉVROPATHIES

Asthme. — Palpitations. — Chorée. — Hystérie. — Épilepsie.
Crétinisme et idiotie. — Aliénation.

Le système nerveux n'est, à proprement dire, indépendant de rien dans l'économie : anatomiquement, il est présent partout, enlace tous les tissus, tous les appareils, tous les éléments de l'être, mêle ses fibres à leurs fibres et se termine avec eux dans cette inextricable trame où l'œil perd les traces du mécanisme. Physiologiquement, il intervient dans toutes les fonctions et participe à toutes les activités dynamiques de la vie. Comme il se retrouve partout, comme il agit en tout, comme il est élément, ou partie, ou principe, ou instrument de tout, il doit nécessairement apparaître dans les lésions des fonctions qu'il concourt à remplir et dans les lésions des tissus qu'il concourt à former.

Toutes les maladies peuvent donc être regardées comme maladies nerveuses, si l'on entend donner indifféremment le nom de nerveuses à toutes les affections où l'innervation intervient. Mais à un point de vue plus simple on est naturellement conduit à reconnaître deux classes principales d'affections morbides : celles qui ont leur cause, leur siége et leur expression dans le système nerveux, et celles qui, tout en se maintenant en relation sympathique avec lui, n'ont cependant en lui ni leurs causes, ni leur siége, ni leur manifestation. C'est exclusivement des formes de l'hérédité dans la première classe que nous allons traiter.

Asthme. — On a mis en doute non-seulement l'hérédité de l'asthme, mais son existence. L'une et l'autre malheureusement sont incontestables. Après avoir eu longtemps l'haleine courte, il arrive un moment où, sans que la santé générale paraisse altérée, le malheureux asthmatique voit se renouveler fréquemment des accès dans lesquels, l'air venant tout à coup à lui manquer, il se met sur son séant, sort de son lit, et, au milieu de douleurs très-aiguës, fait de vains efforts pour faire entrer dans sa poitrine la masse d'air nécessaire à l'entretien de la respiration. Lorsque la dyspnée est parvenue à son paroxysme, le malade cherche à se cramponner afin de donner un point d'appui aux muscles inspirateurs, les yeux deviennent hagards et toute la face donne les signes de la plus vive anxiété. L'accès passé, le malade revient à ses occupations, et il est rare que sa vie soit abrégée par cette infirmité.

Les statistiques de Jackson ont établi que sur 28 su-

jets atteints d'asthme, 18 étaient nés de parents présentant les mêmes phénomènes. Duchamp a vu la fille
d'une femme asthmatique apporter en naissant la maladie. Alibert parle d'une famille dont les membres
étaient attaqués d'asthme à quarante ans. Lefèvre, qui
a écrit un traité sur la matière, tenait lui-même de
l'hérédité le principe du mal ; enfin, sur 32 cas d'asthme
relevés à la Salpêtrière par M. Piorry, 22 avaient été
transmis par les parents.

Cette maladie est une de celles qui résistent le plus
au traitement. Cependant l'arsenic, le datura, la bella-
done et le *lobelia inflata* paraissent avoir obtenu quelque
succès.

Palpitations. — L'état du moral et le battement du
cœur se correspondent, dit Burdach, de la manière la
plus exacte ; le calme ou l'excitation de l'un met l'autre
dans les mêmes conditions ; les affections rendent les
mouvements du cœur tumultueux ; leur durée prolongée ou leur répétition fréquente entraîne des lésions
organiques du cœur ou exaspère celles qui existaient
déjà : elle peut même amener la rupture de l'organe.
Toutes les fois que nous éprouvons une émotion, nous
ressentons au cœur quelque chose de particulier que le
langage commun explique parfaitement en disant que
la joie fait bondir le cœur, que le chagrin le ronge,
que les soucis le minent, que la douleur le serre et
l'oppresse[1].

Devay, *De la médecine morale.* In-8. Paris. F. Savy. 2 fr. 50.

Soit donc que l'influence nerveuse soit accompagnée, comme cela arrive presque toujours, d'un changement dans le volume de ce viscère, soit que la névropathie existe seule et constitue une maladie dont M. Valleix, après plusieurs autres, a donné la description, on comprend que les palpitations qui en découlent, et qui se présentent avec des nuances très-variées de fréquence et de force, suivent la transmission héréditaire et affectent les enfants après avoir tourmenté les pères.

Le diagnostic, la marche, la durée et la terminaison de ces infirmités sont fort variables; mais le sirop d'asperge et la digitale paraissent avoir une grande influence sur leur soulagement, sinon leur guérison complète. L'hygiène produit également des modifications très-appréciables, et la durée de la vie des malades qui reçoivent cet héritage n'en est pas sensiblement diminuée.

Chorée. — Toutes les névropathies de la motilité sont sujettes à la même loi de répétition. Une des formes les plus communes est la chorée ou danse de Saint-Guy, qui n'est quelquefois qu'un simple tremblement et qui, chez d'autres sujets, présente des mouvements involontaires de tout l'appareil musculaire. Ambroise Paré, Girou, Gaussail, Bouteille, nous en ont conservé de nombreux exemples. Bouteille a traité de la chorée céphalique une petite fille de dix ans et demi dont le bisaïeul, l'aïeul, l'oncle et d'autres parents avaient été sujets à de nombreux tremblements. Richter parle d'une jeune fille qui fut frappée de chorée vers l'âge de quinze ans, âge où sa mère était morte de cette maladie. Detharting cite d'autres cas d'hérédité de ce mal; Elliotson affirme sur son expérience, dans ses leçons cliniques, la fréquence de l'hérédité de cette maladie.

Cependant la transmission n'est pas tellement constante que l'existence de la chorée suffise, à nos yeux, pour éloigner du mariage, car Ruftz, Piorry, Rilliet, Barthez et Richard de Nancy[1] ont constaté que beaucoup de choréiques mettaient au monde des enfants complétement exempts de l'infirmité paternelle.

Hystérie. — L'hystérie, dont quelques médecins placent le siége dans l'appareil reproducteur, tandis que d'autres le rapportent à l'encéphale, est une maladie fréquente, surtout chez les femmes des villes, et qui offre pour symptômes principaux des spasmes dont les plus communs sont une oppression à l'épigastre, la sensation d'un globe montant de l'estomac à la gorge, enfin des convulsions très-irrégulières dans leur forme, surtout remarquables par des mouvements violents et une tendance à s'appuyer sur la tête et les pieds, en relevant comme un arc de cercle la partie moyenne du corps, avec accompagnement de sanglots, de soupirs ou de rire convulsif.

« Il en est de cette affection comme de la chorée, dit M. P. Lucas. Le fait de sa transmission par la voie sé-

---

[1] RICHARD, DE NANCY, *De l'éducation physique des enfants.* 5ᵉ édit. Paris, F. Savy. 4 fr.

minale est indubitable; celui de la fréquence de cette transmission varie selon le point de vue de chaque observateur. »

Épilepsie. — La question de la nature et de l'hérédité de l'épilepsie soulève peut-être encore plus de dissentiments; mais l'opinion publique a devancé dans cette matière les recherches des médecins. Le fait de l'hérédité de l'épilepsie est tellement clair, tellement démontré, qu'il semblerait paradoxal de chercher à l'infirmer. Quant à la question de fréquence ou de nombre, elle est controversable. Si les recherches de Beau n'ont donné que 22 cas d'hérédité sur 232 malades et celles de Maisonneuve[1] que 4 sur 80, Bouchet en trouve 51 sur 110 observations, et les statistiques des autres observateurs sont dans le même désaccord. Quoi qu'ils puissent dire, nous regardons l'épilepsie comme une des maladies qui doivent éloigner du mariage, car l'hérédité s'y montre sous chacune des formes qui lui sont propres, directe, collatérale, en retour; et cette malheureuse affection jette un si grand trouble dans la vie de celui qui en est atteint et éloigne si constamment de lui non-seulement tous les plaisirs, mais toutes les affections, que c'est presque un anathème d'en être frappé.

Crétinisme et idiotie. — Ces deux maladies sont bien moins le résultat d'une perversion que d'un arrêt

---

[1] MAISONNEUVE (Dʳ), *Clinique chirurgicale* 2 vol. grand in-8. Paris. F. Savy. 24 fr.

dans le développement physique et moral des facultés humaines. Le triste privilége qu'ont les parents atteints de ces infirmités n'a jamais été contesté. Tout le monde sait que dans le Wurtemberg, dans certaines contrées du Dauphiné et du Piémont, le crétinisme est l'apanage de villages entiers dont les habitants, se mariant entre eux, transmettent de génération en génération la faiblesse d'esprit, et, par un phénomène exceptionnel, même dans l'hérédité, cet extrême degré d'imbécillité se manifeste jusque chez les enfants naissants. Quelques-uns déjà sont de vrais crétins en venant au monde.

Les croisements habilement ménagés et le changement de pays sont les principaux moyens auxquels devront s'attacher ceux ou celles qui ont le triste courage de s'unir à une personne idiote, pour avoir quelque chance de préserver les enfants qui leur viendront de ce funeste héritage.

Aliénation. — L'aliénation, avec toutes ses formes, a été reconnue héréditaire depuis les premiers travaux qui ont été faits sur les maladies mentales[1]. C'est à peine si quelques voix qui se perdent dans le bruit de la foule ont protesté contre cette vérité. Il y a des familles dont presque tous les membres, à une époque plus ou moins avancée de leur vie, payent ce fatal tribut au sang qui coule dans leurs veines. Michaelis cite le fait re-

---

[1] Legrand du Saulle (Dʳ), *La folie devant les tribunaux.* 1 vol. in-8. Paris, F. Savy. 8 fr.

marquable d'une famille noble de Hambourg, connue par
de grands talents militaires, dont tous les membres étaient
à quarante ans frappés d'aliénation. Le seul rejeton qui
en restât, officier comme ses pères, fut contraint par le
sénat à ne se point marier. A l'époque critique il perdit la raison. Jusque dans les parents des fous qui les
amènent dans les hôpitaux d'aliénés, dit Bourdin, les
médecins reconnaissent presque toujours des traces de
certaines folies.

Que faire en pareille occurrence? Les parents doivent-ils fermer les yeux sur les infirmités de leurs fils
ou de leurs filles, et, confiants dans les deux forces dont
nous avons parlé, qui tendent incessamment à contrarier l'influence héréditaire, doivent-ils leur permettre
ou leur défendre de s'engager dans les liens du mariage? Quelque cruel que notre avis puisse paraître, il
nous semble que la reproduction doit être interdite
absolument aux fous, et que l'exemple du sénat de
Hambourg devrait être généralement applaudi et imité.

CHAPITRE V

HÉRÉDITÉ MORALE

De l'intelligence. — Des sentiments. — Du caractère. — De la
propension au crime.

Il est une dernière classe plus curieuse encore de
modifications dont l'hérédité, d'abord inaperçue ou ré-
voquée en doute, est devenue aussi positive que celle
des caractères de la nature physique; c'est celle des
modifications acquises de la nature morale.

« La preuve la plus élémentaire et la plus évidente
qu'on en puisse donner, dit M. P. Lucas, est la différence sensible qui s'observe chez une même espèce dans
le naturel des petits d'animaux domestiques et d'animaux sauvages. Les mœurs, les habitudes, les inclinations des animaux une fois devenus domestiques, se
distinguent dès la naissance de celles de leurs congénères
qui sont restés sauvages. Ces différences transmises
éclatent spontanément dans l'instinct des petits, non-

seulement sans l'action de la domesticité ou de l'éducation, mais en dépit d'elle. Tente-t-on de faire couver par des canes domestiques des œufs de canes sauvages, à peine sortis de l'œuf, les canetons obéissent à l'instinct de leur race et prennent leur volée : et si l'on réussit à en retenir quelques-uns pour la reproduction, il faut attendre plusieurs générations avant d'en obtenir des canards domestiques. Le naturel d'un petit sanglier enlevé en naissant à sa mère ne ressemble nullement à celui d'un petit cochon du même âge. La même différence a été observée entre les petits des lapins devenus domestiques et des lapins sauvages : enlevés dès la naissance au ventre de leur mère, nourris à la cuiller et élevés dans la même captivité que les autres, les derniers ne peuvent point se confondre avec eux et ne sont point privés. Les haras sauvages donnent lieu à des observations du même genre ; les chiens mêmes, qui doivent une grande partie de leurs qualités actuelles au commerce de l'homme, ont un degré de domestication proportionné au degré de civilisation de leur maître. Il est, en un mot, parfaitement avéré pour les animaux que les facultés et aptitudes acquises par l'éducation sont héréditaires comme les facultés originelles elles-mêmes [1]. »

Il n'est pas douteux que le même phénomène se reproduise dans l'espèce humaine en tant qu'il ne gêne ni le libre arbitre, ni l'individualité, ni l'innéité. Le

---

[1] P. Lucas, *Traité de l'hérédité*, t. II, p. 686.

développement des facultés intellectuelles chez les parents, dit Burdach, rend les enfants plus aptes à profiter des bienfaits de l'éducation. Les capacités acquises se transmettent dans la génération, dit Girou de Buzareingues, et cette transmission est d'autant plus sûre et d'autant plus parfaite que les mêmes modifications ont été plus fréquentes, que les habitudes sont plus anciennes, et que celles d'un sexe sont moins contrariées par celles de l'autre. L'enfant reçoit de ses parents, avec l'empreinte de leurs habitudes, toutes les nuances de capacité, d'aptitude et de penchant qui en ont été le fruit : elles se développent avec les organes qu'elles affectent, mais ne deviennent souvent perceptibles par leurs résultats qu'aux époques de la prédominance de ces organes.

M. P. Lucas remarque très-judicieusement que l'infécondité des géants de la taille et de l'intelligence, au lieu de contrarier cette loi, la confirme. Il est vrai que le génie véritable est toujours isolé. Mais il ne faut voir cette solitude que dans l'intime personnification des facultés élevées à leur dernière puissance, et non dans leur étendue. Le génie tient à l'identité de l'être, c'est cette individualité qui ne se transmet pas ; mais il n'en est nullement ainsi de l'éminence des facultés mentales. Si les génies, suivant l'expression du professeur Lordat, sont des enfants trouvés, ils ne sont pas nécessairement pour cela sans pères et sans fils ; ces fils et ces pères ne leur sont pas semblables, mais on reconnaîtrait le sang dont ils proviennent, si une fatalité commune à tous les fils de ces êtres privilégiés ne faisait qu'on ne les regarde jamais que du haut de leurs pères.

Nous allons dire quelques mots du rôle de l'hérédité dans l'intelligence, les sentiments, les inclinations, la propension au crime, etc.

Hérédité de l'intelligence. — Il n'est pour ainsi dire aucun genre de talent où la célébrité d'une famille n'atteste l'hérédité de l'intelligence. L'art oratoire était tellement naturel chez les Lælius, les Hortensius et les Curions, qu'il se transmettait même aux femmes. Le célèbre Nostradamus se vantait de descendre d'une tribu renommée par le don de prédire. L'antiquité ne comptait pas moins de huit poëtes tragiques dans la famille d'Eschyle; les Séguier et les Daguesseau, chez nous, naissaient avec les plus vives aptitudes pour la magistrature. Les Vernet ont donné quatre générations de peintres avant d'arriver à celui qui fut la plus vive lumière de leur famille.

Au point de vue qui nous occupe, ces remarques n'ont d'autre objet que d'appeler l'attention des familles sur l'état intellectuel des jeunes gens qui s'unissent pour la perpétuer. On ne doit point attacher moins de prix à admettre dans sa famille une femme ou un jeune homme remarquable par l'intelligence que les éleveurs de chevaux de courses en mettent à faire saillir leurs juments par des chevaux, qui ont un goût marqué pour ce genre d'exercice. Si nous devons veiller à conserver notre race belle, forte et exempte d'infirmités, à combien plus forte raison ne devons-nous pas chercher avec soin le moyen d'y conserver les qualités morales qui sont la source de la gloire, de la bonne renommée et même de la fortune !

Hérédité du caractère. — Un cheval naturellement hargneux, ombrageux, rétif, écrit Buffon, produit des poulains qui ont le même naturel. Il en est de même des chiens, des bœufs et des autres animaux. La même chose a lieu chez l'homme. C'est en vain qu'on veut expliquer cette hérédité par l'influence de l'éducation, de l'exemple, de l'habitude. J. J. Rousseau a propagé une grave erreur quand il a dit que les enfants naissaient sans penchants et qu'un même système d'éducation peut convenir à tous. Nous venons au monde apportant en partie les habitudes comme le tempérament de ceux à qui nous devons la vie, et il est souvent bien difficile de dire d'un bambin qui ne peut que crier et pleurer si son impatience vient de la colique, ou du caractère transmis, ou des habitudes propres. L'enfant peut tenir de son père ou de sa mère les plus déplorables comme les meilleures dispositions. Le penchant à l'ivrognerie, la passion du jeu, le libertinage, la tendresse pour les pauvres, l'amour de la vie des camps, l'irascibilité, la douceur, sont les traits les plus saillants du caractère, et chacun de nous a par devers soi des faits nombreux qui montrent expérimentalement la vérité de cet axiome : Bon chien chasse de race.

Hérédité du penchant au crime. — Un homme dont l'expérience fait autorité en pareille matière, Vidocq, assure qu'il existe des familles dans lesquelles le crime se transmet de génération en génération. Très-malheureusement cette opinion est confirmée par des faits positifs. Soit qu'on considère le crime contre les propriétés ou le crime contre les personnes, on trouve, en consultant les annales des tribunaux, des masses de faits confirmatifs de ces tendances. Je n'en citerai que quelques exemples, mais ils sont très-remarquables.

Le 15 novembre 1845, la cour d'assises du département de la Seine frappait de peines afflictives et infamantes 3 membres sur 5 d'une famille de voleurs. Le père n'avait pas également trouvé chez tous ses enfants les dispositions qu'il aurait désirées. Il lui avait fallu employer la contrainte à l'égard de sa femme et des deux derniers-nés, jusqu'à la fin rebelles à ses ordres infâmes; l'aînée de ses filles s'était, au contraire, élancée comme d'instinct sur ses traces, elle s'était montrée comme lui ardente et violente à plier le reste de la famille; mais chez une partie le naturel manquait : ils tenaient de leur mère.

Le 29 mai 1846, un habitant de l'île Bourbon, après avoir enlevé une jeune fille qu'il aime passionnément, l'assassine. Il passe en jugement, et la défense établit que son père a tiré un coup de fusil sur sa femme pendant qu'elle était en couche, que son frère s'est par jalousie brûlé la cervelle, et qu'un oncle est frappé d'interdiction.

Au mois de février 1845, les assises de la Nièvre mettent en jugement un homme qui avait tué sa maîtresse. On constate que ses deux frères ont également tué leurs femmes.

Nous touchons ici à l'une des questions les plus délicates de la médecine légale : à savoir, si cette hérédité enlève le caractère intentionnel de l'acte, et par suite doit entraîner l'atténuation de la peine. Marc et Fodéré s'y sont laissé prendre; le professeur Lordat, se croyant obligé de choisir entre le sacrifice de la liberté et celui de l'hérédité, en est venu à nier l'hérédité. M. P. Lucas, par une habile distinction, rétablit la vérité. « Dans notre foi profonde que la liberté et l'hérédité sont deux lois conciliables et harmoniques, dit-il, nous repoussons tout aussi formellement, en matière de crimes contre les personnes qu'en matière de crimes contre les propriétés, les termes du dilemme; mais ce n'est qu'à la condition d'en revenir toujours et nécessairement dans l'un et l'autre cas au principe général que nous avons posé, c'est-à-dire celui de la distinction de l'hérédité de la propension et l'hérédité de l'acte : la première compatible, la seconde incompatible avec l'état de raison et de liberté morale. »

Cette doctrine, tout en reconnaissant la fatale influence des penchants héréditaires, et en appelant sur ce point l'attention réfléchie de ceux qui doivent admettre un nouveau membre dans leur famille, encourage les philanthropes qui ont accepté la difficile mission de régénérer par de sages instructions et de bons exemples la partie gangrenée de la société humaine, et donne à espérer qu'ils seront un jour récompensés de leur peine par l'amélioration de notre espèce tant au moral qu'au physique.

Ces dernières lignes serviront de clôture à ce long travail que nous avons entrepris dans l'unique but d'être utile à nos semblables et de les initier aux mystères et aux secrets de la nature, dans l'œuvre si délicate et si ignorée qui fait du mariage un sacerdoce.

TABLE ANALYTIQUE DES MATIERES

PREMIÈRE PARTIE

LA PROCRÉATION

DEUXIÈME PARTIE

IMPUISSANCE ET STÉRILITÉ

TROISIÈME PARTIE

HÉRÉDITÉ NATURELLE ET PATHOLOGIQUE

TABLE ALPHABÉTIQUE DES MATIÈRES

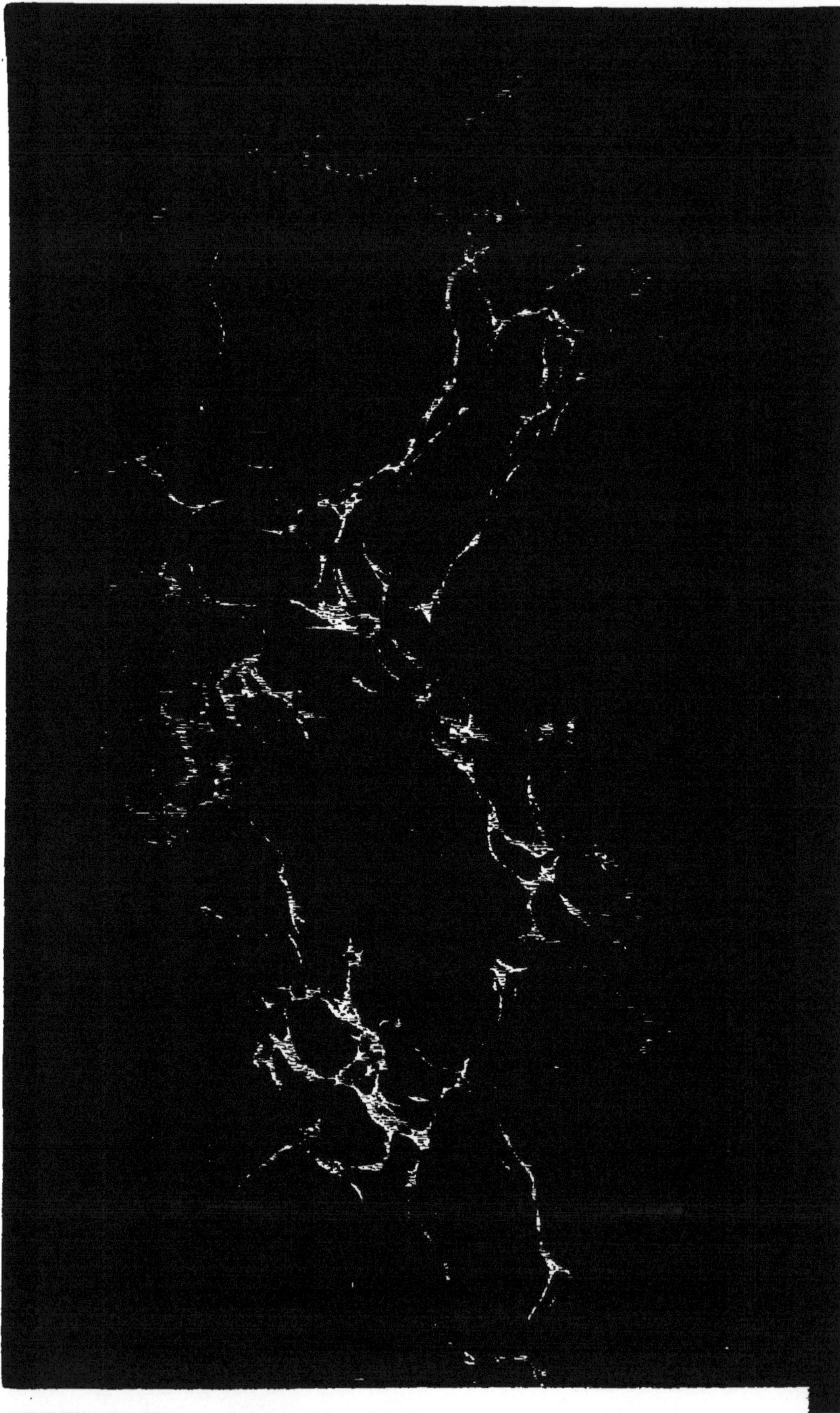